国家出版基金项目
NATIONAL PUBLICATION FOUNDATION

"十三五"国家重点图书出版规划项目

总主编　付小兵

创面治疗新技术的研发与转化应用系列丛书

第23册

创面的康复

CHUANGMIAN DE KANGFU

本册主编　吴　军　朱家源

郑州大学出版社
·郑州·

图书在版编目(CIP)数据

创面的康复 / 吴军，朱家源主编 . — 郑州 ：郑州大学出版社，2020. 6
（创面治疗新技术的研发与转化应用系列丛书 / 付小兵总主编 ；
第 23 册）
ISBN 978-7-5645-6959-4

Ⅰ. ①创… Ⅱ. ①吴…②朱… Ⅲ. ①烧伤 - 康复 Ⅳ. ①R644.09

中国版本图书馆 CIP 数据核字(2020)第 064673 号

郑州大学出版社出版发行
郑州市大学路 40 号　　邮政编码:450052
出版人:孙保营　　发行电话:0371-66966070
全国新华书店经销
河南瑞之光印刷股份有限公司印制
开本:880 mm×1 230 mm　1/32
印张:8.625
字数:251 千字
版次:2020 年 6 月第 1 版　　印次:2020 年 6 月第 1 次印刷

书号:ISBN 978-7-5645-6959-4　　定价:110.00 元

总主编简介

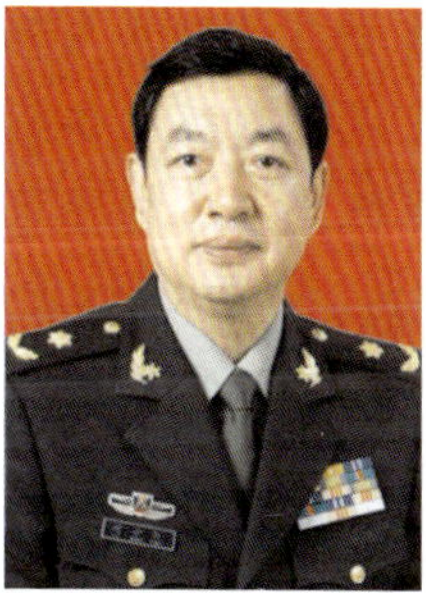

付小兵，中国工程院院士，教授、创伤外科研究员、博士研究生导师。现任中国人民解放军总医院生命科学院院长，基础医学研究所所长，全军创伤修复与组织再生重点实验室主任，北京市皮肤损伤修复与组织再生重点实验室主任等职务。任南开大学教授，北京大学、中国医科大学等国内10余所著名大学客座教授。

学术任职：国际创伤愈合联盟（WUWHS）执行委员，亚洲创伤愈合学会（AWHA）主席，国务院学位委员会学科评议组成员，国家自然科学基金评委和咨询委员，国家技术发明奖和国家科技进步奖评委，国家高技术研究发展项目（“863”项目）主题专家，中国工程院医药卫生学部副主任，中国生物材料学会理事长，中华医学会理事，中华医学会组织修复与再生分会主任委员，中华医学会创伤学分会主任委员、前任主任委员和名誉主任委员，全军医学科学技术委员会常委，全军战创伤专业委员会主任委员，国际《创伤修复与再生杂志》（WRR）、《国际创伤杂志》（IWJ）、《国际下肢损伤杂志》（IJLEW）、国际《创伤治疗进展》（AWC）、《再生医学研究》（RMR）、《中国科学：生命科学》及《中华创伤杂志》（中、英文版）编委，《解放军医学杂志》总主编，《军事医学研究》（MMR）主编等。1995年国家杰出青年基金获得者，2009年当选为中国工程院院士，2018年当选为法国医学院外籍院士。

研究贡献：长期从事创（战、烧）伤及损伤后的组织修复与再生研究工作，主要包括战创伤医学、组织修复和再生医学以及生物治疗学三大领域。重点涉及火器伤与创伤弹道学、生长因子生物学、干细胞诱导分化与组织再生、严重创伤致重要内脏缺血性损伤的主动修复以及体表难愈合创面发生机制与防控等。20世纪80年代中期曾4次赴云南老山前线参加战伤调查和救治，经受了战争的考验并获得宝贵的战伤救治经验。1991年出版了国际上第一部《生长因子与创伤修复》学术专著，1998年在国际著名医学杂志《柳叶刀》(*Lancet*)首先报道了成纤维细胞生长因子对烧伤创面的多中心治疗结果，推动了我国基因工程生长因子类国家一类新药的研发与临床应用，被英国广播公司(BBC)以"把牛的激素变成了治疗烧伤药物"进行高度评价。2001年再次在《柳叶刀》上报道了表皮细胞通过去分化途径转变为表皮干细胞的重要生物学现象，为组织修复和再生提供了原创性的理论根据，被国际同行以"相关研究对细胞去分化给予了精彩的总结"和"是组织修复与再生的第4种机制"等进行充分肯定。2007年与盛志勇院士一起带领团队在国际上首先利用自体干细胞再生汗腺获得成功，为解决严重创(烧)伤患者后期的出汗难题提供了基础，被国际同行评价为"里程碑式的研究"。2008年发现并在国际上首先报道了中国人体表慢性难愈合创面流行病学变化的新特征，推动了中国慢性难愈合创面创新防控体系的建立并取得显著效果，被国际同行以"向东方看"进行高度评价，该成果获2015年度国家科技进步奖一等奖。

作为首席科学家获国家重点基础研究发展计划项目("973"项目)、国家重点研发计划项目、国家自然科学基金创新群体项目(连续三期)、国家杰出青年科学基金(1995年度)、全军"十二五"和"十三五"战创伤重大项目等28项资助。主编《中华战创伤学》、《中华创伤医学》、《再生医学：原理与实践》、《现代创伤修复学》、英文版 *Advanced Trauma and Surgery* 和 *Cellular Dedifferentiation and Regenerative Medicine* 等专著26部，参编专著30余部，在《柳叶刀》和其他国内外杂志发表论文600余篇。特别是2012年应《科学》(*Science*)杂志社邀请，组织中国科学家在该杂志出版了一期有关《中国的再生医学》(*Regenerative Medicine in China*)的增刊，显著提升了我国再生医学在国际上的影响。获国家和军队二等奖以上成果23项，其中以第一完成人获国家科技进步奖一等奖1项、二等奖3项和省部级一等奖3项。培养博士研究生、博士后研究人员等70余人。

个人荣誉:1993 年获“国务院政府特殊津贴”,被评为“首届全国百名优秀中青年医学科技之星”。1995 年和 2004 年分别获中国人民解放军总后勤部“十大杰出青年”和“科技金星”等荣誉称号。2002 年和 2004 年分别获“求是杰出青年奖”和中国工程院“光华工程科技奖青年奖”。2008 年获“中国人民解放军杰出专业技术人才奖”。2008 年被国际创伤愈合联盟授予“国际创伤修复研究终身成就奖”(Lifetime Achievement Award),为获此殊荣的唯一华人学者。2009 年获“何梁何利基金科学与技术进步奖”。2011 年获中欧创伤修复联盟“终身成就奖”。2012 年当选为“科学中国人(2012)年度人物”,并被评为“全军优秀共产党员”。2013 年获“中华创伤医学终身成就奖”和“中华烧伤医学终身成就奖”。2014 年被评为“全军优秀教师”。2016 年被评为全国优秀科技工作者。2012 年和 2018 年分别被中共中央宣传部和中央军委政治工作部作为科技创新重大典型在全国宣传。荣立个人一等功 1 次、二等功 3 次和三等功 1 次。

主编简介

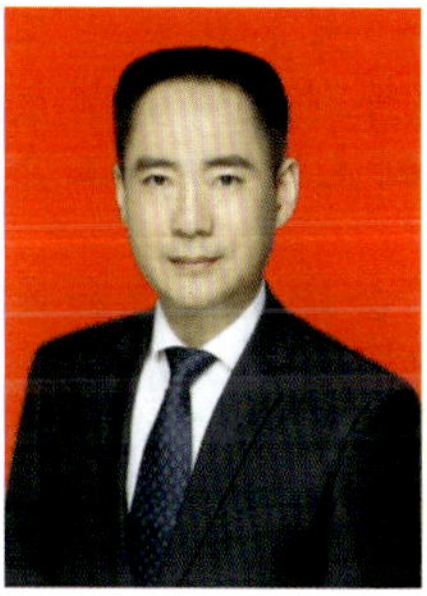

吴军，教授，博士研究生导师，深圳大学第一附属医院烧伤整形科主任、学科带头人、深圳市转化医学研究院负责人。

学术任职：现任中华医学会烧伤外科学分会主任委员、中国康复医学会烧伤治疗与康复专业委员会名誉主任委员、中国医学装备协会创面修复分会会长、国际烧伤学会(ISBI)执委会委员、国际烧伤学会(ISBI)东南亚地区代表；Burns and Trauma 主编、《中华烧伤杂志》副总编辑、Burns 编委、International Journal of Clinical and Experimental Medicine 编委。

专业特长：急、慢性创面修复调控与精准诊治，烧伤康复。

学术成就：推动并发展了中国烧伤康复，组建了中国康复医学会烧伤治疗与康复专业委员会，牵头制定了中国第一部《烧伤康复指南》，主编了中国第一部《烧伤康复治疗学》，组建了中国烧伤康复培训基地。在皮肤移植免疫和增生性瘢痕防治领域贡献突出：成功研发了世界上第一个用于烧伤创面覆盖的异种活性生物材料；发明了"烧伤深度诊断用医用光谱仪"，该光谱仪是世界上第一台无须活检的、能够精确诊断烧伤深度的医疗设备，为解决烧伤精准诊断及治疗奠定了重要的基础；研发了控制瘢痕瘙痒的"止痒水凝胶"；提出了真核起始因子 6 是增生性瘢痕形成的关键内源性调控因子假设。以第一或通讯作者发表 SCI 收录论文 90 余篇，获授权专利 25 项，专利转让 5 项，获国家版权 1 项。主编专著 2 部，参编专著 6 部。培养博士、硕士研究生 60 余名，培养博士后 3 名。

个人荣誉：获国家科技进步奖二等奖 1 项，军队科技进步奖二等奖 2 项，入选广东省首批学术领军人才，获首届中国人民解放军总后勤部"科技新星"。2008 年被中华人民共和国原卫生部授予"抗震救灾医药卫生先进个人"称号，被授予"2017 年度中国公益人物"。

主编简介

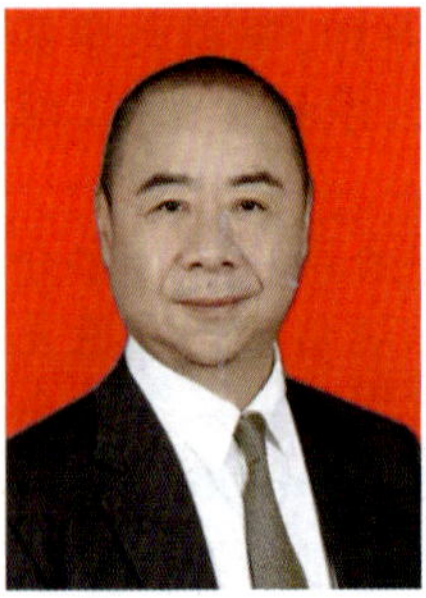

朱家源，教授、主任医师，博士研究生导师。中山大学附属第一医院外科教研室副主任、大外科副主任、烧伤外科副主任，外科工会主席，基础外科学院院士。

学术任职：中国康复医学会烧伤治疗和康复学专业委员会主任委员，中华医学会烧伤外科学分会临床学组委员，中华医学会创伤学分会创伤药物与转化应用学组委员，中华医学会广州市烧伤分会常委。

专业特长：从事烧伤、创面修复、整形康复临床工作35年。擅长治疗各种原因所致的烧伤、增生性瘢痕引起的畸形、皮肤慢性溃疡或难愈合创面、软组织损伤和缺损。

学术成就：在烧伤救治上，曾经治愈1例烧伤面积100%、三度96%并严重吸入性损伤的患者，为当时世界纪录。同时一直致力于难愈合创面的研究。①建立和优化难愈合创面修复新技术。首次应用自体表皮基底细胞复合自体皮片移植治疗难愈合创面，创新了"细胞"移植联合"组织"移植的综合治疗模式，应用脱细胞异体真皮复合自体皮片移植治疗难愈合创面，为难愈合创面的治疗从单纯修复向更高要求的功能康复的转变提供了新的思路。②完善了创面床准备的评价体系和个体化诊疗策略。在创面床准备的分期上，加入了绿期(预防为主)的概念，首次提出"将病理性愈合模式转变为生理性愈合模式"的创新思想。③发现炎症反应是难愈合创面"难以愈合"的重要机制之一。关键技术在我国多家三甲医院推广应用，并协助成立创面治疗中心，更新了难愈合创面的机制理念和治疗模式，显著提高了难愈合创面愈合率，医疗费用明显减少。在SCI、中文核心期刊发表论著100余篇(包括*J Invest Dermatol*、*Brit J Surg*等JCR一区期刊，*J Am Coll Surg*、*J Biol Chem*、*Plast Reconstr Surg*等专业顶级期刊)。获国家发明专利3项，实用新型专利4项。编写学术专著5部。建成国家精品课程学术平台，举办国家级继续教育学习班，将难愈合创面的综合治疗技术体系推广运用。

个人荣誉：获中国康复医学会科学技术奖一等奖、中华医学会医学科技奖三等奖、广东省科学技术奖科技进步奖三等奖各1项。广东省高等学校"千百十工程"培养对象。

创面治疗新技术的研发与转化应用系列丛书

编委会名单

阮瑞霞　副主任护师、国际造口治疗师
　　　　西安交通大学第一附属医院
李学拥　教授、主任医师
　　　　中国人民解放军空军军医大学第二附属医院
李宗瑜　教授、主任医师　哈尔滨市第五医院
李炳辉　主任医师　华中科技大学同济医学院附属梨园医院
杨彩哲　主任医师　中国人民解放军空军特色医学中心
肖丽玲　主任医师　暨南大学附属第一医院
吴　军　教授　深圳大学第一附属医院
沈余明　教授、主任医师　北京积水潭医院
陆树良　教授、主任医师　上海交通大学医学院、上海市烧伤研究所
周建大　教授、主任医师　中南大学湘雅三医院
郇京宁　教授、主任医师　上海交通大学医学院附属瑞金医院
官　浩　副教授、副主任医师
　　　　中国人民解放军空军军医大学第一附属医院
赵　珺　主任医师　上海交通大学附属第六人民医院
荣新洲　教授、主任医师　华南理工大学附属第二医院
胡大海　教授、主任医师
　　　　中国人民解放军空军军医大学第一附属医院
胡宏鸯　副主任护师　浙江大学医学院附属邵逸夫医院
姜玉峰　副主任医师
　　　　中国人民解放军战略支援部队特色医学中心
姜笃银　教授、主任医师　山东大学第二医院
贾赤宇　教授、主任医师　厦门大学附属翔安医院
徐　欣　教授、主任医师　复旦大学附属中山医院
郭光华　教授、主任医师
　　　　江西省烧伤研究所、南昌大学第一附属医院
黄晓元　教授、主任医师　中南大学湘雅医院
黄跃生　教授、主任医师
　　　　南方科技大学第一附属医院(深圳市人民医院)
曹烨民　教授、主任医师
　　　　上海中医药大学附属上海市中西医结合医院

章一新　教授、主任医师　上海交通大学附属第九人民医院
韩春茂　教授、主任医师　浙江大学医学院附属第二医院
程　飚　教授、主任医师　中国人民解放军南部战区总医院
温　冰　主任医师　北京大学第一医院
谭　谦　教授、主任医师　南京大学医学院附属鼓楼医院
魏在荣　教授、主任医师　遵义医科大学附属医院

附:分册主编名单

第 1 册　创面治疗新技术总论
付小兵　陆树良　吴　军

第 2 册　酶与生物清创技术在创面治疗中的应用
王爱萍

第 3 册　超声与水刀清创技术在创面治疗中的应用
李宗瑜　刘　锐

第 4 册　光、电及磁在创面治疗中的应用
程　飚　黄跃生　付小兵

第 5 册　生长因子/细胞因子在创面治疗中的应用
程　飚　付小兵　韩春茂

第 6 册　细胞治疗在创面修复中的应用
史春梦　王达利　周建大

第 7 册　组织工程在创面治疗中的应用
韩春茂　姜笃银　付小兵

第 8 册　氧疗在创面修复中的应用
刘宏伟　付小兵　肖丽玲

第 9 册　负压封闭引流技术在创面治疗中的应用
胡大海　郇京宁　官　浩

第 10 册　生物敷料在创面治疗中的应用
吕国忠

第 11 册　先进敷料在创面治疗中的应用
李学拥

第 12 册　传统医药在创面治疗中的应用
　　　　　姜玉峰　曹烨民　付小兵
第 13 册　创面的外科治疗
　　　　　刘　毅　黄晓元　沈余明
第 14 册　穿支皮瓣移植技术在创面修复中的应用(上、下)
　　　　　魏在荣　章一新
第 15 册　创面的内科治疗
　　　　　杨彩哲
第 16 册　糖尿病创面的内科诊治
　　　　　许樟荣　冉兴无
第 17 册　血管疾病所致创面的诊治
　　　　　徐　欣　刘　暴　赵　珺
第 18 册　静脉性溃疡的诊治
　　　　　王深明　胡宏鸯　祁少海
第 19 册　糖尿病足相关特殊诊疗技术
　　　　　温　冰　荣新洲　李炳辉
第 20 册　压力性损伤创面管理与治疗
　　　　　谭　谦
第 21 册　特殊原因创面管理与新技术应用
　　　　　郭光华　史春梦
第 22 册　特殊人群创面管理与新技术应用
　　　　　姜笃银　胡大海
第 23 册　创面的康复
　　　　　吴　军　朱家源
第 24 册　创面愈合的管理
　　　　　贾赤宇
第 25 册　创面的护理
　　　　　阮瑞霞
第 26 册　医源性创面管理与新技术应用
　　　　　程　飚　付小兵

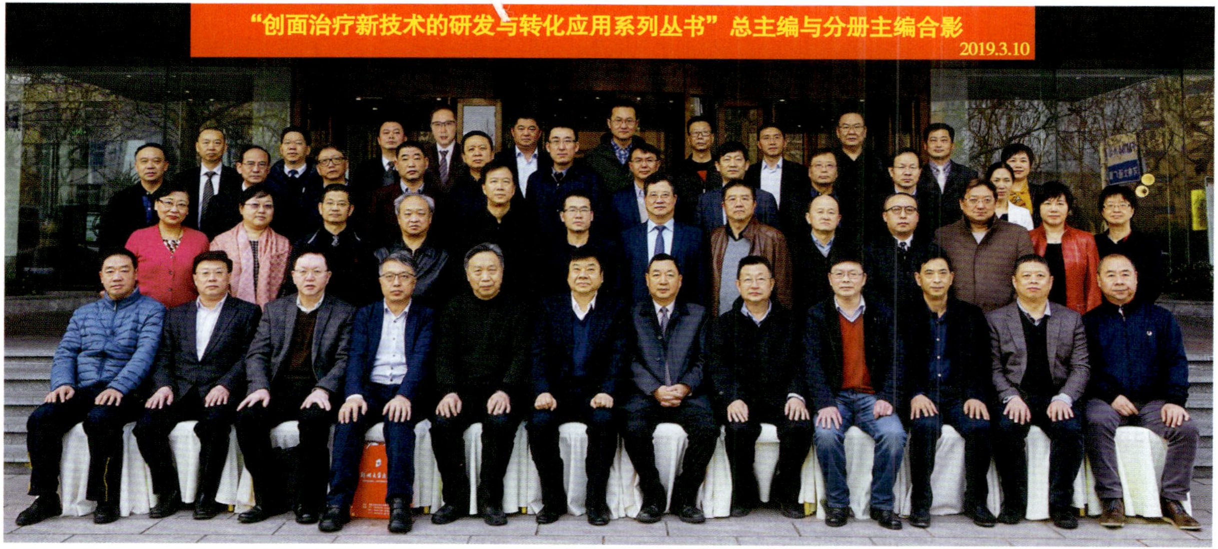

“创面治疗新技术的研发与转化应用系列丛书”总主编付小兵院士与各分册主编合影

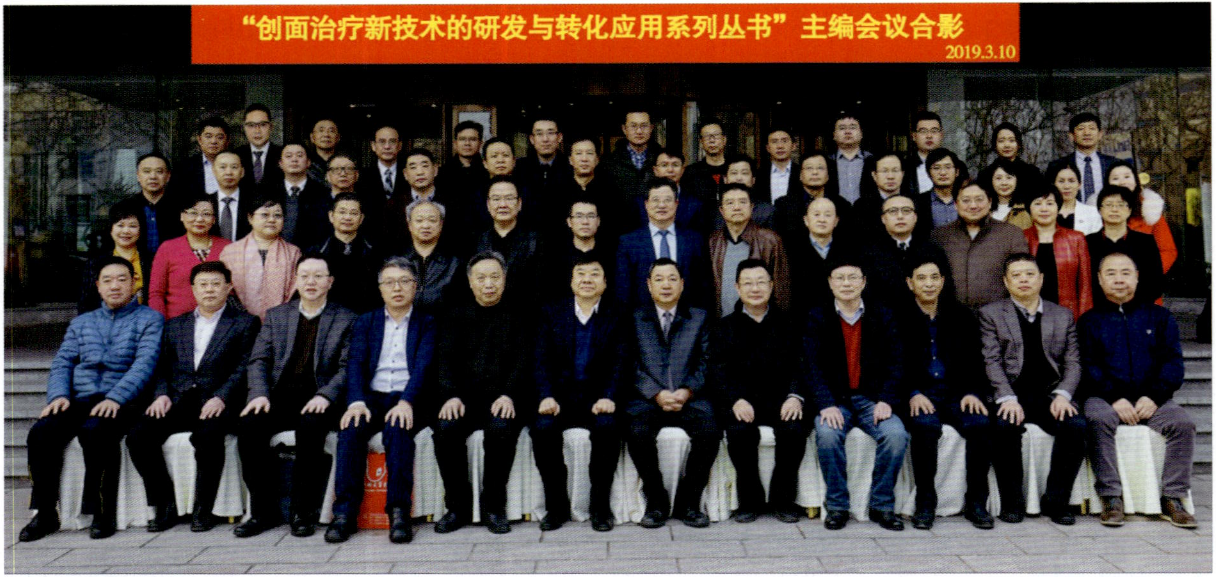

“创面治疗新技术的研发与转化应用系列丛书”主编会议全体与会者合影

第 23 册　创面的康复

作者名单

主　编

吴　军　教授　深圳大学第一附属医院

朱家源　教授、主任医师　中山大学附属第一医院

副主编

于家傲　教授、主任医师　吉林大学第一附属医院

张　逸　教授、主任医师　南通大学附属医院

胡志成　副主任医师　中山大学附属第一医院

编　委（以姓氏笔画为序）

于家傲　王　英　王　鹏　王　磊　尹含潇　尹美芳

冯景浩　朱君佑　朱家源　刘　宁　刘以玲　祁　俊

李　怡　李舒婷　吴　军　汪小燕　张　逸　张方樱楠

张利军　张清荣　张楚薇　张潇怡　周　飞　周子恒

荣燕超　胡志成　胡克甦　姚望望　袁鸣洲　徐海琳

唐　冰　黄韶斌　曹　玲　曹小玲　彭　英　董云先

程　璞　舒　斌　谢举临　蔡瑞昭

主编助理

胡志成　温日妮

内容提要

“创面治疗新技术的研发与转化应用系列丛书”第 23 册《创面的康复》是一部介绍各种急、慢性创面康复的医学专著。分为 4 个部分，分别简要介绍了创面康复的发展历史和创面康复的基本原理，系统介绍了各种创面康复技术的临床应用，如创面清创术、敷料应用、植皮术、组织工程皮肤移植、3D 打印与组织工程皮肤、皮瓣、生长因子、负压封闭引流，各系统康复，功能康复技术，新技术在创面康复中的应用，瘢痕防治，心理康复，以及创面康复的总结与展望。其内容丰富，体例格式规范，行文流畅，逻辑关系清楚，可作为创伤基础研究人员和创伤外科及创面修复科等相关专业各级临床医师的参考书。

创面治疗新技术的研发与转化应用系列丛书

总序

创面治疗是古老的医学问题之一，同时在现代社会又有重大的治疗需求，由于社会进步、工农业生产的高速发展以及人们生活方式的改变，现在的创伤和创面治疗与以往相比都发生了很大的改变。一是种类明显增多。除传统的由交通事故、工矿事故、火灾事故以及战争与局部冲突等导致的组织损伤外，由疾病导致的组织损伤与创面也明显增多，如糖尿病与动静脉疾病导致的糖尿病足和下肢动静脉性溃疡创面等。二是发生机制更加复杂。除了创伤和创面本身，其病理生理过程还涉及原始疾病治疗以及老龄化等许多方面，受许多因素的影响，远远超过创伤和创面治疗本身。三是治疗难度加大。由于创伤和创面的发生与发展涉及许多方面，除治疗损伤组织本身外，还需要治疗原发疾病等，如糖尿病足的治疗就涉及创面本身和内分泌代谢、感染控制以及功能重建等。四是占用大量的社会资源与医疗资源。根据我们的初步研究，体表慢性难愈合创面的治疗费用、住院时间与占用的护理成本等均是普通疾病的3倍。五是人们对创伤和创面治疗结果的要求越来越高。希望修复和愈合的创面既没有溃疡发生和瘢痕形成，又达到和损伤以前一样的解剖结构与功能状态，即完美的修复和再生。因此，解决创伤，特别是体表慢性难愈合创面治疗的难题成为医学领域一个值得关注的重要问题，必须加以高度重视。

创伤，特别是创面治疗除了外科处理以外，各种治疗技术、方法、药物和材料的应用对缩短创面愈合时间、提高愈合质量和减轻医疗负担起到了重要的作用。特别是近年来，各种新的技术、方法和材料在临床上的广泛应用，对加快创面愈合速度和提高愈合质量起到了非常重要的作用。与此同时,也应当看到,在一些地方由于医护人员对这些新的治疗技术和方法的基本原理缺乏了解,加之临床使用不规范等,这些新的治疗技术和方法没有取得应有的治疗效果,部分地方对新治疗技术和方法的滥用也给创面治疗带来一些不良后果。为此,部分专家强烈建议对这些新技术和方法在临床上的应用进行规范和指导。经过与本领域著名专家较长时间的酝酿和准备,本着以科学性为基础、以实用性为手段、以提高治疗效果为目标的原则,编著出版一套“创面治疗新技术的研发与转化应用系列丛书”,供广大临床医护人员在工作中参考,并由此达到规范临床治疗行为、提高治疗技术和方法或产品的使用效率的目的。为此,本丛书的编写思路归纳起来有以下几方面。

1. 写作目的 进一步推广经过临床验证,在创面治疗中具有实际临床治疗效果的新技术、新方法和新产品;进一步规范这些新技术、新方法和新产品在临床的应用,以提高治疗效果,减少并发症,降低医疗费用等;丛书定位是一套实用性、教材性和普及性的著作,丛书中介绍的治疗技术和方法主要基于专家共识和临床经验,而并非强制性的治疗标准,故仅供临床使用时参考。

2. 编著方式 采用总主编负责下的各分册主编负责制。总主编负责丛书的总体规划、内容选择、分册主编遴选、出版,以及申请国家出版基金和重点图书出版规划项目等事项。分册主编负责该分册参编作者遴选、总体规划、写作、组稿和出版事宜。各分册本身是一部独立的专著,所有分册汇总是一套系列丛书。

3. 写作方法 本丛书基本上采用统一的写作范式(部分分册也可以根据实际情况进行调整),即包括四大部分:第一部分介绍该技术、方法或产品(不涉及具体公司、不涉及具体公司产品,仅仅是对技术、方法或产品发展的介绍)发展的历史;第二部分介绍该技术、方法或产品治疗创面的基本原理;第三部分重点介绍该技术、方法或产品治疗各种创面的实际病例,包括使用方法、典型病例治疗前后照片对比、部分文字介绍,让读者通过这些典型病例,基本了解该技术方法或产品的临床应用等;第四部分介绍该技术、方法或产品临床应用的注意事项(适应证、禁忌证及并发症防治或注意点等)。

此外，丛书还充分利用互联网和信息技术，在正文中印制了二维码，通过扫描二维码可以看到关联的幻灯片、视频、图片等原创数字资源。这些数字资源拓展了文字不易描述的内容，增加了图书的附加价值，使微观事物描述更加形象化，图书内容更加丰富，有利于读者获取更多的知识信息。

科技发展日新月异，各种新的治疗技术、方法与产品不断出现，本丛书选定的治疗技术、方法或产品不一定全面，可能存在局限性与遗漏之处。由于丛书分册比较多，主编处于不同的单位，在写作形式、内容等方面可能存在一些不一致的地方，还望读者提出批评与建议，以利于我们在今后的修订中加以改进，不断完善。

感谢各位分册主编和为本系列丛书做出贡献的各位专家；感谢郑州大学出版社社长张功员和策划编辑李振川以及出版社工作人员为此付出的辛勤劳动；感谢国家出版基金的大力支持。

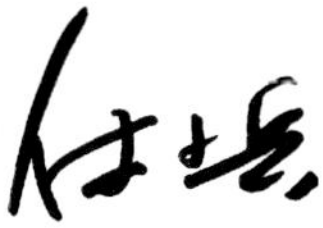

中国工程院院士
中国人民解放军总医院生命科学院院长
“创面治疗新技术的研发与转化应用系列丛书”总主编
2018 年 6 月 21 日

前言

创面愈合是伴随人类发展的古老问题。复杂难愈合创面包括各种急性、慢性的体表和深部软组织缺损性创面。急性创面包括各种外伤性创面及烧伤创面。慢性难愈合创面(溃疡)指各种原因形成的体表创面,经1～3个月(时间并非完全绝对)以上未能愈合,包括糖尿病性溃疡、外伤性溃疡、血管性溃疡、压力性溃疡、感染性溃疡、化学性溃疡、放射性溃疡、神经营养不良性溃疡、毒蛇咬伤性溃疡等。据统计,全球约有1%的难愈合创面患者,其医疗费用高达医疗总费用的5%。

创面康复是指预防发生和重获(修复,再生)因损伤、疾病和老化而引起皮肤、软组织受损或丧失,而造成组织、器官功能及心理障碍所采取的治疗或处理措施。因此,创面的康复贯穿创面防治的全过程。然而,传统意义上的康复更多关注创面愈合后的瘢痕增生、功能恢复锻炼等问题,更关注作业治疗,往往忽略了创面的早期干预和早期介入处理。因此,本书从创面的历史介绍开始,概述了创面治疗的发展历程,尤其是三大里程碑的提出——湿性治疗、生长因子理论、创面床准备理论,以及现代创面处理的新进展,都为创面康复的发展提供了更广泛的内涵和外延。再引申到现代创面实践中,创面的预防和康复,逐层解释创面康复的含义和具体机制原理,从影响创面形成内因和外因中,分析出其本质的变化,提出病理性愈合与生理性愈合模式的理论机制,从而在本质上阐明创面的形成机制。在相关技术的开展与应用方面,在传统技术的完善和改进上,引入了许多新技术和新方向,如细胞治疗、3D技术、AR虚拟人工智能等。因此,拓展范围较多,基本上全面覆盖了现代创面治疗的相关技术成果以及该技术成果在创面康复中的地位和意义。

本书首次提出和完善了创面康复的相关释义,是国内外第一部关于创面康复的专著。本书充分利用互联网和信息技术,实现多样化阅读,丰富了读者的阅读体验。在编写中,各位参编人员尽职尽责,力求充分展示创面康复的相关内容。但是,科技发展日新月异,各种新的治疗技术方法与产品不断出现,本书选定的治疗技术方法或产品不一定全面,可能存在局限性与遗漏之处。同时,鉴于本书是创面康复的首部专著,难免存在不足和疏漏,在今后的修订中将加以改进,不断提高。

感谢为本书做出贡献的各位专家,感谢郑州大学出版社为此付出的辛勤劳动,感谢国家出版基金的大力支持。

吴　军　朱家源

2019 年 10 月

目录

1　创面康复的概念与发展历程

1.1　概述

创面愈合(wound healing)是伴随人类发展的古老问题。传统的观念认为创面封闭即是治愈,往往忽略了创面封闭后的康复情况,仅仅是关注创面愈合后瘢痕增生情况。随着社会的发展,人们生活水平的不断提高,创面治愈已不能狭义理解为创面愈合,实际意义上的创面治愈应当包括早期创面封闭和后期功能康复及外形满意。康复自始至终贯穿于创面愈合的整个过程,最终实现伤者不残的基本目标。同时在此基础上,力争再做到容貌、心理、功能、社会等全方位、多层次的康复,完全融入社会,达到无伤预防、伤者不残、残者不废的最终目的,真正恢复为自食其力的劳动者。因此,创面康复实际上是贯穿创面防治的全过程。《黄帝内经》云:“上医治未病,中医治欲病,下医治已病。”事实上,在创面的防治中也是一样的道理,无论是未病、欲病,还是已病,都是需要我们医务人员去关注、努力解决的问题。然而,传统的康复更多关注创面愈合后的瘢痕增生、功能恢复锻炼等问题,更关注作业治疗,往往忽略了创面的早期干预和早期介入处理。因此,创面的预防、治疗、愈后瘢痕防治和功能恢复等,都需要众多的医务人员正确指导和患者的坚持,从而促进全面康复,提高生活质量,实现创面的完美康复。

1.2　创面康复的定义

创面康复(wound rehabilitation)是指预防创面发生,重获因老化、损伤或疾病而丧失的皮肤及皮下组织、器官的结构和功能以及心理障碍的康复。

其具有以下几层含义:第一层,创面的预防;第二层,创面的治疗;第三层,创面的康复。具体将在后文中进行详细阐述。

1.3 创面康复的发展历程

创面康复的认识和发展历程,基本上可以概括为以下6个阶段:传统创面处理、湿性治疗、生长因子治疗、创面床准备(wound bed preparation,WBP)、精准医学与再生医学、创面的康复。

1.3.1 传统创面处理

创面处理的历史悠久。在史前时期,绝大多数地区的人们都只懂得往创面上敷一些特定的草药,顺手摘一片长叶子当作绷带,但是,缺少具体的书面记载可以考究。进入农业社会后,四大文明古国不约而同地出现了医学方面的发展:我国继续在中草药上发展,用金疮药等治疗创面。在美索不达米亚,人们用清水、牛奶、蜂蜜或树脂清洗创面,并敷上没药(橄榄科植物地丁树的树脂)和乳香(橄榄科植物乳香树的树脂)。在埃及,由于树的缺乏,树脂敷创面就比较难推广,古埃及人则用猪油和蜂蜜的混合物敷在清洗过的创面上,并大胆地引入了一些矿物质。古希腊人从古埃及人身上学到了很多,他们也广泛使用铜绿粉末用于创面。人们用葡萄酒或醋清洗创面,并用含有铜盐的油膏外敷。西医奠基人希波克拉底认为,创面应该保持干燥、清洁,这一原则对后世影响深远。

19世纪中期,克里米亚战争爆发,人民使用纱布和绷带包扎创面。随后,外科消毒法之父约瑟夫·李斯特(Joseph Lister)提出无菌包扎物料,高温灭菌的纱布和绷带开始广泛应用。但是,这些创面的处理,目的是尽可能地保持创面干燥,防止发生细菌感染,吸收和排除创面渗出液,使创面脱水以至结痂,从而达到愈合的目的;或者采用植皮、组织皮瓣移植的方法覆盖创面进行修复。

事实上,既往这些治疗的效果并不能让人满意,干性环境会阻碍上皮细胞的爬行，而且使生物活性物质丢失，敷料还会与创面新生肉芽组织粘连，更换敷料时再次损伤导致创面愈合速度缓慢；渗漏快速，需频繁更换敷料，无法保持创面的温度和湿度，导致细胞分裂增殖速度减慢，延长了愈合的时间，增加工作量；创面与外界无阻隔性屏障，不能有效地防止细菌的侵入，最终导致创面的病程延长或不愈合、手术失败率高或容易复发。因此，既往这些创面的处理方法，并非科学的、有效的、规范的手段。

1.3.2 湿性治疗

1958 年，奥德兰德（Odland）发现保持完整的水疱，其皮肤愈合的速度比破的水疱皮肤愈合速度快些。1962 年，英国的医学博士温特（Winter R.）站在安东尼·菲利普斯·冯·列文虎克（Antonie Philips van Leeuwenhoek）、路易·巴斯德（Louis Pasteur）和约瑟夫·李斯特的肩膀上，对几千年来一直被奉为圭臬的“创面干燥论”提出了质疑。他发现处于无菌但湿润环境中的创面愈合得更快。这又使得创面的治疗被推到了更高的一个层面上：不仅不会感染腐坏，还会加速愈合。

湿性创面愈合理念是使创面在密闭性及半密闭性敷料下，保持其适度湿润的环境和适宜的温度，以促进创面的愈合。原理：①有利于坏死组织及纤维蛋白的溶解。创面的愈合首先是清除坏死组织及其沉淀的纤维蛋白，在适度湿润环境下，渗出物中含有的组织蛋白溶解酶保留在创面的渗出物中，从而促进坏死组织的溶解与吸收。②调节创面的氧张力，促进毛细血管的形成，刺激细胞增殖。胶原纤维与上皮细胞的生成同创面的氧张力密切相关，而低氧状态的张力，非常有利于上皮细胞和胶原纤维的生成，且更利于创面的愈合。③湿性愈合环境能保持创面的恒温，利于组织生长；且阻止结痂形成，敷料不与新生肉芽组织粘连，避免更换敷料时新生肉芽组织的再次机械性损伤。④发挥了渗出液的重要作用，创面的渗出液中含有丰富的营养和各种免疫细胞。⑤促进各种生长因子的释放，如血小板衍生生长因子（platelet derived growth factor，PDGF；也称血小板源生长因子)、转化生长因子(transforming growth factor, TGF)、表皮生长因子(epidermal growth factor, EGF)、成纤维细胞生长因子(fibroblast growth factor, FGF)及白细胞介素-1(interleukin-1, IL-1)等。在创面愈合过程中,多种生长因子的释放可促进其愈合。⑥可加强白细胞的功能,降低感染机会。在密闭性、半密闭性的环境中,有效地防止细菌的侵入,既防止创面的细菌传播,又有利于白细胞介导的宿主吞噬细胞发挥作用,提高局部的免疫力,增强灭菌的能力。⑦炎性渗出液为等渗液,在密闭环境下,保护了创面的神经末梢,从而减轻创面的疼痛。

湿性疗法的原理主要为在湿性愈合环境理论的指导下,应用各种先进活性敷料,促进创面坏死组织软化溶解,管理渗出液,保持适当温度与湿度,阻挡外界细菌侵入,营造最有利于创面愈合的微环境,从而促进创面愈合。在这种环境下创面床氧张力降低,可维持创面边缘至创面中央的正常电势梯度,毛细血管的形成和细胞增殖被加速,加速创面愈合同时创面床保持湿润,保护了其中暴露的神经末梢,减少了敷料粘连程度,从而降低患者的疼痛感。减少换药次数,降低了医疗费用,同时减少工作量。感染率也大大降低。这也成了后来的创面床准备理念体系的重要组成基础。

1.3.3 生长因子治疗

20 世纪 50 年代,斯坦利 · 科恩(Stanley Cohen)和丽塔 · 莱维 · 蒙塔尔奇尼(Rita Levi Montalcini)研究发现,表皮生长因子可以强烈刺激皮肤表皮细胞的生长,并因此获得 1986 年诺贝尔医学或生理学奖,之后引起了人们的广泛关注。

生长因子是一类通过与特异的、高亲和的细胞膜受体结合,调节细胞生长与其他细胞功能等多效应的多肽类物质。其是由多种细胞分泌,作用于特定的靶细胞,调节细胞分裂、基质合成与组织分化的细胞因子。目前研究证实,生长因子均在不同程度上促进和加速了急、慢性创面愈合,并对其他疾病的治疗亦产生了积极的作用。

研究认为,慢性创面长期不愈合的原因之一,是创面生长因子含量减少，因而需要补充一定量的外源性生长因子。使用重组人血小板衍生生长因子、成纤维细胞生长因子、表皮生长因子等，能显著增加创面肉芽组织的形成并促进再上皮化，在临床上治疗难愈合创面已显示出明显的治疗效果。但是，必须明确，局部应用生长因子促进创面愈合只是促愈合的方式之一，而非唯一方法。

1.3.4 创面床准备

1.3.4.1 创面床准备的基本概念

创面床准备（WBP）的基本概念：去除创面的细菌性、坏死性、细胞性负荷，运用清创等手段及采用新型敷料、生长因子等新技术新材料为创面创造一个适于愈合的微环境，加速内在的创面愈合过程。创面床准备是一个多步骤的创面处理方案或原则，它要处理的问题为 TIME，即 T（tissue tissue non-viable，坏死组织）、I（infection and inflammation，感染和炎症）、M（moisture balance，湿性平衡）、E（epithelialization，上皮化）。

临床上创面种类繁多，类型复杂，尤其是随着社会生产力的发展、生活水平的提高、老龄患者的增加，一些代谢性疾病、老龄性疾病的发病率逐渐增加，难愈合创面发病率随之增加，给临床诊疗带来了新的挑战，例如外伤性溃疡、糖尿病创面、静脉性溃疡、动脉缺血性溃疡、压力性溃疡、放射性溃疡、痛风性溃疡、瘢痕性溃疡、肿瘤性溃疡、神经性溃疡，手术后切口不愈，以及不明原因引起的难愈合创面。据统计，全球约有 1% 的难愈合创面患者，其医疗费用高达医疗总费用的 5% 。

既往各种创面各有不同的分期类型，给难愈合创面的防治带来了困难，分类分散，防治措施并未形成全面化、系统化、科学化、规范化的治疗方案或策略，最终导致临床效率低下。

20 世纪 90 年代提出的创面床准备理论，给难愈合创面的治疗带来了新的局面，创面治疗的发展开始了新的台阶。该理论经过数十年的推广应用，目前已进入了新的阶段。

目前我们提出的创面床准备方法，贯彻对导致创面发生的全身性情况、创面局部情况、创面分期的系统评估,着重于去除创面的细菌性、坏死性、细胞性负荷,应用敷料、生长因子、酶类等主动创造一个相对适宜的创面微环境,打断了难愈合创面愈合的瓶颈,启动创面的愈合。难愈合创面的治疗须基于循证医学的观点,从难愈合创面本身的发病及难愈机制的特点出发,进行较为全面和系统的处理。加速创面愈合或为进一步的手术治疗做好准备的系列过程。它是一个全面的、综合的、科学的、规范的区别于以往创面处理的过程。创面床准备提出符合难愈合创面愈合病理过程特点的创面分期系统,临床上常用的慢性创面的分类方法,其共同特点是未充分体现出创面在达到愈合的过程中内在的需求变化,不能很好地指导趋于愈合的每一个阶段的临床治疗。创面床准备以创面分期为基础,根据创面基底的颜色特征分期评估,将难愈合创面分为黑、黄、红、粉4期,分别对应愈合进程中的组织坏死期(黑期)、炎性渗出期(黄期)、肉芽组织增生期(红期)、上皮化期(粉期)。而最新的创面床准备理论体系,则同时也提出预防与治疗一样重要(绿期,即为创面未形成期),要求针对创面的不同时期或不同的创面,实施不同的干预措施。

1.3.4.2 实施创面床准备的原则

(1)清创　即去除阻碍创面生长的屏障,如黑、黄期大量坏死组织存在,过度的胶原沉积;将慢性创面变为急性创面,将病理性愈合模式向生理性愈合模式转变。

(2)控制感染　包括抗菌药膏局部应用和全身抗感染治疗。

(3)湿性平衡　创造适合创面生长的微环境,即保持创面处于密闭、湿润的易于愈合的环境,这样在黑期和黄期可使创面液的基质金属蛋白酶(matrix metalloproteinase,MMP)成分得以保存,以溶解坏死组织;在红期可加速肉芽组织的增生;在粉期创面与细菌隔绝,保障上皮化得以顺利进行;应用复合皮覆盖,新型敷料、含生长因子敷料的使用以及新技术的应用,为创面的愈合创造条件,使小面积创面自行愈合,大面积创面植皮成功率增高。

1.3.4.3 创面床准备具体方法

(1)清创的具体方法　传统的观念是清除坏死组织,而创面床准备的理论则认为,清创的概念还应该包括去除细菌性、坏死性、细胞性负荷。黑期创基牢固,覆盖较多黑色、干性坏死组织或焦痂,创周可有胼胝。此期主要选用外科清创术,外科清创术的目的是将慢性创面变成急性创面,将病理性愈合变成生理性愈合。值得注意的是,并不是所有的坏死组织都适合外科清创。糖尿病足溃疡多数伴有微循环障碍,外科手术清创往往导致微循环障碍加重,引发新的组织坏死,甚至是不可避免的截肢,因此,须在充分的整体评估下谨慎选择。我们提倡的是在充分自体清创及酶学清创下,辅以适度的外科清创。或运用水凝胶或水胶体型敷料的自溶性清创,或细菌性胶原酶(collagenase)类制剂的酶学清创。黄期使用水胶体敷料或藻酸盐敷料调节创面渗出液量及进行自溶性清创,或进行酶学清创。上述的清创,不仅仅是清除坏死组织,同时清除了创面床的细菌性负荷。

(2)新型敷料的应用　包括水胶体敷料、水凝胶敷料、藻酸盐敷料等,如黑期应用水胶体、水凝胶敷料溶解坏死组织;黄期使用水胶体敷料或藻酸盐敷料调节创面渗出液量及进行自溶性清创,或进行酶学清创;红期应用生物蛋白海绵促进肉芽组织生长;粉期选用超薄或脂质型水胶体敷料。

(3)抗菌药膏和全身抗感染治疗　局部应用聚维酮碘软膏、各种含银的抗菌型敷料是行之有效的方法;同时在整体评估情况下,进行创面细菌培养、选用敏感的抗生素、提高机体免疫力等辅助性治疗也是必需的。中山大学附属第一医院朱家源、唐冰等对外科血培养标本中病原菌分布及耐药性进行分析,发现大肠埃希菌和肺炎克雷伯菌在革兰氏阴性杆菌中检出率最高,对头孢他啶、阿米卡星、哌拉西林/他唑巴坦及头孢哌酮/舒巴坦的耐药性较低,革兰氏阳性球菌中,凝固酶阴性葡萄球菌检出率最高,对利福平、氯霉素耐药性较低。朱家源、毕良宽等进一步对真菌的特性进行研究,发现抗真菌的免疫调控机制,为临床选用抗生素提供参考依据。

（4）生长因子的应用　黄期可去除炎症组织负荷，红期应用生长因子促进肉芽组织生长，粉期选用生长因子促进表皮生长。

（5）负压封闭引流　负压封闭引流（vacuum sealing drainage，VSD）是基于WBP理论的负压创面治疗，能调节创面清创及组织重建过程，抑制创面细菌繁殖，加速创面血液灌注，从而加速自身愈合过程，为手术覆盖创面创造有利环境。中山大学附属第一医院朱家源、朱斌等对负压封闭吸引治疗难愈合创面进行研究，发现负压封闭引流治疗的创面红期Ⅰ型胶原含量明显较黄期及对照组增多，提示负压封闭引流治疗对此期的创面微环境有助于Ⅰ型胶原合成。此检测结果与苏木精-伊红染色（hematoxylin-eosin staining，HE染色）的观察结果一致：黄期创面变性胶原含量减少，表现出满意的清创效果；红期则呈现出创面修复所必需的胶原成分的快速沉积，且对负压封闭引流治疗后创面进行细菌学检查，致病菌检出率明显下降。HE染色结果显示负压吸引创面愈合过程有类似急性愈合的病理特点，这说明通过负压吸引，打断了难愈合创面愈合的瓶颈，启动了自身愈合。负压封闭引流治疗的封闭环境提供了一个湿润和保护性的创面床。湿性环境现已被公认有利于创面愈合。负压吸引提供了完全封闭的湿性环境，有利于保持细胞活力，促进生长因子的释放，刺激细胞增殖，还可加快表皮细胞迁移速度，促进创面愈合；负压吸引使创面形成低氧或相对缺氧的微酸环境，能抑制创面细菌生长。运用负压创面疗法，创面被透明贴膜完全封闭，阻止了外来细菌的入侵。引流的通畅，还可将存留于创面局部的坏死组织、细菌、分泌物等自创面吸出，加速了清创过程，减少了细菌繁殖的培养基；双向调节创面床的胶原含量，促进创面清创及组织重建。这可能与负压封闭引流治疗可通过调节基质金属蛋白酶及其抑制物的表达，调节胶原和明胶的降解，促进创面的愈合，促进肉芽组织的形成有关。负压封闭引流治疗使慢性创面周围血管床开放，促进血流灌注，使肉芽组织生长旺盛，为手术植皮覆盖创面提供了有利条件。

（6）手术植皮　包括自体皮片、复合皮、组织工程皮肤等的应用。对于较大面积的创面，应用创面床准备后创面愈合明显改善，但不能短时间愈合，我们可以应用手术植皮的方法封闭创面，应用创面准备后手术植皮存活率明显提高。朱家源、李新强等应用创面床准备方案局部处理糖尿病足溃疡，结果发现Ⅰ期手术期修复率(88.9%)优于对照组(57.1%)。

(7)表皮基底细胞悬液的应用　主要治疗烧创伤、慢性难愈合创面、瘢痕、色素减退性疾病等。朱家源教授团队在创面床理论原则的指导下，开展了表皮基底细胞悬液治疗难愈合创面的具体实施，临床观察发现难愈合创面愈合速度加快，愈合时间缩短，手术植皮成功率提高，愈合后皮肤的外观及功能较好，取得明显的疗效。表皮基底细胞是一群位于皮肤基底层的细胞，在表皮与真皮的连接处，基底层的角质形成细胞与其下方的基底膜以半桥粒相连接。表皮基底层中除了角质形成细胞以外，还有黑素细胞、朗格汉斯细胞(Langerhans cell)和梅克尔细胞(Merkel cell)，少量分散在角质形成细胞之间。另外，对表皮的研究发现皮肤的干细胞的分布是不同的，如在有毛发的皮肤，其干细胞主要分布于毛囊外根鞘的隆突部位，而在没有毛发的部位，皮肤干细胞主要存在于表皮的基底层。表皮干细胞在维持表皮更新、保持细胞的产生和丢失平衡方面起着重要作用，表皮的多层结构就是由表皮干细胞分化而来。表皮具有典型的自我更新能力，将近每月更新一次，始终处于持续的增殖、分化、脱落、凋亡状态，并且增殖与凋亡的速度保持一致，以保证皮肤的完整性。因此，表皮干细胞的特性对于促进皮肤创伤的修复有重要作用。表皮基底细胞悬液通过获取自体皮片，经胰酶消化，分离表皮，用刀片刮取真皮表面细胞及表皮底部细胞，制作成细胞悬液。澳大利亚 Wood 教授发明 ReCell 试剂盒提取表皮基底细胞悬液，并对表皮基底细胞进行大量的研究，发现其成分主要有角化细胞(64.3%)、成纤维细胞(fibroblast，Fb)(30.3%)以及黑素细胞。随后广大学者将其用于治疗烧伤创面、瘢痕、色素减退性疾病等，在临床上获得较好的疗效，朱家源教授团队则开展了表皮基底细胞悬液治疗难愈合创面的一系列临床和基础研究。基于创面床准备的理论，在慢性创面中首先通过创缘处皮肤的基底细胞分泌胶原酶启动慢性创面愈合。基质蛋白金属酶现有20余种不同的蛋白酶。根据它们的结构和降解底物分为胶原酶、明胶酶、基质水解酶、膜型基质金属蛋白酶和其他基质金属蛋白酶五大类。胶原酶主要由基底细胞和成纤维细胞分泌。在创伤修复中，基质蛋白金属酶可能起到以下作用：①清除失活的组织；②参与角质形成细胞（keratinocyte，也称角朊细胞）迁移过程中细胞-间质相互作用；③参与血管形成；④参与成熟过程中新合成结缔组织的重塑；⑤调节某些生长因子的活性。

1.3.5 精准医学与再生医学

1.3.5.1 精准医学

精准医学是根据每位患者的个体差异来调整疾病的预防和治疗方法，是一种根据患者的不同，进行医疗方法定制的医疗模型。精准医疗是以个体化医疗为基础、随着基因组测序技术快速进步以及生物信息与大数据科学的交叉应用而发展起来的新型医学概念与医疗模式。其本质是通过基因组、转录组、蛋白组、代谢组、表型组等医学前沿技术、临床症状体征数据、实验室检查、环境暴露以及社会经济学因素等相关信息，对于大样本人群与特定疾病类型进行生物标记物的分析与鉴定、验证与应用，从而精确寻找到疾病的原因和治疗的靶点，并对一种疾病不同状态和过程进行精确分类，最终实现对于疾病和特定患者进行个性化精准治疗的目的，提高疾病诊治与预防的效益。

对精准医学来说，最重要的是精准。要想实现精准，就必须借助人工智能、大数据等技术。精准医学目标是要做到针对每个独立的个体，无论是从基因还是蛋白质层次，能够快速、准确地找出适合个体的医疗方案；而人工智能则是基于各类大数据，利用机器学习来实现一系列智能活动。同时，在治疗过程中出现的诊疗信息也可以及时录入患者的数据系统，以实时更新患者状态，使治疗更加精准。大数据本身是平淡的，但是通过机器学习、深度学习、智能计算等在内的人工智能对大数据进行处理、预测、决策,结果将是很有意义的。

3D打印技术是实现精准医学的一个重要的技术手段。3D打印在治疗过程中的应用包括术前规划、术中导航、假体制作以及3D生物打印。3D打印技术制造导航模板可以提高骨科手术的精确度,但这一技术现阶段正处于起步期,设备、细胞、技术上还有问题需要解决。在创面修复领域,目前已出现了3D打印组织工程皮肤。通过使用3D打印技术,利用经国家市场监督管理总局(State Administration for Market Regulation)认证的生物可降解的聚酯材料来打印出生物打印过程中所需要的支撑结构,再结合活性细胞的混合打印技术,可以实现组织工程皮肤的打印,并通过气-液交界面培养的方式进行培养。

人工智能深度学习(一种实现机器学习的技术)也是目前实现精准医学的一个重要技术手段。比如在烧伤创面上,由于不同烧伤程度的创面组织对近红外光具有不同的吸收和散射特性,有学者通过收集不同烧伤部位反射的漫反射光谱信号,根据光谱的信号强度和漫反射理论,通过深度学习法,建立组织的某些生理参数(如结构参数信息、成分组成信息等)和光谱数据的关系。根据得到的光谱信号强度与烧伤深度的回归模型,建立烧伤光谱数据库,从而在大数据的处理中,得到精准判定创面深度的方法。

1.3.5.2 再生医学

广义上讲,再生医学原指体内组织再生的理论、技术和外科操作,也可以认为是一门研究如何促进创伤与组织、器官缺损生理性修复,以及如何进行组织、器官再生与功能重建的学科,可以理解为通过研究机体的正常组织特征与功能、创伤修复与再生机制及干细胞分化机制,寻找有效的生物治疗方法,促进机体自我修复与再生,或构建新的组织与器官以维持、修复、再生或改善损伤组织和器官功能。

狭义上讲,再生医学是应用生命科学、材料科学、临床医学、计算机科学和工程学等学科的原理和方法,研究和开发用于替代、修复、重建或再生人体各种组织、器官的理论和技术的新型学科和前沿交叉领域。

再生医学标志着医学将步入重建，再生，“制造”，替代组织、器官的新时代，也为人类面临的大多数医学难题带来了新的希望，如心血管疾病、自身免疫性疾病、糖尿病、恶性肿瘤、阿尔兹海默病、帕金森病、先天性遗传缺陷等疾病和各种组织、器官损伤的治疗。再生医学的内涵已不断扩大，包括组织工程、细胞和细胞因子治疗、基因治疗和微生态治疗等。国际再生医学基金会（International Foundation Regenerative Medicine，IFRM）已明确把组织工程定为再生医学的分支学科。随着组织工程概念的扩展，凡是能引导组织再生的各种方法和技术均被列入组织工程范畴内，所以在一般情况下，组织工程和再生医学并没有严格区分。

通过再生医学相关技术，可以重获损失的创面组织，从而恢复创面的结构和功能，最终达到创面愈合和康复的目标。

1.3.6 创面的康复

创面的康复包括预防创面的发生，通过治疗手段实现创面组织/器官缺损的解剖结构和功能以及心理障碍的康复。创面的形成原因多种多样：外伤、感染、基础疾病、手术等。提高致伤因素的防护，加强基础疾病的治疗，减少创面形成概率，能减轻患者痛苦，缩短治疗时间，比如卧床患者勤翻身，避免局部长期受压，可减少压疮的形成。以循证医学为基础建立及时、合理、规范的创面治疗体系，针对各种类型创面，采取相应的治疗，加速患者创面的愈合过程，提高创面愈合质量，减少瘢痕形成，为患者生理、心理功能的恢复提供基础。从患者治疗之初开始设计恢复创伤部位及邻近关节的功能恢复，重视患者心理状态，在治疗过程中多沟通，适时评估，采取相应康复手段，实现家庭和社会的回归。

朱家源教授团队在传统的“黑、黄、红、粉”的分期基础上，加入了“绿期”的概念，更是融入了预防为主的理念基础，为慢性难愈合创面的康复打下了基础。同时，吴军教授团队针对国内烧伤创面的康复，开创了中国烧伤康复学，是中国烧伤康复学的创始人。他组建了中国康复医学会烧伤治疗与康复专业委员会，并任第一届主任委员；牵头制定了中国第一部《烧伤康复指南》；主编了中国第一部《烧伤康复治疗学》；创办了系列经典学术会议“国际烧伤康复与创面修复研讨会”，使中国的烧伤康复走向国际；组建了中国烧伤康复培训基地，为大力推动中国烧伤康复事业的快速发展做出了重要贡献。吴军教授团队通过一系列的努力，为急性创面的康复奠定了基础。

综上所述，通过近年来的理论发展和临床实践，创面的康复理念体系目前已经形成，拥有坚实的理论和实践基础。在未来的生产力发展中，创面的康复必将更上一层楼。

（胡志成　吴　军　姚望望）

2 创面康复的基本原理

2.1 创面预防

创面是正常皮肤(组织)在外界致伤因子(如外科手术、外力、热、电流、化学物质、低温)及机体内在因素(如局部血液供应障碍等)作用下所导致的损害。常伴有皮肤完整性的破坏及一定量正常组织的丢失,同时,皮肤的正常功能受损。

以创面愈合的时间长短可分为急性创面和慢性创面。一般认为,由于某些不利的影响因素如感染、异物等导致创面愈合过程受阻,愈合过程部分或完全停止,使创面愈合时间超过4周的创面称为慢性创面。

按受伤原因分类可分为机械性(打击伤、挫伤、压疮等)、电击、化学、辐射、温度(烧伤、冻伤)、血管病变等(表2.1)。

表2.1 创面形成的原因分类

压力性溃疡	血液病	血管性疾病	恶性疾病	代谢性疾病	感染	炎症反应紊乱	其他
压疮	血液高凝状态	静脉性溃疡	原发性皮肤肿瘤	糖尿病足	细菌	脓皮病	烧伤
神经源性溃疡	镰状细胞贫血	动脉硬化	转移性皮肤肿瘤	痛风	真菌	脉管炎	放射
		淋巴水肿	卡波西(Kaposi)肉瘤		寄生虫	糖尿病脂性渐进性坏死	冻伤

对于创面的预防，首先要进行皮肤评估。皮肤评估的目的是评估影响皮肤完整性的危险因素。通过皮肤评估可以发现一些潜在问题，并可针对性地早期处理，避免这些问题的继续发展。皮肤评估的指标及观察要点见表 2.2。

表 2.2　皮肤评估要点

指标	观察要点和说明
完整性	记录皮肤损伤的面积并进行风险评估，以确定患者对进一步组织损伤的易感性
皮肤色泽和温度	红斑可能是压力未处理的后果，如果出现皮温局限性增高，提示存在炎症反应。皮肤苍白或色浅以及皮温降低通常表明局部血液循环较差。下肢远端的棕色色素沉着（含铁血黄素沉着）通常是静脉疾病的标志
质地	老年人的皮肤薄而干燥，容易受到损伤。下肢远端厚而干燥的皮肤鳞屑（过度角化）是慢性静脉疾病的标志，而皮肤渗出通常暗示着急性情况的发生
潮湿环境	若患者有创面渗出液严重，尿失禁或出汗较多，将导致局部皮肤浸渍甚至侵蚀

充分的皮肤评估可发现存在的问题及潜在的危险因素，以制订可靠的方案预防创面的发生和发展。比如在压疮的淤血红润期，表现为局部皮肤受压或受潮湿刺激后，出现红、肿、热、麻木或触痛，此期应采取积极措施，防止局部继续受压，避免摩擦潮湿等刺激，保持局部干燥，增加翻身次数等。预防糖尿病溃疡的关键点在于控制血糖水平，定期检查患者是否存在糖尿病溃疡的危险因素，识别这些危险因素，教育患者及其家属和有关医务人员进行皮肤保护，去除和纠正容易引起溃疡的因素。压力性溃疡的Ⅰ期，皮肤完整，出现非漂白性红斑，皮肤变色，皮温升高，水肿和硬化等，此时应减少皮肤的压力作用强度及持续时间，包括患者肢体重新摆放位置，设备检测以及调整合适体位等。

（黄韶斌）

2.2 创面愈合

创面愈合是指由于遭受外力作用,皮肤组织出现离断或缺损后的修复过程,包括各种组织的再生和肉芽组织增生、瘢痕组织形成的复杂组合,表现出各种过程的协同作用。

2.2.1 创面愈合阶段

2.2.1.1 出血凝血期

出血凝血期(phase of bleeding and coagulation)是从创面形成的一瞬间开始,机体首先出现的反应是自身的止血过程。这一过程包括一些非常复杂的生物学反应:先是创面周围的小血管、毛细血管等反应性收缩使局部血流量减少,继之而来的是暴露的胶原纤维吸引血小板聚集形成血凝块;随后血小板释放血管活性物质如5-羟色胺及前列腺素等,使血管进一步收缩,血流减慢,同时释放的磷脂和二磷酸腺苷将吸引更多的血小板聚集。最后,内源性及外源性凝血过程也将被启动,创面处凝血,填充封闭创面。凝血过程结束后,机体即开始进行创面的愈合。

2.2.1.2 炎症期

炎症期(inflammation phase;也称炎性渗出期)是创面的早期变化过程,表现为创面局部有不同程度的组织坏死和血管断裂出血,数小时内便出现炎症反应,表现为充血、浆液渗出及白细胞游击,故局部红肿。白细胞以中性粒细胞为主,3 d后转为以巨噬细胞为主。创面中的血液和渗出液中的纤维蛋白原很快凝固形成凝块,有的凝块表面干燥形成痂皮,凝块及痂皮起着保护创面的作用。皮肤损伤后,损伤局部有不同程度的组织坏死、缺损和以血管为中心的炎症反应。凝血因子的活化可导致凝血因子片段缓激肽和某些血管活性物质产生,增加血管通透性;缓激肽还具有致痛和扩张血管作用。凝血因子的活化还可启动补体经典和替代活化途径,产生的补体成分 3a（complement component 3a，C3a）和补体成分 5a（complement component 5a，C5a）可直接增加血管通透性并吸引中性粒细胞和单核细胞至损伤组织，以及加速嗜碱性粒细胞和肥大细胞释放组胺（histamine）。血小板黏附、聚集和血液凝固产生富含纤维蛋白的凝块以阻塞破裂的血管，并可为细胞迁移提供临时性基质。血液凝固系统、补体系统纤维蛋白溶解系统损伤或活化的实质细胞均可产生血管活性介质和趋化因子吸引中性粒细胞和单核细胞至创面发挥吞噬作用。局部炎症反应对组织有一定的破坏作用，如粒细胞释放的胶原酶可降解结缔组织中的胶原，但更为重要的是通过炎症反应清除损伤坏死组织及外来异物，并为组织再生与修复奠定基础。采取抑制损伤后炎症反应的措施将导致创面愈合不良或延迟愈合。临床上因这一时期的创面大多被黑色的坏死组织所覆盖，因此也被称为黑期。而当这一层坏死组织被清除后，创面仍会被一层薄薄的腐烂失活组织所覆盖，使创面外观呈黄色，因此临床上分期时常将此时的创面称为黄期。

2.2.1.3 增生期

增生期（proliferation phase）又可以分为 2 个阶段：上皮再生（epithelialization）和肉芽组织形成（granulation tissue fermation）。这一时期是从创面形成后的 2 ~ 24 d 开始。

上皮细胞再生创面修复，首先是创面周缘健存的基底细胞开始增生，并向中心部位移行。与此同时，基底细胞的增殖刺激创面基底部毛细血管和结缔组织的反应性增生。当创面被新生的上皮细胞覆盖后，创面外观呈粉红色，故而又称此时的创面为粉（红色）期。

肉芽组织形成后，基底细胞的增生刺激肉芽组织的生长，同时，巨噬细胞释放的生长因子如血小板衍生生长因子（PDGF）、转化生长因子-β（transforming growth factor-β，TGF-β）和转化生长因子-α（transforming growth factor-α，TGF-α）等，加速肉芽组织的形成。肉芽组织增生和瘢痕形成大约从第 3 天开始，从创面底部及边缘长出肉芽组织，填平创面。毛细血管以每日延长 0.1 ~ 0.6 mm 的速度增长，其方向大都垂直于创面，并呈袢状弯曲。肉芽组织中没有神经，故无感觉。第5～6天起成纤维细胞产生胶原纤维,其后1周胶原纤维形成甚为活跃,以后逐渐缓慢下来。随着胶原纤维越来越多,出现瘢痕形成过程,大约在伤后1个月瘢痕完全形成。肉芽组织的形成有着重要的生物学意义,主要表现在:填补组织的缺损;保护创面,防止细菌感染,减少出血;机化血块和坏死组织及其他异物,由于新生健康的肉芽组织外观呈鲜红色,因此,临床上又将此时的创面称为红色期。随着肉芽组织的不断形成,创面组织的缺失被填充,上皮细胞便从创面周缘向中心移行,最终使得创面得以完全被再生的上皮细胞覆盖。

2.2.1.4 重塑期

重塑期(remodeling phase)也称成熟期,当创面被再生的上皮细胞完全覆盖后,创面的愈合过程并没有完全结束。因为新生的肉芽组织和上皮细胞还需要进一步分裂分化、转型,使其力量增强,才最后使创面得以完全愈合。在此阶段,角质形成细胞、成纤维细胞和巨噬细胞等细胞可分泌多种基质降解酶、分解多余的细胞外基质(extracellular matrix,ECM)成分。这一过程主要表现在以下2个方面:①新形成的上皮细胞不断分裂,使表皮层增厚。②肉芽组织内部转型,形成的胶原纤维排列发生改变,使新生的结缔组织力量增加;同时,毛细血管数目减少,使创面局部颜色减退,接近于正常色。组织重塑可延续至伤后数周甚至2年。机体通过组织重塑可改善组织的结构和强度,以达到尽快恢复组织原有结构和功能的目的。

(黄韶斌)

2.2.2 创面愈合模式

创面愈合模式分为生理性愈合与病理性愈合。生理性愈合是指创面形成后,启动愈合程序,经过4个连续且重叠的时期即出血凝血期、炎症期、增生期和重塑期,逐步实现创面愈合。一般在组织缺损少、创面无感染、炎症反应轻微的情况下,表皮可在短时间内覆盖创面,2～3周创面完全愈合,瘢痕少。病理性愈合过程为致伤因子导致组织损伤后，创面愈合程序启动，因组织缺损大、创面污染严重、伴发感染、组织缺氧或机体原发疾病等各方面因素导致愈合程序在1个或多个阶段停滞，创面愈合时间延长或无法自行愈合，形成慢性创面；或者创面过度愈合形成增生性瘢痕、瘢痕疙瘩等，均为病理性愈合。创面的病理性愈合，特别是经过常规修复，1～3个月仍未能实现解剖和功能愈合的慢性创面，病因复杂，发病率逐渐升高，给卫生保健工作带来巨大挑战，消耗了大量的医疗资源。

（曹小玲　朱家源）

2.3　创面康复

创面康复（wound rehabilitation）是指预防创面发生，重获因老化、损伤或疾病而丧失的皮肤及皮下组织、器官的结构和功能以及心理障碍的康复。

传统的观念认为创面封闭即是治愈，往往忽略了创面封闭后的康复情况，只是将它作为外科学的一个常见问题来对待，没有得到足够重视。然而，随着社会的发展，人们生活水平的不断提高，创面愈合已不能满足人们回归社会、实现自我的要求，因此，创面康复就成了创面患者有尊严地活着的重要保证。

创面康复的概念包括创面的评估、创面的治疗及创面的恢复3个层面。

创面的评估建立于创面康复的分期上，前文已经提到过：分为黑期、黄期、红期、粉期、绿期，分别对应创面处于愈合过程中的不同阶段：组织坏死期、炎性渗出期、肉芽组织增生期、上皮化期、预防期。在创面分期的基础上，对创面进行统一、科学、规范、系统的评价，指导开展创面不同分期的针对性治疗，达到高效修复创面的目的，有利于实现创面的康复。而且，近年来，多种创面精准评估手段问世，皮温、皮氧、超声多普勒、红外光谱、拉曼光谱、CT等多种评估手段协同用于创面的精准诊断，能充分指导患者创面康复在不同创面时期的实施,从而获得满意的康复效果。

创面的治疗主要包括预防,清创和重建技术。创面的预防前文已提及过,在此不再赘述。创面的清创技术和重建技术,后文将有详细的介绍。清创技术主要目的是为了在精准清除坏死组织的同时,尽可能保存最多的组织及功能,获得最优的愈合质量,从而实现创面最优康复。而重建技术则着重于通过对创面的早期干预,包括创面床准备、创面的修复重建,来达到更佳的愈后效果,也直接影响创面的愈后瘢痕增生情况、功能康复。

创面的恢复主要是着重于创面愈后的重塑,包括对瘢痕的管理,肢体功能的锻炼,心理、脏器功能等的进一步复原。后文对具体的技术方法有详尽的介绍,在此不再赘述。通过注重患者创面封闭后的功能康复、外观满意以及患者的心理接受程度,帮助患者重获工作能力,回归工作岗位,使伤者不残,残者不废。

(曹小玲　胡志成)

3 创面康复技术的临床应用

3.1 创面清创术

创面是指因各种化学、物理、机械、生物损伤因素或者手术引起的皮肤及皮下组织缺失及损伤，主要包括：①外伤性创面，是由创伤、烧烫伤、电烧伤、化学烧伤等外伤造成的创面；②压力性损伤（也称压疮、褥疮、压迫性溃疡）；③血管、淋巴源性溃疡创面，是由动脉缺血、静脉淤血或淋巴系统回流障碍引起的组织缺血、缺氧或水肿形成的溃疡创面；④糖尿病性溃疡；⑤代谢性及自身免疫性溃疡，可以是代谢、免疫性疾病的皮肤表现，也可以是在免疫异常状态下组织损伤的结果，如痛风结节性溃疡、坏疽性脓皮病等；⑥放射性溃疡，多为医源性，常在恶性肿瘤放射治疗中或之后出现；⑦癌性溃疡，可以是原发性皮肤癌，也可在慢性瘢痕溃疡基础上形成的瘢痕癌性溃疡；⑧感染性溃疡，多由耐药菌、特殊病原菌、结核分枝杆菌等感染引起。

创面的处理对创面的愈合过程至关重要，当然对于创面康复也有极其重要的影响。清创是创面处理的重要内容，而清创术的基本观点也经历了一个变迁过程。传统上认为“彻底清创、开放引流”是清创术所遵循的主要原则。后来随着清创技术的发展，清创的定义成为“彻底清除失去活性或坏死的组织及异物，直至暴露新鲜组织为止”。但 20 世纪 90 年代以来，随着对影响创面愈合的细胞和分子机制认识的深入，以及创面床概念的深入，清创的目的成为加速创面愈合或是为了其他措施发挥疗效而采取的系统的处理方法，即创面床准备的过程。

创面床准备是 2003 年以来提出的新概念，定义为通过纠正可能延迟愈合的全身与局部因素，从而促进创面愈合的方法。创面床准备的概念已经成为创面处理的一种系统方法，创面床准备的原则包括前述的TIME原则。

传统的清创术是指清洗、消毒污染的创面，清除异物，切除坏死组织，使之变为清洁的创面，从而有利于创面愈合。新的清创术概念不仅包括去除细菌性、坏死性、细胞性负荷，还强调保持创面处于密闭、湿润的易于愈合的环境，以及去除创缘衰老细胞、有利于新生上皮爬行。根据TIME原则，清创术清除失去活力的组织，抑制炎症或感染，去除多余水分，刺激创缘连接。

3.1.1 各种不同的清创方法及其优缺点

3.1.1.1 外科手术清创

外科手术清创(surgical debridement)是指目前临床上最常用的清创方式，是用手术的方式清除坏死组织。这是最快的清创方式，常用于有大量坏死组织的创面或感染创面，因创面感染危及患者生命安全，需早期、彻底清除创面坏死组织以保证患者生命安全。其优点是清创快而彻底。缺点：①不彻底的清创是术后创面感染的根源，反之，彻底的清创又常以牺牲邻近正常组织为代价，导致较大的组织缺损、愈合延迟甚至器官功能障碍。②手术将不可避免地造成出血，且存在各种手术风险，因而在某些情况下(如大面积烧伤的除痂、贯通伤复杂伤道的清创等)表现出一定的局限性。③创伤较大，特别是深度创面，实施手术清创后组织大范围缺损，病情危重、合并症较多者常不能耐受，常常需要全身麻醉。④可能损伤有活性的组织。难点是需正确判断创面上的静止细胞是否已被去除和创面的愈合能力，术后效果取决于手术医师的经验及肉眼对创面污染和坏死组织的判断。

根据愈合能力分类，创面有3种类型：可愈合创面、不可愈合创面、静止创面。可愈合创面有充分的血供，而不可愈合创面则无相对稳定血供，静止创面虽有血供和愈合能力，但仍然存在影响创面愈合的因素如患者营养状态差、血糖控制不稳定、贫血等。对静止创面和不可愈合创面而言，积极的手术清创是要认真斟酌的，相对积极的手术清创不仅不会彻底清除创面坏死组织，反而可能会扩大创面面积，增加修复难度，应该请相关科室会诊处理后，再行清创术。

3.1.1.2 自溶性清创

自溶性清创(autolytic debridement)是在湿性愈合理论指导下产生的新型清创技术，其原理是使用水活性敷料湿敷于创面，通过软化、水解、自溶过程，去除失活或坏死组织，达到清创目的。常用敷料为水凝胶、水胶体或藻酸盐敷料。这是一种自然的、选择性高的清创方式，它的作用在封闭环境中能得到加强。

很多人对封闭敷料缺乏认识，误以为所产生的湿润环境会增加感染。而大量临床研究证明，与传统敷料相比，使用封闭敷料治疗创伤感染的可能性较小。理由是，它能相对隔绝外来细菌，增加中性粒细胞的数量，聚集渗出液中的抗菌成分，减少闭合创面的坏死组织。与干燥的创面环境相比，保持一个湿润的创面环境能使创面愈合的速度提高。非封闭式的干燥创面会产生坚硬的痂皮，导致其下方的胶原基质以及创面周围组织干燥。为了促使表皮再生，角质细胞被迫处于痂皮和干燥的基质之下，因为它们只在能提供营养的活性组织上迁移，这个过程需要大量的能量和时间。相反，湿润的创面环境使角质细胞更容易迁移、基质更容易形成，并具有其他使创面容易愈合的条件。另外，湿润的创面环境还能促进自溶性清创过程。

在临床上，对于急性创伤，应用封闭式敷料创造湿润的创面环境能促进上皮生长，减少创面疼痛，减少纤维化，降低感染率，减少后期局部瘢痕组织增生。对于慢性创伤，该方式能促进肉芽组织生长，减少疼痛。其优点在于对组织几乎无创伤，无明显不良反应，特别适用于高龄、基础疾病复杂患者。但缺点是清创周期长，自溶过程产生的水分容易浸渍皮肤，需要特殊的皮肤保护措施。不适用于感染性创面及非常深、需要填塞的创面。当有脓性渗出、异常气味、炎症或疼痛增加时需停止，否则可能引起创面感染加重或导致败血症。难点在于对创面微环境的评估、感染的控制等。

3.1.1.3 酶解清创

酶解清创(enzymatic autolysis debridement)又称化学清创，是在自溶性清创的基础上提出的，是指采用某些具有蛋白水解作用的外源性酶类，将坏死或失活的组织分解清除，同时又不损害邻近正常组织，从而达到清创目的一种方法。目前主要应用于烧伤领域，在压疮的处理及其他方面也有一定的作用。

由于正常组织细胞产生的抑制因子的作用，这些外源性蛋白酶通常不会对活组织产生水解作用，仅分解坏死或失活组织，从而可在理论上起到具有高度选择性的清创作用。1940 年，Glasser 首次报道了使用木瓜蛋白酶进行酶清创的方法。随后，越来越多的学者开始将目光投向酶清创这一非手术清创方法，研究不同酶类的清创效果和安全性。目前用于酶清创的蛋白酶种类较多，来源包括细菌及动植物。枯草杆菌蛋白酶(sutilains)是一类由枯草杆菌滤液中得到的中性蛋白酶，在中性环境下具有最大酶学活性，可水解包括失活胶原在内的多种蛋白。胶原酶主要从溶组织梭状芽孢杆菌中得到，也有报道来源于鲎。胶原酶对温度敏感，在 pH 值 6～8 的环境中具有良好的酶学活性。该酶对胶原蛋白具有很强的水解作用，而对其他蛋白作用较小。菠萝蛋白酶(bromelain)提取于天然菠萝茎或未成熟果实，主要成分为一大类巯基蛋白酶，与其他组分如磷酸酯酶、糖苷酶、过氧化物酶等共同构成复杂混合物，具有分解蛋白的作用。木瓜蛋白酶(papain)取自番木瓜果实，最常见的形式是其与尿素的复合物。木瓜蛋白酶主要分解半胱氨酸残基，而尿素则被认为可以影响蛋白质的三维结构，从而增强木瓜蛋白酶的蛋白水解作用。研究证实二者的复合物确实较其单一形式具有更强的蛋白水解能力。另外，纤维蛋白溶酶和脱氧核糖核酸酶、胰蛋白酶、双链酶等也曾被用于酶清创。

影响因素及并发症：为使蛋白酶发挥较理想的蛋白水解活性，达到有效的清创效果，保持创面局部湿润是必须条件，但也为细菌繁殖提供了良好环境，必然导致潜在的感染风险。部分学者认为酶清创过程将引起白细胞及巨噬细胞功能抑制，从而降低机体免疫功能，导致感染易发。已有不少文献报道了酶清创过程中发生感染的现象。酶清创前有效的冲洗和消毒可以极大地减少创面内细菌数量，降低感染的发生率。但应考虑到某些金属离子对蛋白酶活性的抑制作用，从而选择适合的消毒剂。针对大面积创面时，应限制其使用面积，以防止在酶清创作用下，创面内细菌在短时间内大量进入血液循环而导致脓毒血症。Garrett 和 Pennisi 等均推荐每次使用面积不超过体表面积的 5%。另外，渗出较多时应经常更换敷料，预防性使用抗生素也可起到积极作用。对于烧伤，由于干燥的焦痂会很大程度地阻碍酶剂向创面深部的渗透，影响其清创效力，所以应尽量在焦痂形成之前开始酶清创。若焦痂已经形成，可在其表面切开一些交错的纹路以便于酶剂的渗入。慢性软组织创面在酶清创前，应尽可能清除表面覆盖的渗出物或脓性分泌物，避免造成酶剂稀释或失活，同时确保其与创面充分接触。虽然酶清创被认为不会损伤正常组织和新生肉芽，但事实上其对创面边缘及底部组织的刺激作用，使局部疼痛、烧灼感和红斑成为常见的并发症。以上症状在通常情况下程度较轻，患者可耐受，但也有严重者甚至因此被迫中断治疗。为此，可在创面周围组织涂抹氧化锌制剂等加以保护。必要时口服止痛药物，一般无须镇静治疗或麻醉。酶清创作为一种具有选择性的非手术清创方法，用于全身情况稳定的皮肤烧伤患者除痂、压疮等表浅的慢性软组织创面清创，疗效肯定，不损伤邻近正常组织，无出血、痛苦小，无明显全身及局部不良反应，尤其适用于不适合手术清创的患者。目前虽有少量文献认为酶清创也可用于单纯软组织火器伤的治疗，但其疗效和安全性尚待进一步研究证实。随着对酶清创研究的深入，其适应证有拓宽的趋势。由于酶清创过程操作简单，无须专业外科医生实施，在未来战争或灾难等导致短时间内出现大量伤员的情况下，可望在一定程度上弥补传统清创术的不足。

3.1.1.4 生物清创

生物清创(bio debridement;或称幼虫清创，larval debridement)是

一种古老的清创方式，使用蛆清除创面的坏死组织，这种方式的优点是快速、有选择性、耐受性好、提高组织的氧化作用。一些新的临床试验表明，该方式能用于治疗糖尿病足溃疡以及压疮。很多研究发现蛆疗具有去除坏死组织、清除细菌、缩小创面、促进愈合、无痛的优点，但该方法不适于凝血功能异常、对蛆过敏的患者，也不适于较深的隧道创面。目前，在国外的教学医院里有部分临床试验（生物治疗）正在开展，而国内极少开展。

3.1.1.5 机械清创

机械清创（mechanical debridement）又称物理清创。有多种方式：敷料法、水疗法、冲洗法、聚糖酐法、负压创面治疗等。尽管这些方法都是常规使用，但很少有随机试验研究。机械清创的优点是清除坏死组织比其他方法快，缺点是疼痛和非选择性，同时去除坏死组织和有活力的组织。机械清创术通常用于较大的、渗出严重的创面，对于较小的创面润湿痂皮后再清除同样有效。

（1）敷料法　湿润的纱布覆盖在创面上然后使之变干，坏死碎片植入纱布，当纱布移除时坏死组织也被清除。这种清创方式会很疼痛，所以需要充分镇痛。对于干净、有肉芽组织生长的创面，应用该方法会损伤肉芽组织及新生上皮细胞。

（2）水疗法和冲洗法　是指用盐水或清洗剂以涡流或冲洗方法清洁创面。创面冲洗是指用一些设备提供低、中、高压力的持续或脉冲式液体冲洗。低压力冲洗效果可能较差，高压力可能损伤正常有活性的组织。

脉冲式灌洗是水疗法的一种，是指运用加压的、脉冲式液体去冲洗并清洁创面，创面的清洁碎片及冲洗液被吸去。一些学者认为吸引的过程能够刺激肉芽组织的形成。

（3）聚糖酐治疗　聚糖酐是右旋糖酐的一种高分子衍生物，为直径 0.1 ~0.3 mm 的不溶于水的球体。它是右旋糖酐通过表氯醇交联的聚合体，这种结构具有很强的亲水性及吸收能力。1 g 的聚糖酐能够吸收高达 4 g 的液体。聚糖酐能吸收渗出液、细菌以及其他碎片。缺点是使用较困难，清除过程痛苦。

(4)负压创面治疗　近10年来负压创面治疗(negative pressure wound therapy,NPWT)逐渐得到广泛应用,是指对创面进行连续或间断地负压吸引,通常认为该方法促进创面愈合的机制有:减轻间质水肿;改善局部循环;清除过多的创面渗出液;促进成纤维细胞、内皮细胞、血管平滑肌细胞的增生;吸引创面周围的细胞向中心迁移;减少细菌数量。

3.1.1.6　水动力清创

水动力清创(hydrosurgery,也称水刀清创)原理为,将无菌的生理盐水通过加压设备从操作手柄末端的喷嘴高速喷出,产生局部真空效应,从而将坏死组织从创面清除,并同时回吸收至集液桶内。因其易操作性及精准性等特点近年来广泛应用于临床,目前的水刀技术尚无法实现严格意义上的精准清创,但给临床医师提供了一种精确控制清创损伤的方式。因此,建议临床医师应以科学严谨的态度来看待水刀,既通过不断摸索、充分发挥其优势,又不盲目推崇,对水刀的特点做到心中有数,才能扬长避短,使得这一新技术能够得到推广应用,真正服务于临床(扫描二维码收看视频资料)。

水刀清创

3.1.1.7　联合清创

联合清创(combined debridement)要点是将上述清创方法联合使用,形成优势互补,从而达到加速清创过程、改善效果的目的。

3.1.2　清创方法的选择

清创方法的选择是创面处理的难点。选择恰当的清创方法需根据患者的适应证、耐受性及其主观意愿、清创方法的优缺点及其作用特点综合考虑。每种清创方法都有其优缺点、适应证和操作风险，建议使用联合清创，以确保安全有效，减少操作风险和并发症。其目的是有效清创、降低风险、促进愈合。

3.1.3 消毒剂的选择

消毒剂是为了减少创面细菌载量和感染率的制剂。一些商业可用产品具有清洁及抗菌功效，在创伤患者的使用已有几十年的历史，但从20世纪80年代初期起部分临床工作者开始质疑它们的安全性。部分制剂包括聚维酮碘、次氯酸钠溶液、过氧化氢溶液（双氧水）、乙酸等都具有细胞毒性，大部分是体外实验进行的。随着对这些消毒剂使用的质疑，它们逐渐淡出人们视线。

最新的数据显示，否定这些制剂在创面的使用是没有根据的。许多证明有细胞毒性的体外试验是将消毒剂加入单层培养的细胞中，因此这种方式不能完全评估发生在体内的情况。例如：①缺乏血液的缓冲能力、暴露于高浓度的氧气中，这显然与正常的创面环境不同；②从一个研究特定种类的消毒剂在特定创伤中作用的临床试验中得出结论，随意地将结论推广到包括所有制剂及所有创面上。实际上，一些体内试验表明某些消毒剂对动物及人体没有毒性，毒性的强弱与制剂种类及浓度相关。临床实践表明，清创术中选择合适的消毒剂有助于创面愈合。各种消毒剂中，过氧化氢溶液是一种含氧剂，利用新生氧可清除组织浅层的污物和组织碎屑，且尚有止血和逆转急性炎症的作用。目前临床上最常使用的消毒剂是各种含碘的物质如聚维酮碘等，消毒效果佳，没有明显的细胞毒性作用。

3.1.4 抗生素的应用

目前很多单位在清创时常规应用抗生素。其实不是所有的创面清创术后都需要应用抗生素，虽然清创术后有一定的感染概率，但是如果创面感染不严重，处理较及时，清创及冲洗充分，术后早期可以不用抗生素。但是如果有明确的创面感染，局部出现红、肿、热、痛、脓性渗出(多见于急性创面),或同时出现愈合延迟、分泌物增多、气味发臭、创面扩大等(多见于慢性创面),建议根据药敏试验选择抗生素。

3.1.5 总结

清创术广泛用于创面处理,清除妨碍创面愈合的因素。清创术需满足4个原则:清除坏死组织;抗感染;维持创面合适湿度;处理无进展以及进一步破坏的创面。

清创术的方法很多,分为可选择性及非选择性。选择清创方式时,医生必须首先分析创伤的原因以及阻碍创面愈合的因素。非选择性的清创方式,如物理清创法,最适合于有大面积坏死组织的创面;可选择性的清创方式适用于需要仔细清理的创面。最终清创方式的选择决定于临床工作者的经验和判断,评估不同清创术的有效性及安全性的大规模临床试验有待进一步开展。

(刘 宁 王 磊)

3.2 修复再生与康复

3.2.1 敷料应用

创面愈合是机体创伤后功能康复的前提,在保守治疗中加快创面愈合尤为重要,其中合适创面敷料的选择非常关键。

创面敷料的使用有明确的治疗目的,主要由创面类型、位置及严重程度决定。正确的敷料使用对于创面的康复有关键的作用,主要包括促进创面愈合以及避免创面再次损伤。正确的敷料选择可以缩短创面愈合的时间,减少创面对患者正常生活的影响,提高整体创面康复的效果。

理想的创面敷料具有如下特点。

(1)止血 加速创面凝血过程封闭创面。

(2)抗感染　减少创面微生物负荷量,改变创面微环境,抑制微生物生长。

(3)吸收分泌物　吸收创面渗血及渗出液,减少其对创面继发性损伤。

(4)减轻疼痛　通过局部麻醉作用、压力或者其他方式减少疼痛,避免加重损伤。

(5)清除坏死组织　通过清除无活力组织及异物加速创面愈合过程。

(6)减少精神压力　通过改善敷料外观让患者及其他人不易发现创面,让患者更易接受治疗。

总而言之,创面敷料的使用主要是通过提供一个相对无菌、透气及湿润的环境促进肉芽组织生长及再上皮化,在创面愈合过程中降低创面感染概率,加速创面愈合,减少瘢痕形成,更有利于创面的康复。

创面敷料须在创面治疗全程中使用,并且尽可能不妨碍物理治疗和搬运。创面愈合的时间影响瘢痕的形成,因此也影响预后功能。愈合时间是衡量创面治疗有效性的主要指标。符合创面康复原则的创面敷料应用应该是促进创面愈合并且保证关节正常活动,创面敷料的作用和治疗的目标是正确选择敷料的基础。

创面敷料经过近半个世纪的研究发展,从传统的敷料到当今的生物敷料,不仅材料名目繁多,而且品种也不尽其数。有关创面敷料并没有统一、公认的分类标准,本书主要从创面敷料的作用方式进行分类,将创面敷料大致分为被动型敷料、相互作用型敷料、生物活性敷料。

3.2.1.1　被动型敷料

被动型敷料即传统敷料,通过无菌材料被动覆盖创面,吸收创面渗出液,避免创面污染,为创面提供有限的保护作用,创造有利于创面愈合的局部环境,但不会改变局部生理状态,也不会产生相互作用。这类敷料一般仅适用于浅表、干洁、渗出液较少的创面或者创面覆盖。另外,也可作为外层敷料以保证内层敷料治疗效果。主要代表产品为纱布、合成纤维(图3.1)。

（1）优点　①强大而快速吸收创面渗出液；②生产加工过程比较简单，价格低廉。

（2）缺点　①通透性太高，容易使创面脱水；②黏着创面，更换时会造成再次性机械性损伤；③外界环境微生物容易通过，交叉感染的机会较高；④用量多，更换频繁、费时，且患者痛苦。

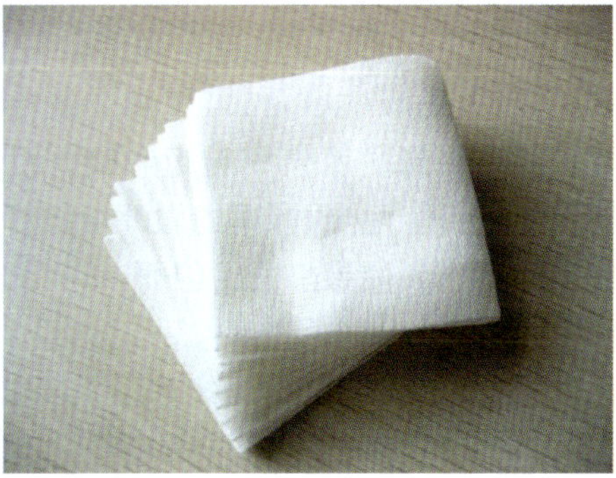

图3.1　被动型敷料（纱布）

3.2.1.2　相互作用型敷料

相互作用型敷料可通过促进创面的趋化作用、抑制蛋白酶的表达或减轻凋亡等，从而改善创面的生理、生化特征，直接促进创面愈合过程。这类敷料一般适用于浅表及复杂创面，部分也可应用于感染创面，为创面提供更好的屏障保护作用，形成局部湿性环境促进创面愈合。主要代表为薄膜敷料、泡沫敷料、水凝胶敷料、水胶体敷料及藻酸盐敷料。

（1）薄膜敷料　此种敷料由单面覆盖黏性物质的聚合物制作而成，常用的聚合物为聚氨酯、聚乙烯、聚己酸内酯、聚四氟乙烯等（图3.2）。敷料富有弹性且透明，适用于浅表性创面或作为其他敷料外层的保护膜。但由于缺乏吸水性，创面渗出液可聚集在薄膜底下，会出现渗漏及细菌入侵创面的情况。因此，不适合大面积创面。

1）优点：①保护创面，减轻疼痛；②提供湿性环境，常与水凝胶敷料合用,促进黑痂及坏死组织的溶解;③防止液体进入,可沐浴;④顺应性好,固定在关节及易摩擦的部位。

2)缺点:①吸收渗出液能力差;②不能用于无效腔(死腔)或深部窦道;③周围皮肤脆弱及感染创面不能使用。

(2)泡沫敷料　此种敷料是泡沫化的聚合物(如聚氯乙烯或聚氨酯)以及硅胶合成的片状敷料,表面常覆盖一层多聚半透膜,有些还具有自黏性(图3.3)。这类敷料相比与薄膜敷料更具优势,具有多孔性,对液体具有较大的吸收容量,氧气和二氧化碳几乎能完全通过。这种敷料是靠海绵型的水蒸气转运和吸收机制来控制渗出物的。它可为创面提供一个恒温、湿润的微环境,透气性好、黏附力强、轻巧舒适,适用于中到大量渗出液的创面。

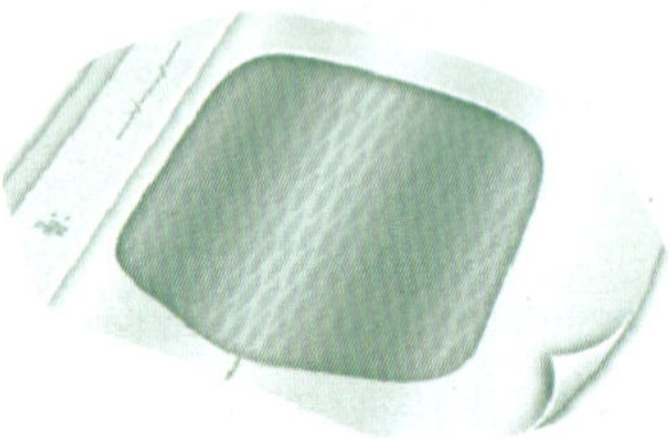

图3.2　薄膜敷料

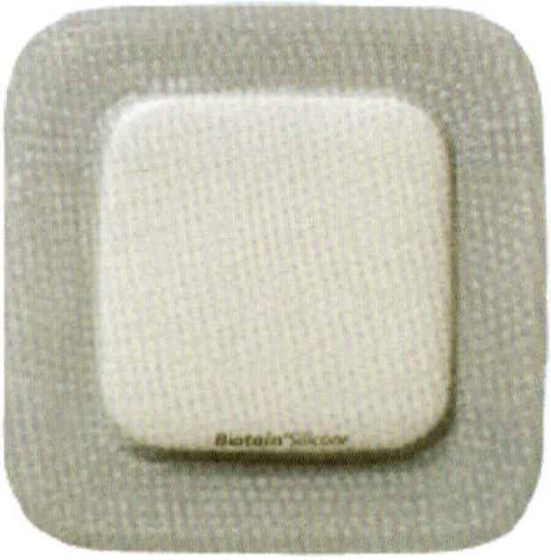

图3.3　泡沫敷料

1)优点:①快速而强大的渗出液吸收能力;②保持创面湿润,避免更换敷料时发生再次机械性损伤;③表面半透膜的阻隔性能,可防止环境颗粒性异物如灰尘和微生物的侵入,预防交叉感染;④使用方便,顺应性好,可适合身体各个部位;⑤隔热保温,缓冲外界作用力。

2)缺点:①由于太强的吸收性能,对于低度渗出创面可能会影响自身清创过程;②成本相对较高;③不透明,不方便观察创面。

(3)水凝胶敷料　水凝胶是一些高聚物或高聚物吸收大量水分形成的溶胀交联状半固体,其交联方式有共价键、离子键、范德华力和氢键。主要成分为聚氧化乙烯、聚丙烯酰胺或聚乙烯吡咯烷。大体分为两类:一类是无定形水凝胶,另一类是薄膜型水凝胶(图3.4)。无定形水凝胶包含少量胶原、藻酸盐或碳水化合物,可用于创面痂皮的保湿,并促进创面的自溶性清创。但由于其黏性不够,自身难以保持在创面,需要第二层敷料固定。薄膜型水凝胶是通过上述亲水性聚合物的交联作用形成的三维立体结构。水凝胶对低分子物质具有较好的透过性,有优良的生物相容性,具有药物缓释性能。对于机体正常代谢过程无不良影响,代谢产物可通过水凝胶排出,使创面在湿性环境中快速愈合。可用于各种浅表、烧伤及复杂性创面。

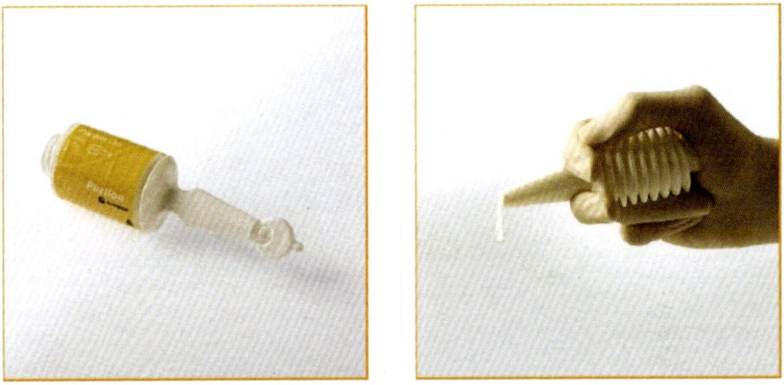

图3.4 水凝胶敷料

1)优点:①提供湿性、微酸的创面愈合环境;②保护创面,减轻创面疼痛;③促进肉芽组织生长;④溶解痂皮及坏死组织;⑤填充窦道及腔隙类创面;⑥保护外露骨膜、肌腱、内脏器官等,防止坏死。

2)缺点:①涂抹过多容易造成创面周围浸渍;②不能涂抹在正常皮肤上;③需要二级敷料固定。

(4)水胶体敷料 该敷料成分由聚合的基材和粘接在基材上的水胶体混合物构成(图3.5)。其中,水胶体混合物主要由明胶、果胶和羧基甲基纤维素混合形成,并在混合过程中掺入液状石蜡和橡胶黏结剂，使得敷料比较容易黏附在创面上，但这种敷料比起薄膜敷料要厚得多。水胶体类敷料几乎没有水蒸气的转运能力，它是靠水胶层对渗出物进行吸收，因此胶层的厚薄决定吸收能力的大小，但吸收大量渗出物之后可能污染创面。适用于少到中等渗出液量的创面，维持创面的湿性环境。可用于浅表创面、浅度烧伤及慢性难愈合创面。

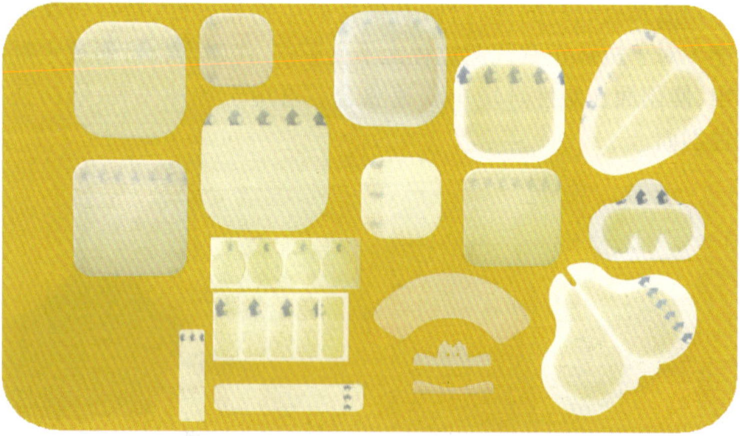

图3.5 水胶体敷料

1）优点：①能吸收创面渗出液和一些有毒物质；②保持创面湿润，延长创面生物活性物质作用时间；③清除创面坏死组织；④形成凝胶，保护暴露的神经末梢，减轻疼痛，同时，更换敷料时不会造成再次机械性损伤；⑤具有自黏性，使用方便；⑥良好的顺应性，使用者感觉舒适；⑦阻隔外界颗粒性异物如灰尘和细菌的侵入，更换敷料次数少，从而减轻护理人员的劳动强度。

2）缺点：①吸收渗出液能力一般，因此对于高渗出性创面常需要使用其他辅助敷料来加强吸收性能；②产品成本较高；③个别患者可能对成分过敏。

（5）藻酸盐敷料　藻酸盐敷料主要原料为甲基碳化纳纤维素和藻酸钙（图3.6），主要特点是具有高吸湿性、成胶和止血性能。

一般分为两大类,即表面用敷料和创面填充物。藻酸盐敷料接触到创面渗出液后,能形成柔软的凝胶,为创面愈合提供理想的湿性环境,加速创面的愈合。适用于术后需促进止血的创面及高渗出的慢性创面。

图 3.6 藻酸盐敷料

1)优点:①强大而快速吸收创面渗出液的能力;②形成凝胶,保持创面湿性环境且不黏附,减轻疼痛;③微酸、无氧或低氧环境促进生长因子释放,刺激细胞增殖,提高表皮细胞的再生能力和细胞迁移,加速创面愈合;④可被生物降解,环保性好;⑤对创面无刺激,无继发损伤,可减少瘢痕形成。

2)缺点:①大多数产品不具备自黏性,需要辅助敷料加以固定;②成本相对较高。

3.2.1.3 生物活性敷料

生物活性敷料主要是采用高分子材料与生物性材料经高新技术方法加工制成的组合性敷料(图 3.7),是目前创面敷料开发研究的热点。生物活性敷料主要来源于生物材料,自身具有活性或者促进活性物质释放,从而加速创面的愈合。生物活性敷料具有双层结构,外层应用高分子材料,提供了相当于表皮的屏障功能;内层选用的主要材料为胶原、透明质酸和壳聚糖钙,具有生物相容性、较好的吸水性、透气性、黏附性和抗菌、止血作用。它既能吸收创面渗出液，保证充分引流，又能将渗出液部分保留在敷料中，维持一个仿效创面生理性愈合的局部湿润环境，有利于创面肉芽组织和上皮细胞再生，加速创面愈合。在合成敷料中还可加入一些有利于创面愈合的物质，如药物、细胞因子、生长因子等，形成药物敷料、细胞因子敷料、生长因子敷料等各种敷料。

图 3.7 生物活性敷料

(1) 优点 ①恢复皮肤水蒸发的屏障功能，避免创面脱水；②减少蒸发热损失；③减少创面渗出液中蛋白质和电解质的丢失；④减少创面微生物污染；⑤减轻疼痛；⑥良好的顺应性，不影响关节运动。

(2) 缺点 ①费用较高；②生物活性物质可能变性，影响治疗效果；③与水解相比，酶解速率具有可变性；④可能产生不良反应。

（周 飞 祁 俊）

3.2.2 植皮术

创面的康复贯穿于整个病程，既包括创面形成的预防，以及创面愈合后的功能康复锻炼，更包括创面愈合前的治疗过程，而且治疗效果的好坏直接影响创面的康复情况，其中，植皮术在创面治疗和康复中起着重要作用。

3.2.2.1 皮片移植在创面康复中的应用

皮片移植主要包括大张皮片移植、微粒皮移植、网状植皮、Meek植皮、邮票状皮移植及异体皮打洞嵌自体皮等。以下主要介绍大张皮片移植、微粒皮移植、网状植皮、Meek 植皮等技术在创面康复中的应用。

(1)大张皮片移植在创面康复中的应用　大张皮片移植主要用于手、近关节处的功能部位修复，颜面部创面的修复，具有不错的远期效果。巴特等 2004 年 2 月至 2005 年 12 月对手深度烧伤应用保留间生态组织早期削痂与自体大张皮移植，取得了满意的疗效。10 例患者 12 只手，男性 8 例、女性 2 例，年龄 21 ~ 52 岁，均为伤后 48 h 内入院；烧伤面积 7% ~ 40%；12 只手为深二度及混合度烧伤，包括手背烧伤 8 只，全手烧伤 4 只；烧伤原因为热力烧伤及电弧烧伤。全部病例经 3 个月至 1 年随访，可见外观丰满，皮下组织柔软，移植皮片色泽好，皮肤弹性如常，大部分患者恢复工作能力。

林源等收集了 2009 年 1 月至 2015 年 1 月行面部中厚皮片、全厚皮片或带真皮下血管网皮片移植手术的患者，共 56 例，术后 3 ~ 18 个月随访 38 例，从移植皮片的质地、色泽、弹性来看，3 种移植方法近期整形效果从好到差依次为带真皮下血管网皮片、全厚皮片、中厚皮片，但远期的整形效果差异不明显。王永前等对 18 例全颜面部烧伤后瘢痕畸形患者行整张全厚植皮术，其中男性 14 例，女性 4 例，年龄 12 ~ 38 岁；火焰烧伤 16 例，酸灼伤 2 例，均为全颜面部瘢痕畸形（伤后 1 ~ 4 年）；选择胸、腹或大腿为供皮区，移植全厚皮片面积最大 26 cm ×20 cm，最小 20 cm×14 cm；皮片移植后，13 例全部成活，5 例部分皮肤坏死，后期再次植皮或应用皮瓣修复；术后随访 5 ~ 20 年，观察植皮后面部皮肤色泽、弹性、感觉及腺体分泌情况，并切取标本行光学显微镜及电子显微镜观察，发现远期效果好，颜面植皮区皮肤光洁红润，弹性好，有皮脂腺、汗腺分泌，其组织学结构特征与正常面部皮肤相似，而与原供皮区皮肤结构有明显差别。

（2）微粒皮移植在创面康复中的应用　微粒皮移植是将自体皮制成<1 mm^2 的微粒，以大张覆盖物为载体，移植至创面。国内学者张宜澜等收集 2002 年 11 月至 2013 年 8 月期间应用自体微粒皮移植术治疗深度烧伤的 214 例患者，创面近期愈合质量显示，174 个部位的表皮少量反复破溃，占所有 307 个部位的 56.68%，适当的扩展比（5∶1～10∶1）具有良好的创面愈合效果；189 个部位的创面远期愈合质量显示，其瘢痕增生程度与创面一期愈合率关系密切，提高创面一期愈合率能有效改善患者的远期愈合质量。另外有学者李武全等回顾性分析了 1999 年 1 月至 2011 年 1 月期间收治的 70 例大面积深度烧伤患者，根据手术方法的不同分为 2 组，即脱细胞猪皮覆盖自体微粒皮移植术组（35 例）和异体皮覆盖自体微粒皮移植术组（35 例），结果提示应用异种脱细胞猪皮代替异体皮行自体微粒皮复合移植治疗大面积深度烧伤创面可减轻患者全身炎症反应，改善患者的营养状况，减少对异体皮的依赖，说明脱细胞猪皮可作为同种异体皮的良好的替代材料。

（3）网状植皮在创面康复中的应用　网状植皮临床应用较早，1977 年开始，中国人民解放军总医院第一附属医院开展了网状植皮，尤其适用于中小面积深度烧伤，郭振荣等通过远期随访（3 个月～8 年）102 例进行网状植皮的患者，全部病例均获满意的功能结果，愈合后瘢痕轻，仅呈点状，不存在连续性瘢痕，故不产生明显的瘢痕挛缩，亦无功能障碍，无 1 例网状植皮区出现瘢痕挛缩或需要再次整形手术。其中 48 例（47.1%）患者反映植皮区初期轻度痛痒，1 年后明显好转，只在阴雨天时作痒，2 年后显著减轻。

国外学者 Michele 等在 2014 年 1 月至 2015 年 6 月期间对大面积慢性创面患者应用网状植皮联合负压封闭引流进行治疗。一共纳入 23 例患者，男性 14 例，女性 9 例；年龄 19～87 岁，中位数 52 岁；15 例为血管性溃疡，8 例为创伤后溃疡。结果显示网状植皮联合应用负压封闭引流治疗，远期效果较好。

在泌尿外科相关疾病中，国外学者 Guilherme 等在 2009 年 1 月至 2015 年 8 月，对 7 例阴道发育不全的患者进行下腹皮肤全层网状皮片阴道成形术；年龄在 18～34 岁之间，平均年龄为 22 岁。取皮区为耻骨上腹部区域，取 12 cm×6 cm 全厚皮肤。结果：平均住院时间为 8 d；无重大并发症或需要输血；随访 6 个月，所有患者均有满意的性生活，阴道的平均深度为 11.3 cm；在供皮区和植皮区都无明显术后并发症。

（4）Meek 植皮在创面康复中的应用　Meek 植皮主要应用于大面积烧伤患者，此类患者创面大小占总体表面积（total body surface area，TBSA）一般≥50%。国内有学者邓忠远等对 Meek 植皮进行了临床研究，在 2012 年 1 月至 2017 年 12 月期间收集了 70 例大面积严重烧伤患者，采用随机数字表法将其分为对照组和观察组，每组 35 例。其中对照组采用自体微粒皮移植术治疗，观察组采用 Meek 植皮术治疗。观察组术后 7 d 存活率、创面一期存活率高于对照组，皮片愈合时间、创面愈合时间短于对照组，差异均具有统计学意义（$P<0.05$）；2 组住院时间比较，差异无统计学意义（$P>0.05$），但观察组植皮 1% TBSA 费用、住院总费用均低于对照组，差异有统计学意义（$P<0.05$）。但该研究缺乏远期随访数据支持，Meek 植皮术后患者恢复效果及肢体功能是否具有优势尚需进一步论证。庞淑光等回顾性分析了 2007 年 2 月至 2012 年 6 月采用 Meek 植皮治疗 86 例大面积深度烧伤患者与 2004 年 4 月至 2010 年 7 月 83 例采用传统邮票状植皮治疗大面积深度烧伤患者的临床资料，通过对 Meek 植皮组术后 3～12 个月的随访，发现 Meek 植皮组部位瘢痕与传统邮票状植皮瘢痕相对平整，大关节功能恢复状况优于邮票状植皮组，这可能与 Meek 植皮法中小皮片为等距离排放，愈合后瘢痕牵拉相互抵消有关。另外，由于 Meek 植皮法一次手术修复创面面积大，患者总的手术次数少，全身创面愈合时间明显提前，便于早日进行关节功能锻炼而有助于大关节功能的恢复。

德国学者 Heidekrueger 等回顾了 2006 年至 2015 年 10 年时间里，收治的 148 例大面积烧伤患者，都进行了植皮手术，其中应用改良的 Meek 技术植皮有 67 例患者。男性 34 例，女性 33 例，年龄在

18～92岁，平均年龄39.6岁；其中火焰烧伤47例，吸入伤13例，化学烧伤4例，电烧伤3例；TBSA平均占65%，其中三度烧伤平均占比52%，每次手术平均移植面积为20%。平均随访时间为3.2年(3个月～8年)。在后期随访过程中，他们认为外观效果可以与网状植皮相媲美。Klosová等2013年对4名烧伤患者进行了14次手术，术后观察指标主要包括创面愈合率和瘢痕形成情况，尤其是挛缩性瘢痕的形成。Meek植皮和网状植皮都有挛缩性瘢痕形成，但Meek植皮后的挛缩性瘢痕无须再次手术干预，而有1例网状植皮术后挛缩瘢痕需要再次手术松解。这说明Meek植皮术后没有形成严重的瘢痕挛缩，可以增加瘢痕的柔韧性。但经济费用较高。

Rode等学者对儿童烧伤也进行了研究，对接受Meek植皮的重度烧伤小儿患者进行了为期5年的回顾性队列研究，共有35例患者被纳入研究。年龄在3个月～11岁，平均年龄为4.1岁；平均总表面积(TBSA)为49.6%。其中22例烧伤，13例烫伤，11人同时有吸入性损伤。其中8例患儿在植皮术后死亡，27例患儿存活，其中死亡原因主要为感染。研究人员认为，应避免过早去掉抗菌尼龙敷料，并且有限选用1∶3扩张皮肤，在术后康复阶段不易形成增生性瘢痕。

(董云先　张潇怡)

3.2.2.2 复合皮移植

复合皮(composite skin)是一种永久性覆盖创面的替代物，是由自体表皮和异体真皮或人工真皮组成的创面覆盖物。自体刃厚皮保留了表皮基底层，可以再生皮肤表皮结构。脱细胞异体真皮，既保留了构成细胞外基质的结构蛋白和功能蛋白的天然结构，如胶原蛋白、纤维连接蛋白、层粘连蛋白和波形蛋白等；又去除了真皮基质中具有较强免疫细胞组成的细胞成分，减少了排斥反应。两者联合在维护皮肤的耐用性、耐磨性、抗压性和抗剪切应力等方面起着重要的作用，极大地减少了挛缩性瘢痕的形成，对创面术后康复起着重要的作用。

国内研究者李学拥等进行了随机对照临床试验研究，在2007年至2009年，共有60个患者入组。主要适应证为烧伤创面、肉芽创面、增生性瘢痕等。排除标准：电烧伤；四度烧伤；烧伤合并其他创伤（骨折或中枢神经系统、胸腹部外伤患者）；患有慢性心血管疾病、糖尿病或高血压等的老年患者；伴有严重吸入损伤或需要重症监护的患者。试验组为脱细胞异体真皮基质（acellular allogeneic dermal matrix，AADM）复合自体刃厚皮组，30例；对照组为自体刃厚皮移植（split-thickness skin graft，STSG）组，30例。试验组30例患者中，男性25例，女性5例，年龄在3～52岁，平均年龄为30.53岁；其中，20名患者为烧伤创面，4名患者为肉芽增生创面，6名患者为增生性瘢痕创面；部位分布在颈部、手部、肘部、肩部、腘窝、膝盖和足背等；复合皮移植面积最大为600 cm^2，最小面积为40 cm^2。对照组30例患者中，男性24例，女性6例，年龄在2～57岁，平均年龄为25.30岁。主要的康复评价指标为温哥华瘢痕量表和日常生活能力Barthel指数计分表。术后6个月瘢痕总评分差异有统计学意义（$Z=6.302$，$P<0.001$），试验组中位数为9，对照组中位数为13。30个月总评分比较，差异也有统计学意义（$Z=6.680$，$P<0.001$），ADM组中位数为5，对照组中位数为9，试验组的瘢痕评分中位数低于对照组。日常生活能力Barthel评分，结果差异有统计学意义（$Z=2.814$，$P=0.005$），试验组中位数为100.00，高于对照组中位数99.50。说明术后复合皮肤颜色与正常皮肤相近，弹性良好，未见复合皮片挛缩或瘢痕，随访30～34个月，皮肤外观与正常皮肤相似，弹性好，无瘢痕，关节功能良好，明显优于对照组。脱细胞异体真皮联合自体刃厚皮移植适用于烧伤后功能性缺损的修复；可以促进创面管理，美容效果好，功能恢复良好，供皮区瘢痕增生少。

朱家源、唐冰等应用复合皮（脱细胞异体真皮复合自体皮片）移植治疗面部深度烧伤创面，复合皮移植成活率高达98%，随访移植后皮肤外观丰满，弹性好，表情丰富，远期效果满意（图3.8）。该研究发表在整形修复外科学排名第一的期刊 *Plast Reconstr Surg* 上。

病理学观察显示，成活皮片表皮、真皮结构正常。复合皮基底膜厚度、成纤维细胞数和毛细血管数与正常皮肤组织相近，相关研究发表在《中华烧伤杂志》上。该研究是国际上创新了复合皮移植修复面部深度烧伤创面的方法。另外，应用复合皮移植治疗糖尿病足溃疡，改善了创面愈合质量，减少了瘢痕形成，远期复发率较单纯自体皮片移植降低 18.4%（4.3% ：22.7%），有效地提高了患者的生活质量（图 3.9），发表在美国外科学会官方杂志 *J Am Coll Surg* 上。该研究是国际上首次应用复合皮移植的方法修复难愈合创面，为难愈合创面的治疗从单纯修复向更高要求的功能康复的转变提供了新的思路（扫描二维码收看视频资料）。

慢性溃疡脱细胞真皮移植术

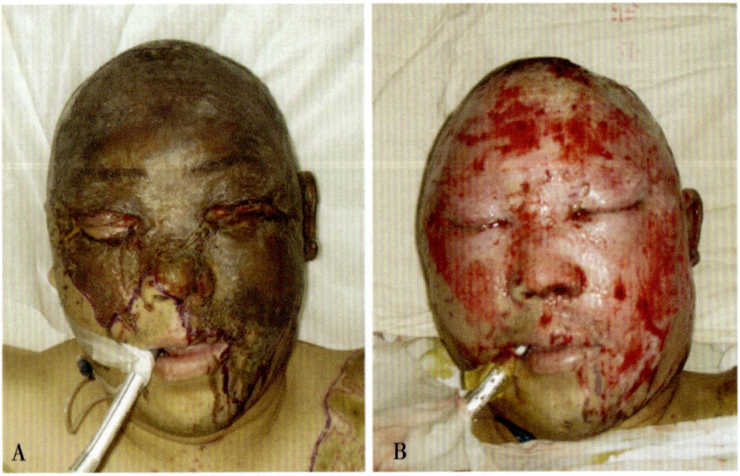

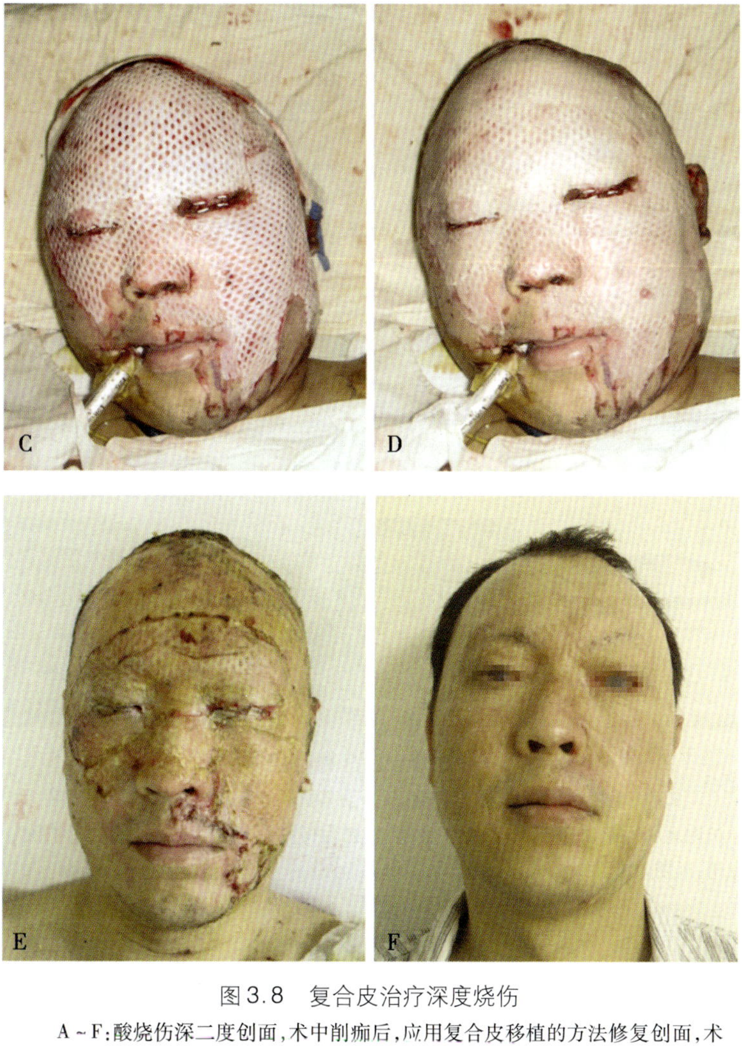

图 3.8　复合皮治疗深度烧伤

A～F:酸烧伤深二度创面,术中削痂后,应用复合皮移植的方法修复创面,术后愈合良好,植皮成活,术后半年随访,皮肤外观丰满,弹性好,表情丰富

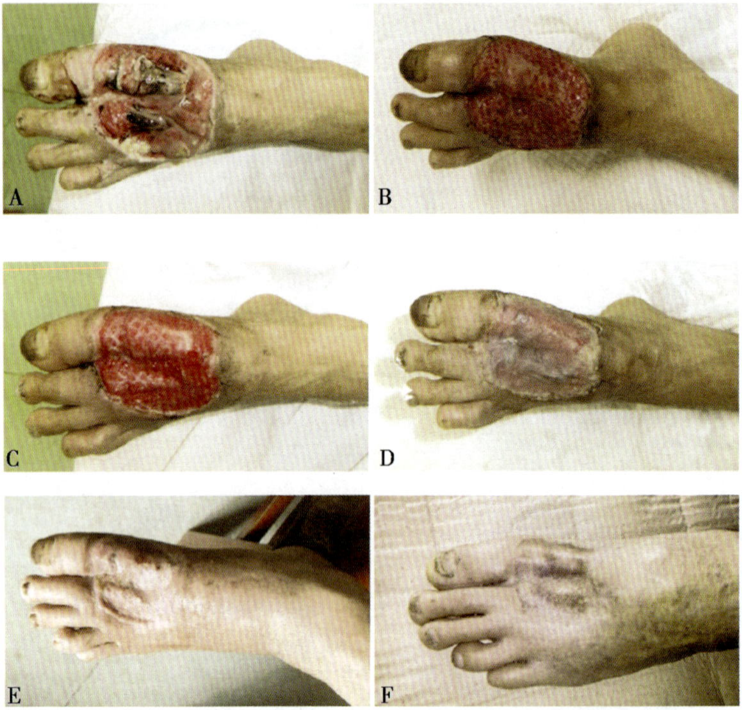

图3.9 复合皮治疗糖尿病足溃疡

A~F:糖尿病足溃疡,术中清创后,一期移植脱细胞异体真皮基质,待肉芽生长饱满后,再二期行自体皮片移植,术后愈合良好,植皮成活。术后33个月随访,远期效果满意,无复发

(朱家源 董云先 张 逸)

3.2.2.3 细胞移植

随着现代人民生活水平的提高和科技水平的不断发展,创面的再生与康复的需求与日俱增。据统计,在我国,创面康复的需求每年在1亿人次以上,而其中严重创伤、深度烧伤以及糖尿病创面等各种难愈合创面给患者造成了巨大的生理痛苦、精神压力及经济负

担，因此，如何实现难愈合创面患者的完美康复是当前烧伤、美容及整形修复等领域面对的共同难题之一。

传统的皮片移植和皮瓣移植普遍存在供区损伤大、适用范围窄以及皮片成活率低等缺陷，而通过细胞移植则能有效克服这些不足。目前已经开展用于创面治疗研究的细胞主要有胚胎干细胞、骨髓间充质干细胞、脂肪干细胞、诱导多能干细胞、表皮基底细胞以及表皮干细胞。其中，胚胎干细胞和诱导多能干细胞由于存在伦理学冲突以及技术不成熟等问题尚不能用于临床；骨髓间充质干细胞和脂肪干细胞是间叶组织的原始细胞，需要定向诱导才能向上皮分化，目前存在诱导分化效率低且具体机制不明确等缺陷还需要在体外试验中进一步探索；而表皮基底细胞和表皮干细胞均为表皮组织的祖细胞，是皮肤再生的种子细胞，在创面的康复中发挥直接关键的作用，相较于其他细胞移植在理论上和临床应用上具有巨大优势。

基于这一原理和机制，以细胞自体体外再生技术为代表的组织再生器械盒（如 ReCell®和 MYSEED®）应运而生。组织再生器械盒最早在 1992 年由澳大利亚皮肤学专家首创，以其仅需少许自体刃厚皮片即可获得大量自体表皮基底细胞的特点，很快被广泛地应用于烧伤、美容、整形等领域的皮肤创面修复并取得显著疗效，是当前细胞移植临床应用的主要手段，为创面的康复提供了有力的支持。

（1）作用机制及其特点　①为创面提供充足的角质形成细胞：利用组织再生器械盒收集组织、分离细胞和制备细胞悬液共需 20～30 min，细胞存活率为 75.5%，存活细胞数为 $1.70\times10^6/cm^2$，其中角质形成细胞占 64.3%。细胞悬液中的细胞在 22 ℃环境下 4 h 和 18 h 后的存活率分别为 98.8% 和 0.0%，在 4 ℃环境下 4 h 和 24 h后的存活率分别为 87.0% 和 86.3%；在经过装有喷嘴的注射器喷洒后，细胞悬液细胞存活率为 69.5%，没有统计学意义上的明显下降。这说明注射器喷洒的使用方式、手术室的使用环境、短暂的冷藏都不会影响表皮基底细胞的活性。②有效保持组织稳态：表皮基底细胞悬液含 64.3% 角质形成细胞、30.3% 成纤维细胞、3.5% 黑色素细胞,该比例与正常皮肤细胞比例相近,保证了细胞间数量上的平衡。③对创面血运要求低:组织再生器械盒制备的表皮基底细胞悬液均匀地喷洒于创面床,细胞与创面床直接接触,创面微弱的血液运行,就能供给表皮基底细胞充足的养分,从而促进创面的愈合。

(2)应用范围 ①治疗烧伤,尤其对大面积浅二度及深二度烧伤有良好疗效。②治疗瘢痕,如痤疮瘢痕、创伤后瘢痕及医源性瘢痕等,能够显著改善原瘢痕区域的形态及功能,实现瘢痕最小化。③治疗皮肤溃疡,如糖尿病性溃疡、血管性溃疡等慢性皮肤溃疡。④治疗深层皮肤缺损:尽管表皮基底细胞悬液多用于修复浅层皮肤缺损,但有报道将其直接应用于皮瓣移植术供瓣区和恶性黑色素瘤局部扩大切除术术区(缺乏表皮、真皮及皮下组织),取得令人满意的良好效果。⑤治疗皮肤色素异常:表皮基底细胞悬液中含有一定数量的黑色素细胞,有助于恢复正常肤色,对稳定期白癜风、黑色素细胞痣等皮肤色素异常有良好的治疗效果。⑥联合应用:可作为种子细胞与其他技术联合应用。如与 Integra®联合使用可治疗全层皮肤缺损;与 Mepitel®等生物敷料合用,可加速上皮细胞的修复;与刃厚皮移植联合应用,可显著提高皮片成活率。

(3)使用规范(图 3.10) ①术中先将器械盒置于无菌工作台上,按要求分别配制消化酶溶液及乳酸钠试剂,加温试剂盒 3 min 使消化酶溶液的温度达到 37 ℃。②根据治疗区面积取供皮区刃厚皮片(0.15 ~0.20 mm),平均每 1 cm^2 供皮区对应 80 cm^2 治疗区,每处供皮区最多取材 4 cm^2。③将皮片浸于消化酶溶液中消化 15 ~20 min 使表皮层与真皮层分离,等待过程中对治疗区域进行清创、止血等处理。④取出皮片并置于乳酸钠试剂中中和消化酶,分离表皮和真皮。⑤以无菌手术刀轻刮皮片基底膜两侧细胞,用乳酸钠试剂反复冲洗后以 100 μm 细胞滤网过滤,收集滤液,即为表皮基底细胞悬液,将其均匀喷洒于治疗区域。⑥若有剩余滤液,可将其喷洒至供皮区。⑦用保护敷料分别覆盖供皮区和治疗区(扫描二维码收看视频资料)。

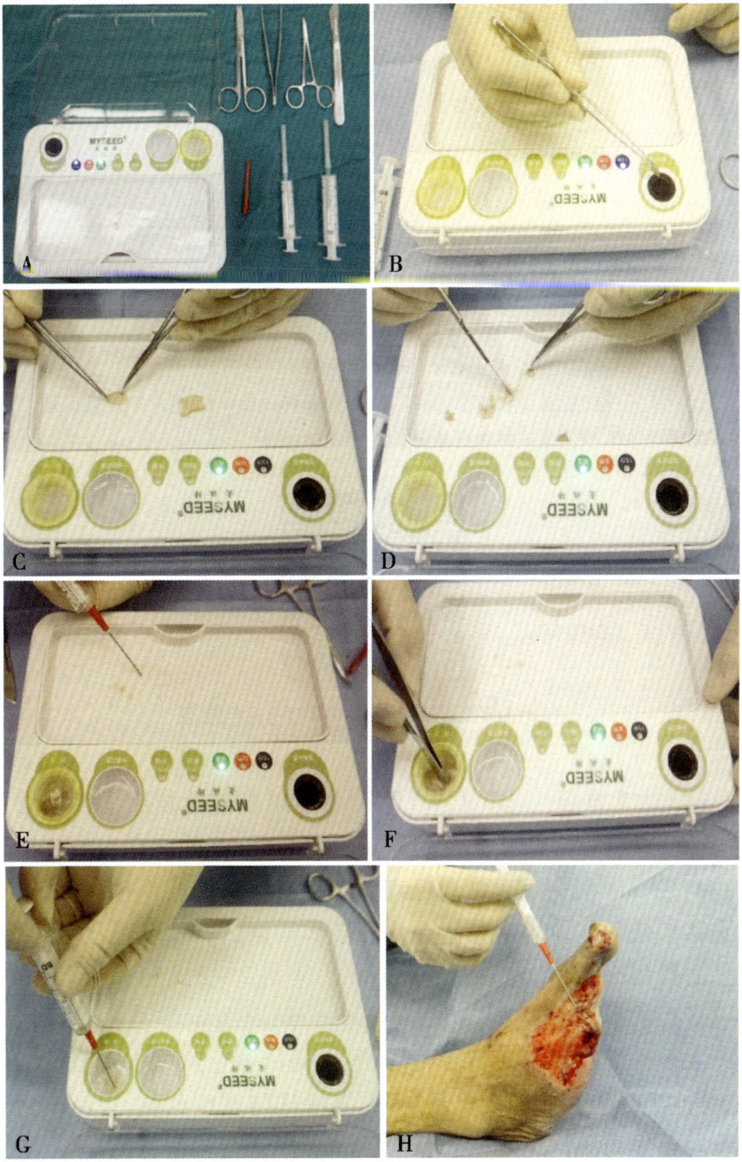
MYSEED
A
B
C
D
E
F
G
H

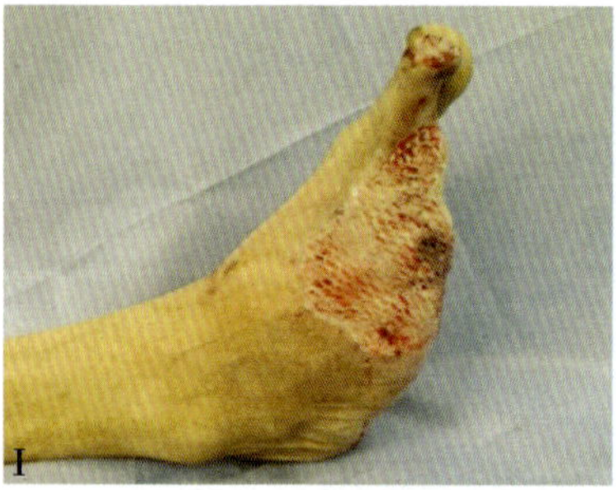

图 3.10 MYSEED®组织再生器械盒的使用方法

A. 术前准备 B. 消化皮片 C. 分离表皮和真皮 D. 刮取表皮基底细胞 E. 平头注射器吸取细胞悬液 F. 细胞滤网过滤 G. 吸取表皮基底细胞悬液 H. 喷洒或注射表皮基底细胞 I. 联合治疗

利用 MYSEED 制备表皮基底细胞悬液

(4) 注意事项 ①ReCell®器械盒中用于消化皮肤的胰蛋白酶使用前要求保存在-20 ℃条件下，而 MYSEED®器械盒中用于消化皮肤的 Tryple 消化酶可常温保存。②创面要求彻底清创，有较好的细胞移植条件。③术后禁止在术区肢体输血、输液、测血压，密切观察创面敷料有无渗血、渗出液及异味。④每 2～3 d 更换外层敷料，6～7 d 后去除外层敷料，根据创面愈合情况决定是否去除内层敷料。⑤根据治疗目的决定是否防晒：白癜风等色素缺失患者无须防晒，其他患者应在半年内严格防晒，并涂抹防瘢痕药物，以减少色素沉着及瘢痕。

(5) 组织再生器械盒的优势 ①仅取 1 cm^2 供皮区，可修复 80 cm^2 皮肤缺损，可节省皮源，适用于大面积皮肤缺损。②表皮基底细胞悬液可塑形性强，对创面血运要求不高，适合用于关节、肢端、颜面等由于解剖部位特殊而植皮困难的创面。③表皮基底细胞悬液中各细胞比例与正常皮肤细胞比例相近，创面修复后更趋于正常皮肤。④与其他皮肤替代物相比，组织再生器械盒操作简单、无须培养，自体分离后直接使用，无免疫排斥反应，降低了感染风险及住院时间，还可喷洒于供皮区，同时促进受皮区和供皮区愈合。⑤表皮基底细胞悬液是唯一含有黑色素细胞的皮肤替代物，对于恢复皮肤的正常外观有着极重要的意义。

(6)组织再生器械盒的不足　①相比于国产的 MYSEED®器械盒，Recell®器械盒为进口产品，目前在国内使用价格昂贵，且其中用于消化皮肤的胰蛋白酶使用前要求保存在-20 ℃条件下，保存和运输要求较高。②在向创面喷洒细胞悬液的过程中很容易造成细胞的流失和浪费。③由于消化酶的降解作用，真皮中的细胞外基质几乎全被消化分解，细胞悬液仅含有少许真皮中的成纤维细胞，缺乏为细胞提供生长和支持的细胞外基质。④其能否有效产生新生真皮并单独应用于修复全层皮肤缺损仍不明确。⑤目前仍然缺乏关于组织再生器械盒联合生长因子、脱细胞异体真皮基质以及负压封闭引流治疗等的相关研究，研究范围有待进一步扩大。⑥关于组织再生器械盒治疗机制的研究有待深入，如表皮基底细胞悬液中角质形成细胞的分裂增殖能力、成纤维细胞产生纤维及基质的能力，以及黑色素细胞产生黑色素并传导至周围角质形成细胞的能力等，还没有研究提供可靠证明。

(7)展望　①尽管组织再生器械盒具有显著的疗效和优势，但自 2008 年在我国上市后尚未得到广泛的开展与应用，目前有待进一步在临床上推广。②基于本单位对组织器械盒在创面修复领域的长期使用和观察，我们发现在表皮基底细胞悬液中发挥关键作用的为表皮干细胞，因此，如何提高表皮基底细胞中的表皮干细胞的利用率至关重要。③目前仍缺乏关于表皮基底细胞悬液的联合应用和机制研究，有待在细胞移植的推广应用中进一步完善和深入。

3.2.2.4 植皮术典型病例

【典型病例 3.1】

患者男性,57 岁。临床观察单位:中山大学附属第一医院。

临床诊断:糖尿病足(左)。

观察项目:糖尿病溃疡创面应用组织再生器械盒的效果。

治疗时间:28 d。

治疗方法:自体表皮基底细胞悬液+自体刃厚皮移植(图 3.11)。

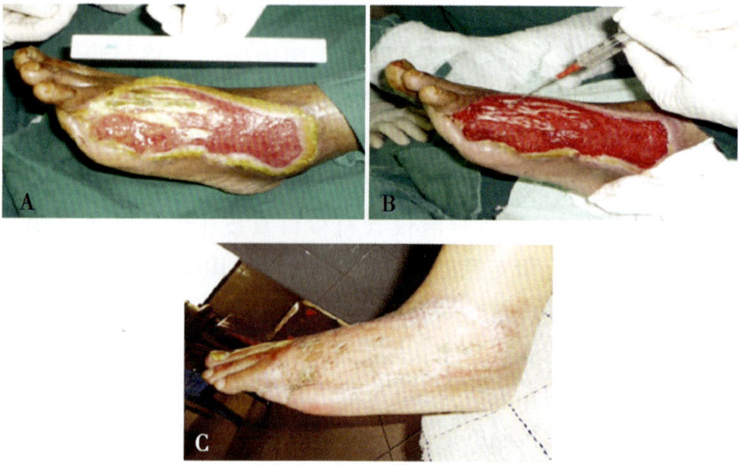

图 3.11 自体表皮基底细胞悬液+自体刃厚皮移植

A. 左足背糖尿病溃疡术前 B. 术中清创后喷洒表皮基底细胞 C. 术后 4 个月

【典型病例 3.2】

患者女性,21 岁。临床观察单位:中山大学附属第一医院。

临床诊断:深二度烧伤。

观察项目:取皮区应用组织再生器械盒的效果。

治疗时间:7 d。

治疗方法:自体表皮基底细胞悬液+Urgotul®(图 3.12)。

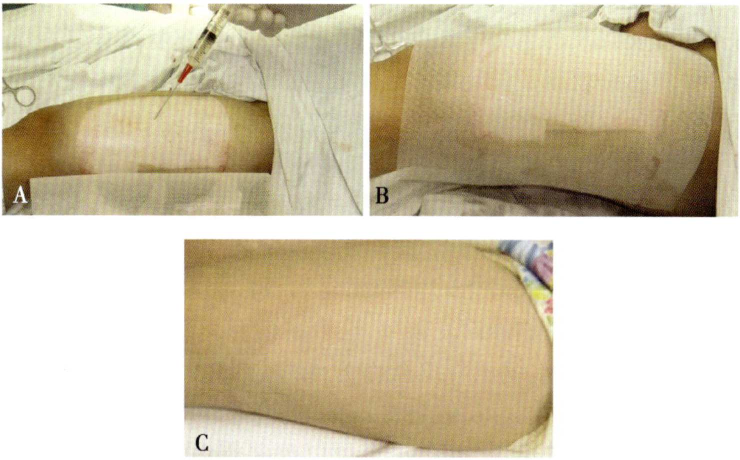

图 3.12　自体表皮基底细胞悬液+Urgotul®

A. 左大腿取皮区喷洒表皮基底细胞　B. Urgotul® 敷料覆盖包扎　C. 术后 3 个月

（王　鹏　胡志成　朱家源）

3.2.3　组织工程皮肤移植

3.2.3.1　概述

皮肤是人体的重要器官之一，承担着机体抵御外界入侵的第一道屏障。当大面积的皮肤受到严重的烧伤或损害，只能靠切取自体正常部位的皮肤移植修复，尽管能治愈创面，但在取皮部位却留下了新的创伤，并且常常导致瘢痕增生。同时，对于大面积烧伤的患者，缺乏自体皮源是治疗过程中最大的困难，切除坏死痂皮后，如不能快速有效覆盖创面，则患者将面对创面感染的严重并发症，甚至危及生命。同时，即使创面能够通过多次自体皮片移植得到修复，创面康复的质量亦十分有限，瘢痕增生和挛缩将会降低患者生存的质量。因此，国际医学界一直试图在体外制造一种皮肤代用品，用来暂时性或永久性地替代人体坏死的皮肤组织。

随着近年来细胞生物学、材料学、生物化学、生物工程学等学科的飞速发展以及再生医学理念的提出,组织工程皮肤作为创面康复的一种新思路获得了长足的发展。目前,再生医学领域中前沿的组织工程再生思路主要包括细胞或细胞植入物的使用、组织生长促进因子的使用以及各种基质的使用,如具有三维(three dimension,3D)细胞结构的支架等。用组织工程技术构建人工皮肤组织一直是组织工程学的一个重点和热点,而构建组织工程皮肤的首要原则为通过重新构建组织或制造新的生物相容的替代物来恢复甚至提升原有组织的功能。在创面修复领域,这个原则与我们提出的创面康复理念相契合,同时组织工程皮肤作为未来创面修复及康复的方向,目前亦有多种产品问世。但是,目前的组织工程皮肤虽然能一定程度上取代人体皮肤覆盖创面,甚至可以改善创面愈合的质量,但在创面康复的目的方面仍有一定缺陷,即无法完全使缺损皮肤重获原本的结构和功能。这一缺陷主要取决于皮肤组织的立体复杂结构以及每个层次均有不同的细胞和附属器,目前的技术仍然难以用生物材料制造这种具有功能的多层复杂仿生结构。另外,人工制造的组织工程皮肤在耐磨性和弹性等机械性质方面亦与人体皮肤具有一定差距。

3.2.3.2 组织工程皮肤的分类

组织工程皮肤目前尚无较为统一的分类标准,主流认为可以分为表皮替代物、真皮替代物和复合皮替代物。另外,根据不同的标准可以分为:暂时性皮肤替代物和永久性皮肤替代物;生物性替代物和化学合成人工皮肤替代物等。

(1)表皮替代物　在20世纪70年代,Green等将角质形成细胞与鼠源性3T3细胞共同培养形成角质形成细胞膜片,是最早报道的人工培养表皮替代物。在此基础之上,逐渐发展完善了用角质形成细胞培养表皮替代物用于修复临床皮肤损伤的一系列技术,称为格林法(Green's technique),最终制成自体表皮细胞移植膜片(cultured epidermal autograft,CEA)。最新的回顾性研究统计了逾20万例使用CEA辅助治疗的烧伤患者,发现在治疗儿童和成人烧伤中,将 CEA 作为传统自体皮片移植的辅助材料可以显著提高患者生存率。

1) Epicel®,是唯一被美国食品和药品监督管理局(Food and Drug Administration,FDA)批准商用的 CEA 产品。自 1989 年报道了 240 例烧伤患者的临床应用以来,被广泛用于 30% 体表面积及以上,深二度以上成人或儿童烧伤患者的皮肤替代治疗。根据患者需求可单独使用或作为自体皮片移植的辅助治疗。据报道,该产品移植成活率在 75% 左右(图 3.13)。

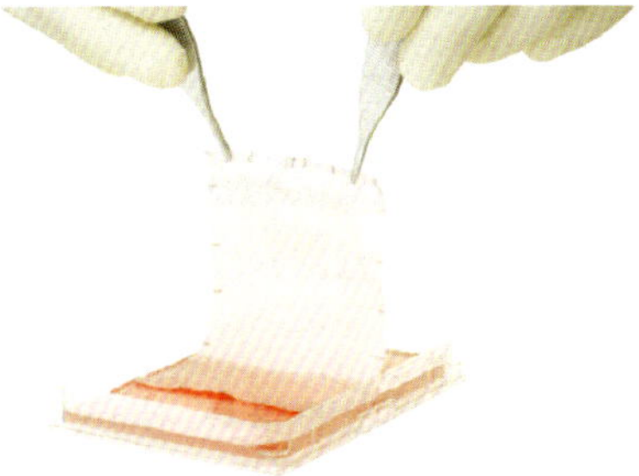

图 3.13　Epicel®

2) JACE®,是由日本组织工程公司(Japan Tissue Engineering Co,Ltd.;J-TEC)研发的 CEA 商用产品,在 2007 年通过了日本医药品医疗器械综合机构(Pharmaceuticals and Medical Devices Agency,PMDA)批准用于 30% 体表面积以上的烧伤治疗。据报道,JACE® 的平均移植成活率在 66% 左右,在 3 周的 CEA 培养以及 4 周的效果评估后,得出在烧伤后 7 周左右,JACE® 可以改善平均体表面积 51%±16% 的烧伤患者生存率(图 3.14)。在中国台湾 2015 年 “6·27”新北游乐园粉尘爆炸事故中,5 名平均烧伤面积在 81% 的患者接受了 JACE® 联合自体皮片的移植治疗修复创面,移植后 4 周的平均再上皮化率为 84.2%,接受移植的患者生存率为 100%,取得了较好的临床效果。另外,亦有报道将其应用于先天性巨大黑色素痣切除术后的创面康复。

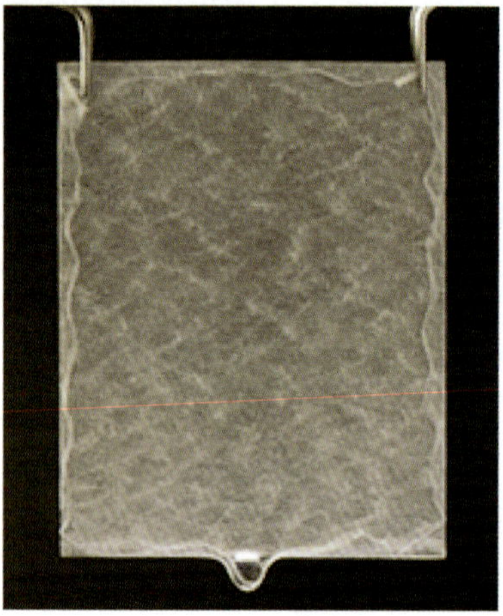

图 3.14 JACE®

（2）真皮替代物 对于创面的康复，使用真皮替代物作为重获皮肤功能与结构的模板具有重要的临床使用价值。合适的真皮替代物选择有利于创面康复过程中瘢痕增生的减少、新生皮肤柔软度的改善以及耐磨性的增强。理想的真皮替代物应当具有提供细胞生长、代谢所需的营养以及外部微环境，甚至诱导细胞的增殖、分化，使其形成完整的皮肤立体结构，重获皮肤组织的结构和功能，并且在新生组织生成后分解，达到创面康复的目标。自从 1994 年首次报道将真皮替代物应用在烧伤患者中并取得了很好的效果后，真皮替代物就一直被广泛地应用在烧伤创面的康复中。对于深度烧伤创面，传统手段是通过切痂或削痂去除全层或部分坏死和变性皮肤组织，后取自体皮移植修复创面，但创面瘢痕增生及挛缩的问题突出。而真皮替代物作为生物敷料覆盖创面治疗大面积深度烧伤具有以下优点：减少体液、渗出液中蛋白质、红细胞丢失，防止创面过度干燥；减轻创面感染及炎症反应，缩短浅表烧伤的自愈过程；预防创面愈合后的瘢痕形成。目前真皮替代物主要分为天然真皮替代物和人工（合成）真皮替代物两大类。

1）天然真皮替代物：又称脱细胞真皮基质（acellular dermal matrix，ADM），是将天然的生物材料如异种皮、异体皮等去除具有抗原性的细胞成分，保留皮肤原有的立体结构，形成各种脱细胞基质，具有良好的生物相容性，且具有一定的免疫惰性，不易引起免疫排斥反应。

ⅰ. AlloDerm®：是由美国 LifeCell 公司生产的来源于捐赠的人体皮肤的脱细胞真皮基质。由于保留了细胞外基质的完整三维结构，可在体外与角质形成细胞或表皮细胞等共培养形成复合膜片，临床上广泛用于各类软组织缺损，如深二度以上烧伤等皮肤缺损创面的康复、乳腺癌术后乳房重建、植入假体覆盖、盆腔和腹壁缺损修复、喉成形术等。亦有报道将其应用于眼睑全层缺损的修复重建，其具有良好的外观、硬度以及和结膜的生物相容性。另外，还有注射形式的微粒化 ADM，商品名为 Cymetra®，在诸如丰唇等整形美容方面有所应用。

ⅱ. Oasis® Wound Matrix：是一种来源于猪小肠黏膜的真皮替代物。对比传统的由化学交联的异种真皮基质，肠黏膜衍生的真皮替代物生物相容性更好，对比人源性真皮替代物，具有易于保存、来源广泛以及相对廉价等优势，在临床上有着较为广泛的适应证，对于各种创面的康复均有着良好的促愈合作用。在一项包含了 120 名慢性静脉性溃疡患者的随机对照试验中，使用该真皮基质对比传统压力疗法，创面愈合率显著增高（55%：34%）。一项从组织病理学方面评估该敷料促进创面愈合的研究中发现，无论是对于创伤、感染或是医源性创面，对比标准治疗手段，该真皮基质均可以更好地抑制炎症反应、促进创面愈合。

2）人工真皮替代物：根据其主要成分分为 4 类。①胶原类，胶原作为组成细胞外基质（ECM）的最主要成分，是人结缔组织的重要构成分子，其优点在于有良好的生物降解性、有利于细胞黏附、迁移以及可诱导细胞释放相关生长因子。②壳聚糖类，可提供更多细胞黏附位点，其多孔的结构具有良好的可塑性和延展性，有助于减轻烧伤创面康复后的瘢痕增生。③透明质酸类，可以通过化学交联和表面修饰来提高该类真皮替代物的机械性能和细胞亲和力。④羧甲基壳聚糖类，为水溶性壳聚糖类衍生物，相比于壳聚糖类具有更好的成膜能力和生物相容性。

ⅰ. Integra®：目前人工真皮替代物最具代表性的产品是美国 Integra Lifesciences 公司生产的 Integra® 人工真皮。其主要结构为双层：内层为牛腱Ⅰ型胶原、6-硫酸软骨素、氨基葡聚糖等共价交联形成的多孔网格状结构，供移植后创面的细胞如成纤维细胞等长入，并逐渐替代人工结构；外层为类似于表皮的薄硅胶膜，起到保持创面湿性愈合环境以及机械屏障防止微生物入侵的作用，在内层真皮血管化后可移除。Integra® 人工真皮在烧伤创面的康复中被广泛用于切痂后创面的覆盖，较好地解决了大面积烧伤患者自体皮源不足的问题。在一项囊括了 307 名糖尿病足溃疡患者的多中心随机对照临床试验中，对比标准治疗手段，Integra® 组的患者在处理后的第 16 周创面愈合率达到了 51%，显著高于对照组的 32%。同时，愈合中位时间 Integra® 组为 43 d，显著优于对照组的 78 d，显示了该真皮替代物对于慢性难愈合创面的康复亦有相当的帮助。

ⅱ. Pelnac®：国内商品名为皮耐克，是由日本 Gunze 株式会社生产的人工真皮，目前在我国使用较为广泛。其结构亦为类似的双层结构，内层为胶原蛋白海绵，提供肉芽组织长入的支架，为二次表皮移植做创面准备，外层为硅胶保护膜。该人工真皮在深度烧伤、骨骼或肌腱裸露创面的康复方面应用广泛。另外，亦有助于改善自体游离皮片移植术后供皮区的外观和功能。

ⅲ. Lando®：即兰度®，由中国深圳兰度生物材料公司研发生产的国产人工真皮材料，可应用于三度烧伤、外伤性全层皮肤缺损、骨或肌腱外露创面等各种创面的康复以及整形外科手术。与 Integra® 相比，其结构成分相近，而外层材料水蒸气透过率更接近人体皮肤，物理强度亦较好。其人工真皮的多中心随机对照临床试验由中国工程院夏照帆院士牵头完成，结果显示术后 3 个月，使用兰度® 人工真皮的患者温哥华瘢痕量表评分以及植皮存活率均优于对照组。

ⅳ. Dermagraft®：由美国 Organogenesis 公司生产的人工真皮，采

用新生儿包皮来源的成纤维细胞接种于可吸收的聚乙醇酸或聚乳酸网架上制成，成纤维细胞大量增殖并分泌形成细胞外基质后，与可降解人工材料共同形成人工真皮，用于各种急、慢性创面如烧伤或糖尿病性皮肤溃疡的康复，并且通过了美国 FDA 的批准用于糖尿病足溃疡创面的修复。该人工真皮在人造材料中加入了有活性的人成纤维细胞，可以使真皮层的结构和局部微环境更加接近人体生理状态，并能以活体形式对移植环境做出反应，并且使真皮基质结构在成纤维细胞的作用下有序化。另外，成纤维细胞可以分泌人工材料中缺失的细胞因子并且对人工真皮材料作表面修饰，提高其诱导创周血管内皮细胞向其内移行的能力，加速血管化速度，提高其促进表皮细胞的生长、分化和基底膜形成的能力。在一项多中心随机对照临床研究中，在治疗糖尿病足溃疡中，使用 Dermagraft® 的患者在第 12 周的创面愈合率达到 30.0%，显著优于对照组的 18.3%，并且出现不良反应的概率与对照组相当，证明了该人工真皮的有效性和安全性。在另外一项针对下肢静脉性溃疡的前瞻性研究中亦发现使用 Dermagraft® 促进了创面的愈合，并且没有明显的不良反应，是一种安全、高效且临床应用广泛的人工真皮。

（周子恒　姚望望）

3.2.4　3D 打印与组织工程皮肤

3D 打印技术是基于快速成型技术发展而来的一种以数字模型为基础，运用各种可黏合材料逐层打印来构造物体的技术，在工业制造中已经得到了广泛而成熟的运用，可根据打印原理进行分类，而常应用于生物 3D 打印的有喷墨式打印、挤压式打印、激光辅助打印等，而用于 3D 打印的原料可以称为“墨水”。该技术具有精度高、可操控性强、可个性化定制的制造特性，故目前在医疗临床和科研领域迅速发展。目前，3D 打印组织工程皮肤是一个火热且高度商业化的研究领域，世界化妆品巨头之一的欧莱雅公司美国子公司在 2015 年与一个 3D 生物打印公司签署了合作研发协议，开发 3D

打印皮肤组织用于化妆品测试，而另一日用品巨头宝洁公司亦在同年于新加坡开启了3D生物打印皮肤模型的研发。资本的注入为3D打印皮肤的研究带来了新的动力的同时，也代表了组织工程皮肤的广阔应用前景。对于3D打印皮肤，目前尚无成熟的临床或商业应用，多处于实验室研究阶段，在此简要介绍3D打印皮肤的研究现状和难点。

3D打印组织工程皮肤在操作上主要分为3个步骤：①预处理，如3D数字模型的构建，生物墨水的准备等；②3D生物打印；③后处理，如利用生物反应器使打印组织成熟。

3D生物打印的第一步，也是最重要的一步，便是基于创面缺损个体化的数字模型构建。这就需要扫描并记录创面数据，目前临床较为广泛使用的成像技术主要是X射线、X射线计算机断层扫描(X-ray computed tomography，X-CT/CT)以及磁共振成像(magnetic resonance imaging，MRI)。这些技术的图像虽然可以被转化为3D数字模型，但存在无法分辨颜色的缺点，而采用立体摄影测量技术结合图像分析软件则可以较好地解决这个问题，但仍存在成本较高、操作难度大等特点，不利于临床推广。目前朱家源教授团队基于大数据皮肤样本应用全景成像和自动配准技术，精准重建了皮肤的三维结构，为日后人工构建高仿生组织工程皮肤和3D生物打印皮肤的实现提供了基础。

3D生物打印的一大技术难点在于生物墨水材料的选择和使用。理想的生物墨水应该具有以下性质：高度的生物相容性；与新生组织生长速率相适应的降解速率；无毒；无免疫原性；物理性质与原生组织相近；适当的多孔结构以便细胞、各类有机物及空气的运输；可打印性。目前生物墨水的材料根据来源主要分为：天然材料，包括蛋白质类(如胶原、明胶等)和多糖类(如壳聚糖、纤维素等)；合成材料，包括聚乳酸(polylactic acid，PLA)、聚乙醇酸(polyglycolic acid，PGA)、聚氨酯等多聚物。天然材料具有良好的生物相容性和仿生学结构，但是机械性质较差，人工材料则恰恰相反，故目前主流研究多是结合人工和天然材料，以构建出具有二者优点的组织工程皮肤。

创面康复的最主要目的是使缺损的组织重获其结构和功能，正常人体皮肤除了屏障功能以外，还具有分泌、散热、保温等功能，这就涉及皮肤附属器如毛囊、皮脂腺、汗腺等的功能，而3D打印组织工程皮肤的终极目标就是成功打印出具有皮肤复杂结构的有功能的皮肤组织。要打印出具有功能的皮肤组织，就必须使用细胞作为打印原材料，故细胞的选择和使用是3D打印皮肤组织最大的技术难点。细胞作为真核生物生存的最小单位，在打印过程中的损伤也是技术上需要克服的问题。目前针对3D打印皮肤，已有研究者采用角质形成细胞复合成纤维细胞构建皮肤的立体细胞结构，甚至通过共培养色素上皮细胞来使打印组织获得和机体相近的肤色，另外亦有学者使用过表达血管内皮生长因子的角质形成细胞作为原料，使打印组织能够更快地血管化。亦有学者提出使用干细胞作为打印材料，打印后诱导其分化为具有功能的皮肤附属器，但使用干细胞存在着伦理问题以及潜在的成瘤风险，这些都是不可忽视的问题。故如何打印出具有功能的皮肤附属器，目前仍是掣肘3D打印皮肤达到完美创面康复的最大问题。

综上，3D打印组织工程皮肤虽然是目前相关研究领域的热点，具有广阔的市场和临床应用前景，但仍面临大量的问题和挑战，要解决这些问题，亟须诸如材料学、细胞生物学、分子生物学、医学工程学等多领域的协同工作。即使如此，想要依靠3D打印实现缺损组织功能和结构的重获，最终达到创面的完美康复，仍是人类医学发展的一大难题。

（周子恒　朱家源　张清荣）

3.2.5 皮瓣

3.2.5.1 皮瓣的定义

皮瓣（skin flap）是指带有自身血液供应、包含皮肤及其附着的皮下脂肪组织的活的组织块，属于外科组织瓣（surgical flap）的一种，含义较广，有筋膜瓣（fascial flap）、筋膜皮下瓣（adipofascial flap)、皮下脂肪瓣(adiposal flap)等名称,亦有肌瓣(muscle flap)、神经瓣(nerve flap)、骨瓣(bone flap)、肌腱瓣(tendon flap)等词。在皮瓣形成与转移过程中,必须有一部分与本体(供皮瓣区)相连,此相连的部分称为蒂部,以保持血液供应,其他在面及深面均与本体分离,转移到另一创面后(受皮瓣区),暂时仍由蒂部血运供应营养,等受皮瓣区创面血管长入皮瓣,建立新的血运后,再将蒂部切断,始完成皮瓣转移的全过程,故又名带蒂皮瓣,但局部皮瓣或岛状皮瓣转移后则无须断蒂。

3.2.5.2 皮瓣发展史

临床开展皮瓣移植技术的目的多种多样,但均可归于创面修复、功能重建和改善外形的范畴内。皮瓣移植术目前已在临床各科室广为应用,而且更成为各种组织缺损创面修复的重要手段。皮瓣发展史也就是整形与修复重建外科的发展史。在外科发展早期,外科医师在治疗各种复杂创面时,探索各种方法对创面进行组织移植修复。尽管最初的修复方法常常极不理想,但一个公认的观点是尽早关闭创面为修复的基本原则。随着人们对组织移植中血液供应规律认识的深入,皮瓣外科的发展也在逐渐走向成熟。

皮瓣的出现要追溯至公元前600年,古印度Sushlllta最早报道了皮瓣移植。其后,Sushmta所描述的方法被印度医学界改进为额部皮瓣,这也是最早的局部轴型皮瓣。1597年,Tagliacozzi描述了上臂远端蒂随意皮瓣带蒂移植修复鼻缺损的方法。在其努力下,该方法得以广泛推广。人们对于皮瓣相关血管解剖和切取皮瓣后生理反应的认识不断深入,在20世纪70年代,皮瓣移植术取得了突破性进展。1970年,Milton否定了皮瓣移植长宽比例限制的理论。通过研究得出结论,只要皮瓣蒂部含有皮动脉,皮瓣的长宽比例就不受限制。1972年,Smith等提出轴型皮瓣的概念。最早的轴型皮瓣包括下腹部皮瓣(以腹壁下和腹壁浅动脉为蒂)、胸三角皮瓣和腹股沟皮瓣。岛状皮瓣是由轴型皮瓣进一步发展而来,蒂部改为皮下蒂。这些学者均意识到,皮瓣中含有轴型血管将提供更为可靠的血液供应,这些血管一般源自于主干血管,穿过肌间隔,然后在皮下组织中水平走行,可以达到很远的距离。显微修复外科最早诞生于20世纪70年代。当时,已经有组织移植的成功报道,主要是肾移植和肝移植,但其中涉及的血管均较粗,直径明显大于皮肤移植中所常见的皮肤血管。为此有许多游离组织移植的动物实验报道以及一些失败的临床尝试。1973年,Taylor和Daniel首次报道了成功地应用显微外科技术完成游离复合组织移植。杨东岳也于1973年完成中国首例腹股沟皮瓣游离移植。之后,大量吻合血管的游离组织移植见诸报道,并不断完善,其中包括皮肤、肌肉、骨、神经、肌腱和各种复合组织游离移植。1979年,杨果凡完成世界首例前臂皮瓣游离移植术,开创性地切取主干血管作为供血动脉进行游离移植,提高手术成功率的同时,未引起肢体坏死。该皮瓣的发现打开了思路,其后尺动脉皮瓣、胫后动脉皮瓣、足背动脉皮瓣等游离或带蒂移植在世界范围内广泛开展。20世纪七八十年代,在轴型皮瓣理论逐渐成熟以及首例游离皮瓣成功实施后,人们更为深刻地认识到,皮瓣可以完全由知名血管供血,并且皮肤获得血运的过程是首先穿过肌肉,然后穿出深筋膜,最后才到达皮下和皮肤。肌瓣的出现是因为其供应血管管径粗,血运可靠,并且体积大,可用于填充大型软组织缺损中的无效腔(死腔)。1977年,Mccraw和Dibbeu首次将经过肌肉后到达皮肤的动脉命名为"肌皮动脉"。1979年,McCraw等首先报道了斜方肌肌皮瓣,这一肌皮瓣在其后的许多年里一直是修复头颈缺损的标准方法。尽管肌皮瓣有许多优点,但也存在过于臃肿、萎缩量不可预知、肌肉切取后遗留功能障碍等缺点。1981年,Ponten介绍了切取大量组织瓣的方法,且无须携带肌肉组织。其基本方法是切取皮瓣时连同深筋膜一并切取,并认为此方法提供了血运更为可靠的超级皮瓣(super flaps),现在这种皮瓣称为筋膜皮瓣。实际上,筋膜瓣的血供来自于表皮和深筋膜之间的筋膜内血管丛,其中一些可以变化成为现在所谓的皮神经营养血管皮瓣(neurocutaneous flap)。尽管深筋膜层本身缺少血管,但筋膜下层和筋膜上层均存在血管丛。这些血管丛本身即可以形成筋膜蒂皮瓣(fascia-pedicled flap)。筋膜皮瓣形式多样,可以是远端蒂筋膜皮瓣、筋膜瓣、脂肪筋膜瓣、脂肪瓣，其来源血管包括肌皮穿支血管、肌间隔穿支血管、轴型皮穿支血管等。

国内皮瓣的发展伴随着显微外科的发展而逐步兴起，1979 年杨果凡等报道的前臂皮瓣称为“中国皮瓣”、1980 年朱盛修报道的趾短伸肌皮瓣、吴仁秀等报道的前臂肩胛皮瓣、徐达传和罗力生等报道的股前外侧皮瓣、1983 年顾玉东提出的腓动脉皮瓣、1986 年路来金等报道的前臂骨间背侧动脉逆行皮瓣以及 1998 年张高孟等报道的尺动脉腕上皮支皮瓣等，这些不断创新的皮瓣的出现，为皮瓣移植临床应用的进一步发展起到了重要的推动作用。经过 40 多年的发展历程，目前，吻合血管的皮瓣移植供区已超过 70 处，遍布人体的头、颈、胸、腹、背、上臂、前臂、手部、大腿、小腿、足部等部位，均有可移植皮瓣的供区。从而，用皮瓣移植术修复创面进入了一个全面发展的新阶段。

3.2.5.3 皮瓣的分类

传统的皮瓣分类方法：①按皮瓣的形态，分为扁平皮瓣与管形皮瓣（简称皮管）；②按取材及修复部位的远近，即按转移方式，分为局部皮瓣（或称邻接皮瓣）与远位皮瓣（包括直接皮瓣和直接携带皮瓣）。

20 世纪 70 年代后，随着对皮瓣血液供应、血管分布研究的深入，出现了按皮瓣血液循环类型的分类法：①随意型皮瓣，由肌皮动脉穿支供血，缺乏直接皮动脉。②轴型皮瓣，由直接皮动脉及肌间隙或肌间隔动脉供血。

（1）随意型皮瓣

1）局部皮瓣（又称邻接皮瓣）：①滑行推进皮瓣（又称滑行皮瓣）；②旋转皮瓣；③交错或易位皮瓣，此种皮瓣又可称为对偶三角皮瓣或“Z”成形术。

2）邻位皮瓣：取自缺损邻近部位的皮瓣，如用于鼻再造术的额部皮瓣。

3）远位皮瓣：取自距缺损较远部位的皮瓣，远位皮瓣可包含直接皮瓣、直接携带皮瓣、管形皮瓣或游离皮瓣等。但关于管形皮瓣、筋膜皮瓣的归属，若按血液供应情况看，既可含知名皮瓣，也可不包含知名皮瓣。含知名血管的属轴型皮瓣的范畴；不含知名血管的属随意型皮瓣的范畴。

（2）轴型皮瓣　①一般轴型皮瓣；②岛状皮瓣；③肌皮瓣；④游离皮瓣（又称吻合血管的皮瓣移植）；⑤含血管蒂的复合组织移植，包括骨肌皮瓣、组合皮瓣及其他预制的轴型皮瓣等。

3.2.5.4　皮瓣现状

（1）皮瓣移植术临床应用更加灵活　皮瓣供区已发展到 76 处，因此皮瓣的选择更为灵活方便。可以根据受区的需要，选择较为理想的皮瓣供区，例如手部虎口部瘢痕挛缩矫形术，可以切取足外侧部、膝内侧部、上臂内与外侧部皮瓣移植成形术，既不损伤供区重要血管，又可填充成形虎口，可获得较理想的效果。

（2）临床选用皮瓣供区从少到多，又由多到少　皮瓣移植术初期只有腹股沟部、前臂部、小腿部以及侧胸部皮瓣等几种。20 世纪 80 年代临床与解剖学家对各部皮瓣的血供进行深入的研究，使吻合血管的皮瓣供区增加到 70 多处。经过多年的临床应用人们逐渐认识了各部位皮瓣的优、缺点，更加谨慎地选择最佳皮瓣的供区，达到供区的功能和美观影响小，受区获得较好的功能与美观的目的。例如，四肢大面积的创面修复，多采用胸部、股前外侧部、脐旁部等几个常用的皮瓣移植修复；而手部、足部小面积的创面，可采用臂内侧、足外侧或内侧、膝内侧以及大腿和小腿内侧或外侧部小型皮瓣移植修复，而且这些部位多采用非重要的血管为蒂，如肌间隔、肌间、肌内以及皮支血管等，不破坏重要血管，供区影响小。

（3）带血管蒂的皮瓣移位术增多，吻合血管的皮瓣移植术减少　由于临床和解剖学的研究，四肢皮支血管和肌皮支血管为蒂的皮瓣发现增多，采用带血管蒂皮瓣移位修复创面较吻合血管的皮瓣移植术增多。例如内、外踝上部皮瓣，小腿中、上部皮瓣，指趾蹼皮瓣，足内、外侧部皮瓣，腓浅神经伴行血管蒂皮瓣，阴囊部与阴股沟部皮瓣等，这些部位的皮瓣皮质较好，大都是皮支或肌皮支血管为蒂，带蒂移位成活率较高，减少了吻合血管的麻烦，不损伤重要血管等。

因此采用尺动脉、桡动脉和胫后动脉、胫前动脉为主血管移植(位)者已经大大减少了,从而保护了四肢重要血管。

(4)筛选出一些常用皮瓣,逐渐淘汰或少用一些皮瓣 近几年来的研究除了一些非重要蒂血管的皮瓣广泛应用外,另外还有腘窝皮动脉深筋膜皮瓣、阴股沟皮瓣、带前臂外侧皮神经营养血管筋膜皮瓣、颈横血管皮瓣、胫后动脉筋膜皮支小腿内侧皮瓣等这些部位的皮瓣,当前采用带血管蒂移位修复邻近创面者为多,也有采用吻合血管的移植者。而腹股沟部皮瓣、臂外侧部皮瓣、以胫前动脉为蒂或以腓深动脉为蒂的小腿前外侧部皮瓣以及以尺、桡动脉为蒂的前臂部皮瓣,临床应用逐渐减少,原因是有些血管直径较细,蒂较短,解剖部位不恒定,例如腹股沟部皮瓣、臂外侧部皮瓣等。有些是为了不破坏重要血管,例如胫前、胫后动脉为蒂的皮瓣以尺、桡动脉为蒂的前臂部皮瓣、足背部皮瓣等,这些部位的皮瓣,除非器管再造与重建,如舌再造、阴茎再造等选用外,一般创面的修复很少采用。关于预制皮瓣和静脉皮瓣,当前也很少应用,原因是前者预制过程较长,需要分次手术,加之当前的皮瓣供区和皮瓣形式增加,多数创面一次手术即可完成,无须再去预制皮瓣。至于静脉皮瓣系,非生理性供血,皮瓣移植后淤血肿胀,青紫变硬,不但功能不理想,也影响美观。由于各种皮支血管为蒂的小型皮供区增多,静脉皮瓣逐渐被淘汰弃用。

(5)皮瓣供区选择趋向优化 过去由于皮瓣供区较少,临床医生能掌握的皮瓣不多。因此,有些供区的选择欠妥,例如采用逆转的前臂皮瓣修复手部创面,采用足背皮瓣修复小腿创面等,这样不但破坏了一条重要的血管,而且还给供区遗留下一些弊端。

(6)当前医师们术前都根据受区的需要选择最佳手术方案

1)上臂创面:上臂只有一条重要的肱动脉,应首先考虑保护该血管的完整。因此宜采用侧胸部、肩胛部带血管蒂的皮瓣移(植)位术来修复上臂各部位的创面。肘关节附近的创面可采用股前外侧、小腿内侧等部位以非重要血管为蒂的游离皮瓣与尺侧上副动脉或尺侧返动脉吻合进行移植修复。

2)前臂部创面:前臂部创面修复,尽量不要破坏尺、桡动脉,以尺动脉腕上背侧支和以骨间前动脉背侧支为蒂的皮瓣只能逆转修复腕手部创面。因此前臂较大的创面多需选用侧胸部、脐旁部、股前外侧部以及小腿内侧部皮瓣移植术修复。皮瓣最好带血管与尺、桡动脉行端侧吻合,或与其较大的分支吻合。

3)手部创面:手部损伤常见。手部不同创面的修复,又有不同的要求。

ⅰ.虎口部创面修复:可采用尺动脉腕上支蒂或骨间前动脉背侧支为蒂的前臂逆转皮瓣修复,但不为首选。选用膝内侧部、膝左外侧部、股前外侧部以及小腿内侧部等非重要血管为蒂的皮瓣较好。这些皮瓣不破坏重要血管,皮瓣可以携带部分浅筋膜、脂肪等组织,不但修复创面也可恢复虎口部丰满而有弹性的外形。

ⅱ.手掌部创面修复:手掌部创面修复要求皮瓣弹性好,耐磨压,有感觉,皮下脂肪少,色泽适宜,以上臂内侧部皮瓣、大腿内侧部皮瓣以及足背部皮瓣、前臂部皮瓣为宜。

ⅲ.手指腹部创面修复:指腹创面虽然面积不大,但要求有感觉、耐磨压、色泽好、不臃肿,选用趾腹部和趾蹼部皮瓣为好。

ⅳ.手背部创面和手脱套伤:手背部较大面积创面,选用股前外部、脐旁部、小腿内侧部皮瓣移植修复。而整个手部脱套伤,可采用几个皮瓣组合修复。例如手掌部创面采用足背、前臂部皮瓣,而手背部采用股前外侧部、脐旁部皮瓣,通过吻合血管组合修复。

4)大腿部创面修复:大腿部肌肉丰富,软组织较多,一般创面可通过局部皮瓣移位、皮片植皮等治愈。而大型创面,可采用吻合血管的游离移植修复。常选用侧胸部、脐旁部等皮瓣。

5)小腿部创面修复:小腿部创面应首选带血管蒂的皮瓣移位术修复,常选用以皮支或肌皮支血管为蒂的小腿内侧上部皮瓣,以内外踝上皮支血管为蒂的小腿内侧下部皮瓣和外踝上部皮瓣以及腓肠肌内、外侧头肌皮瓣等,不必破坏胫前、胫后动脉等重要血管。如果小腿较大面积的创面,或患肢的胫前、胫后动脉有损伤不宜采用,可采取健肢胫后血管皮瓣桥接与选用的脐旁、侧胸或股前外侧部皮瓣蒂血管吻合，修复患肢创面。暂借健侧胫后血管的桥接皮瓣，待皮瓣完全愈合后（一般术后5～6周），断蒂时再将胫后动脉吻合恢复血运，长度不够可取静脉移植。

6）足部创面：足部中小面积的创面，首选附近带血管蒂的皮瓣移位修复，常选用内、外踝上部皮瓣（小腿下部皮瓣）和趾短伸肌皮瓣及趾蹼间血管蒂皮瓣等移位修复。创面较大或撕脱性损伤，全足裸露，则需要切取侧胸部、脐旁部、股前外侧部大型皮瓣修复一期封闭创面。皮瓣显得臃肿，无感觉神经供对接，但经过二期皮瓣修整术和感觉神经置入术仍可获得较理想的效果。

7）会阴部创面：会阴部一般创面采用邻近带血管蒂的皮瓣移位术即可修复，常选用以臀上、下血管为蒂的部皮瓣移位修复。骶尾创面，选用阴股沟部皮瓣以及以腹部浅血管为蒂的下腹部皮瓣行阴道再造、阴茎再造术等。这些皮瓣，色泽适宜，弹性好，有感觉，就近取材，成功率高，可获得较好的效果。

8）颌面部创面：颌面部创面的修复要求肤色相似，皮肤薄而有弹性，无毛发，感觉好。常选用的皮瓣有耳后部皮瓣、胸锁乳突肌皮瓣、颞下皮瓣、颈横血管带蒂颈肩部皮瓣、肩胛背部皮瓣以及肩胸皮瓣等。这些部位的皮瓣都含有皮支或肌皮支血管蒂，移位后易于成活。总之，皮瓣供区的选择，当前共识的是首选带血管蒂的皮瓣移位术，再是吻合血管的皮瓣移植术。复杂损伤的大面积和多层组织的缺损者，可选用多种组织瓣组合式移植术。选用皮瓣的血管蒂以皮支、肌皮支、肌间（隔）隙支血管为好。除非舌和阴茎等再造术，一般不采用尺、桡、胫前、胫后等重要血管为蒂的皮瓣，以免影响肢体供血。

3.2.5.5 皮瓣移植的适应证

由于皮瓣自身有血液供应，同时又有皮下脂肪的优点，因而它的用途也就不同于游离皮片，主要用于以下几个方面。

（1）创面修复　修复有肌腱、骨、关节、大血管、神经干等组织裸露的新鲜创面或陈旧性创伤。对有深部组织（肌腱、大血管、神经）缺损或外露的创面，不稳定瘢痕紧贴骨面或合并有溃疡的瘢痕，为了加强局部软组织的厚度，或为后期进行肌腱、神经、骨、关节等组织的修复，都应该施行皮瓣修复。

(2)器官再造　如鼻、唇、眼睑、眉毛、耳、阴茎、手指的再造皆以皮瓣为基础，再配合其他支持组织(如软骨、骨、筋膜等)的移植。

(3)洞穿性缺损的修复　如面颊部洞穿性缺损，除制作衬里外亦常需要具有丰富血运的皮瓣覆盖。此外鼻梁、上腭等处的洞穿性缺损，阴道膀胱瘘或直肠瘘的修复亦须按照洞穿性缺损的治疗原则施行手术，包括衬里组织和覆盖组织两部分。

(4)增强局部血运　改善营养状态，如放射性溃疡、压疮等，局部营养贫乏，创面很难愈合。通过皮瓣输送血液，改善局部营养状态，因而这种皮瓣最好是局部轴型皮瓣或岛状皮瓣，且无须做断蒂手术，这样不仅可以保持修复区的良好血供，并可望有较好的感觉恢复。

3.2.5.6　皮瓣的设计原则

(1)缺损的判断　皮瓣主要是用于修复组织的缺损，恢复功能与外形，因此皮瓣的设计首先要弄清楚组织缺损部的基本情况，主要从以下几个方面进行评估和判断：①部位；②形状；③大小；④有无严重挛缩状况；⑤创基条件；⑥周围的皮肤条件及血液供应情况。

(2)皮瓣供区及皮瓣类型的选择　皮瓣转移至受区到完全成活，依赖于血管蒂的给养。在头面部血管丰富的区域，长宽比例为(3.0～3.5)：1，躯干及四肢部为2：1，小腿下段血运较差部位为(1.0～1.5)：1。随着显微外科应用解剖研究的不断深入和发展，目前可供作皮瓣移植的供区已有70多处，几乎遍及全身各个部位。关于皮瓣移植适应证的选择，很多专家学者都十分重视和强调。因为尽管显微外科技术日臻熟练和提高，显微外科器械也不断改善，吻合血管的游离皮瓣移植成功率也不断得到提高，但毕竟还是有失败的可能，故重申必须严格掌握其手术适应证，切勿过滥、过松。我们的原则是，对于组织缺损的修复，如果能用皮片移植能解决问题，就不用皮瓣移植修复；如果能用局部皮瓣修复的组织缺损，则不用远处皮瓣修复；能用非主干血管皮瓣修复的，则不要用牺牲主干血管的皮瓣修复，只有在确实有必要用远处皮瓣修复时，才考虑施行吻合血管的游离皮瓣移植。多年来由于大家严格遵循了这一原则，故修复的效果都是良好的。

对于皮瓣的选择，一般认为，良好的皮瓣应该具备以下几个条件：①血管条件好，血管直径够粗，易于吻合。血管解剖位置恒定，变异少，血管蒂够长。②可供切取皮瓣的面积大，皮瓣色泽、质地好，厚薄适中，移植修复后不臃肿，最好无须做二期修整。③皮瓣供区部位相对隐蔽，皮瓣切取后供区能直接缝合，遗留瘢痕轻，不影响供区的功能及外观。因此，在选择应用皮瓣移植时应全面考虑，对不同部位组织缺损的修复，应根据缺损的具体情况和各类皮瓣的优、缺点加以权衡。

3.2.5.7 创伤早期应用皮瓣移植术修复的优点

较大面积的皮肤和组织缺损，经早期清创后不能采用植皮方法进行修复，而在急诊或用延迟方法施行吻合血管的游离皮瓣移植进行修复，均获得成功并得到预期的临床效果。在创伤早期应用吻合血管皮瓣游离移植进行修复有较多优点：①能够使清创手术做得彻底，不致因担心切除组织过多无法闭合创面而仅做姑息处理。彻底清创有利于使一个污染较严重的创面变成一个相对较清洁的创面，有助组织康复。②创伤早期，组织解剖关系较清楚，便于对神经、肌肉、骨骼等进行修复，有利于功能尽早恢复。③吻合血管的皮瓣移植，有血液直接供应，手术成活率高，愈合快。愈合后皮瓣不收缩，可减少瘢痕形成或挛缩造成继发性畸形。④能早期进行深层组织如骨骼、神经等组织的二期修复。

3.2.5.8 皮瓣移植在感染创面修复中的应用

创伤所引起的四肢软组织缺损，如果早期未能得到正确的处理，往往会造成创面感染及组织坏死，特别是当累及较深层组织或并发骨髓炎的病例，治疗上都比较困难。对于感染性创面的处理，既往的传统治疗方法效果常常欠佳。有的病情甚至拖延至长达数年之久，无疑给患者带来痛苦。对于感染创面应用皮瓣移植进行修复有以下几方面的好处:①可以较彻底清除感染的坏死组织,清除感染源,用正常的组织来修复,因而愈合快,缩短疗程,减轻患者的痛苦和负担。②游离皮瓣血运丰富,具有较强的抗感染能力,用之来填充和闭合感染创面及治疗合并骨髓炎的创面具有良好的效果。③采用皮瓣修复,可以避免或减少更多的瘢痕形成,也可为其他深层组织进行修复提供良好的基础。

为了使手术能达到预期效果,除了需要良好的显微外科技能外,有效地控制感染也是重要的环节之一。为此,还须认真做好以下几点:①术前必须处理好创面,必要时可预先做一次清创。要根据创面细菌培养及药敏试验结果选用切实有效的抗生素,使感染得以适当控制。②术中严格操作规程,既要注意将创面坏死组织包括脂肪、纤维组织及坏死骨彻底清除干净,又要避免感染区污染扩大,以保证皮瓣移植顺利成活。③术后仍需继续使用足量有效的抗生素,并注意加强全身的支持疗法。

3.2.5.9 皮瓣血液循环危象的处理

血液循环危象是皮瓣移植的一个常见且又严重的并发症,若能及早识别及处理,对提高皮瓣移植的成活率大有帮助。术中出现血液循环危象往往是因为手术操作的刺激、室温过低或麻醉欠满意所引起。一般而言,只要针对这些原因,采取必要的措施适当处理就可以解决。为了避免术中出现血液循环危象,这里应特别提出注意的是:①手术时对做血管蒂的解剖分离操作应强调动作轻柔,严格遵守无创伤技术。在分离血管时宜保留血管周围一定的软组织,减少血管外露,并经常以湿盐水纱布覆盖并对术野血管组织湿润,有助于减轻血液循环危象的发生。②在做血管吻合之前,不主张采用液压机械扩张,以免造成血管内膜损伤。若有血管痉挛发生,可酌情使用湿盐水或用25%硫酸镁湿敷,痉挛多可解除。假如痉挛较严重,必要时用3%罂粟碱做血管外膜下注射,对解除痉挛效果比较确实。术后皮瓣血液循环危象可分为动脉性和静脉性危象,动脉性危象主要表现为皮瓣色泽苍白,皮温下降,毛细血管反应消失,以及皮瓣切口边缘不出血。其引起的主要原因是动脉痉挛或栓塞所致。处理上应补足血容量、止痛、保温及解痉，如果经上述积极处理 2 h 内不见好转，应当机立断手术探查。静脉危象主要表现为皮瓣肿胀，皮瓣色泽暗紫，并出现紫斑，早期毛细血管反应快，晚期毛细血管反应甚慢，严重者出现水疱，表示静脉血管栓塞。此时，也应及时手术探查处理。

3.2.5.10 皮瓣发展的展望

由于显微外科技术的发展和临床广泛的应用，尤其是采用吻合血管的和带血管蒂的皮（组织）瓣的应用，各类创伤（面）的修复、重建、整形和再造技术发生变革，过去无法实施的手术，现今获得成功，而且皮（组织）瓣的供区已发展到 70 余种，可以说遍布全身各部，让医生有更多的灵活选择余地。然而科学技术总是在不断地发展、完善和精细化。就皮（组织）瓣而言，将来的发展可能具有以下特点。

（1）皮（组织）瓣薄型化 由于皮（组织）瓣血供的解剖学研究更加深入细致，尤其是皮肤血供的层次基本清楚，在当前已经熟知的轴型血管、非轴型血管、真皮下血管网与深筋膜层血管网的基础上，期待解剖学家再进一步从解剖学方面研究将真皮下血管、皮肤与浅筋膜层的血管、皮肤与深筋膜层的血管及其逐层各血管支干血管的关系研究清楚，以便将来切除皮瓣时可以按解剖层次需要切取，不必像当前那样携带较厚的皮下脂肪，显得肥厚臃肿。而且根据需要可以分层次切取骨瓣（块），骨膜瓣、肌肉、深筋膜层、皮下脂肪瓣、皮肤等带血管蒂的移位术或吻合血管的移植术，修复不同层次组织的缺损。只要能将 0.5～0.8 mm 的细小血管，甚至 0.2～0.4 mm 微小血管蒂长、走行、分布等解剖研究清楚，临床显微外科学家除了皮、肌皮瓣等移植外，还可以进行像半月板、手指关节、半关节、关节软骨、骨膜等小型组织瓣（块）移植修复创伤缺损和病损。

（2）皮（组织）瓣移植小型化 随着解剖学，尤其是细小血管的解剖学等深入细致的研究，分清了各层次各部位组织血管形式，尤其直径为 0.2～0.4 mm 及以上小分支血管的情况，临床显微外科学家可以缺什么补什么、缺多少补多少的手术方式，切取小型组织瓣

(块)进行带血管蒂的移位或吻合血管的移植术进行修复,如此可以大大减少组织的损伤。

(3)皮(组织)瓣组合形式化　根据不同部位、不同组织的缺损程度切取不同的组织瓣(块),然后经过细小血管的吻合形成一个组合的组织瓣(块)进行修复,更接近创伤缺损组织的解剖功能与外观。例如,切取股前外侧皮与趾间关节,经过吻合血管组合修复手背皮肤和某掌指关节缺损。切取第2趾与上臂外侧皮瓣组合再造拇指与虎口成形等。这样可以使皮(组织)瓣优化组合,获得更好的效果,而且减少供区的损伤。

(4)细胞组织工程的研究制备与临床应用　目前对组织创伤缺损的修复需要用自身组织移植,一般采用"拆东墙,补西墙"的办法,自身还要遭受一次损伤,伤者只能被迫接受。细胞组织工程的研究发展为组织创伤缺损的修复展现了美好的前景,将来细胞组织工程研究成功,可以制备皮肤、肌肉、神经、血管、骨骼等组织培养制造工厂和储备库,需要什么组织即可取来进行修复,既提高了疗效,又减少了自身损伤。

(于家傲　刘　宁)

3.2.6　生长因子治疗

3.2.6.1　生长因子的发展历史

生长因子(growth factor,GF)是一种天然存在的物质,能够刺激细胞生长、增殖、愈合和细胞分化。这里的"生长"有两层含义:一是细胞的伸长、肥大,二是细胞的分裂、增殖。最初,人们普遍认为生长因子由非腺体细胞所分泌,后与靶细胞特异性受体结合,从而发挥其生物学效应的一类物质。但通过进一步的研究,人们又将生长因子重新定义为促进所有生物体(动物、微生物和植物)生长的因子总称。现在,有学者认为,促进细胞增殖、分化的因子,或在体内促进个体生长的因子都应称为生长因子。但也有不同意见,如仅仅影响细胞有丝分裂周期的因子就不是真正的生长因子。总而言之,目前对生长因子的定义就是控制细胞增殖和分化功能的多肽物质,是细胞新陈代谢的全身或局部控制因子。

回顾生长因子的发展历史,1948 年,Bueker 等发现将小鼠肉瘤组织植入胚胎体壁可使移植区神经节增加。1950 年,Rita Levi-Montalcini 等发现肉瘤组织的植入不仅可增加局部神经节,而且可使远隔部位的神经节增加,从而进一步证实体内神经生长因子(nerve growth factor,NGF)的存在,于 1953 年正式命名为神经生长因子(她与 Stanley Cohen 因发现人神经生长因子于 1986 年获得了诺贝尔生理学或医学奖)。Rita Levi-Montalcini 和 Stanley Cohen 在 1956 —1958 年间,又合作完成神经生长因子的提纯。1958 年,又和 Stanley Cohen 在小鼠颌下腺发现了神经生长因子。1957 年,Salmon 和 Daughaday 发现胰岛素样生长因子(insulin-like growth factors,IGF)存在于血清中,能介导软骨硫酸盐化和促进长骨生长,又称之为硫酸盐化因子,也被称为生长介素。1972 年,Pieron 和 Temin 从牛血清中纯化出一种能刺激细胞分裂的物质,命名为“增殖刺激活性物质”。随后,人们发现了其具有不可抑制的胰岛素样活性及生长刺激作用。随着分子生物学技术的发展,1978 年,人们纯化出 2 种不被抑制的胰岛素样活性物质(non suppressible insulin-like activity,NSILAS),并发现其结构与胰岛素原相似,分别命名为胰岛素样生长因子Ⅰ(IGF-Ⅰ)和胰岛素样生长因子Ⅱ(IGF-Ⅱ),以强调它们与胰岛素结构的同源性。1962 年,Stanley Cohen 和 Rita Levi-Montalcini 又发现一类物质可使新生小鼠眼睑早开、牙齿早萌、体重减轻和毛发生长延迟,这种由 53 个氨基酸构成的单链多肽被称为表皮生长因子(epidermal growth factor,EGF)。1973 年,Ross 在人血清中发现血小板衍生生长因子(platelet-derived growth factor,PDGF;也称血小板源生长因子),因其来源于血小板而得名。1974 年,Gospodarowicz 等从牛脑垂体中分离纯化出一种对成纤维细胞系 Balb/c3T3 的分裂增生具有促进效应的多肽,因其可以促进成纤维细胞的生长而命名为成纤维细胞生长因子(fibroblast growth factor,FGF)。经过近几十年的研究,人们发现称其为“多能细胞因子”更适合。1978 年,Delarco 和 Todaro 发现小鼠肉瘤病毒转化 3T3 细胞系所产生的多肽因子可诱导非肿瘤细胞转化,使之失去接触抑制、获得具有在软琼脂层中生长能力的肿瘤细胞,当时称为肉瘤生长因子。后续研究发现某些人体肿瘤细胞也产生类似多肽因子,随后这些能刺激静止性生长的细胞呈非静止性生长的因子被称为转化生长因子(transforming growth factor,TGF)。1989 年,Rubin 等从人胎肺成纤维细胞的培养上清液中分离、纯化,发现具有促进小鼠角质细胞有丝分裂作用的物质,命名为角质细胞生长因子(keratinocyte growth factor,KGF),又称为成纤维细胞生长因子-7。1989 年,Ferrara 等在牛垂体滤泡星形胶质细胞的体外培养液中分离纯化出血管内皮生长因子(vascular endothelial growth factor,VEGF),也是目前发现的增加血管通透性较强烈的物质之一。1991 年,Bradham 等在应用血小板衍生生长因子抗体筛选人类脐静脉内皮细胞互补脱氧核糖核酸(complementary DNA,cDNA)文库时,首次发现结缔组织生长因子(connective tissue growth factor,CTGF),它广泛表达于人类多种组织、器官中,在病理情况下,其过度表达与某些增生性或纤维化疾病的发生发展密切相关。至今已发现几十种生长因子,但并没有统一的命名方法,习惯的命名方法多是根据分子结构、生物效应、首先被发现的组织/细胞或所作用的靶细胞来命名,如骨形成蛋白刺激骨细胞分化,而成纤维细胞生长因子和血管内皮生长因子刺激血管分化(包括新血管形成),其中有些生长因子实际上为同一物质,而有些生长因子就是传统的激素(如胰岛素)。

3.2.6.2 生长因子的基本原理

生长因子是一大类种类繁多的、由细胞分泌的、类似于激素的多肽类信号分子,具有调节细胞生长与分化的作用。生长因子主要通过旁分泌、内分泌形式作用于邻近细胞,或通过自分泌作用于自身。生长因子的主要生物学效应(双向):①生长因子和激素与靶细胞表面的特定受体结合,促进细胞生长、分化和成熟、促进个体发育等;②负调节作用(又称细胞生长抑制因子)。不同的生长因子有不同的作用。例如,表皮生长因子促进成骨分化,而成纤维细胞生长因子和血管内皮生长因子刺激血管生成等。

生长因子与细胞因子是有区别的，从主要功能上讲，生长因子主要调节细胞的增殖与分化，而细胞因子主要调节免疫功能。细胞因子是由免疫原、丝裂原或其他刺激剂诱导机体多种细胞（免疫细胞，如单核细胞、巨噬细胞、T 细胞、B 细胞、自然杀伤细胞等；某些非免疫细胞，如内皮细胞、表皮细胞、成纤维细胞）合成和分泌的一类具有广泛生物学活性的低分子量可溶性蛋白质（多肽类因子），包括淋巴细胞产生的淋巴因子（lymphokine，LK）和单核吞噬细胞（mononuclear phagocyte）产生的单核因子等。有学者根据功能可将细胞因子分为 5 类：白细胞介素（interleukin，IL）、干扰素（interferon，IFN）、集落刺激因子（colony stimulating factor，CSF）、肿瘤坏死因子（tumor necrosis factor，TNF）、趋化因子（chemokine，CK）等。它们通过结合相应受体调节多种细胞生长、分化和生物效应，调控免疫应答等，具有调节固有免疫和适应性免疫、血细胞生成、细胞生长、多能干细胞（pleuripotent stem cell，PSC）以及损伤组织修复等多种功能。

许多未以生长因子命名的细胞因子也具有刺激细胞生长的作用。某些生长因子在一定条件下可表现出对免疫应答的抑制效应，如成纤维细胞生长因子-β 可抑制细胞毒性 T 淋巴细胞（cytotoxic T lymphocyte，Tc 或 CTL）的成熟和巨噬细胞的激活，也有免疫调节功能。它们彼此之间存在着千丝万缕的联系。总之，它们都是多功能性的，其命名和分类只是相对的。甚至多年以来，国内外的学者也经常将生长因子与细胞因子混淆使用。

也有学者认为，生长因子与细胞因子的概念有时可以互换使用。生长因子是指对细胞分裂有积极影响的一类分子，而细胞因子则是一个中性术语，用来判断一个分子是否影响细胞的增殖。一些细胞因子可能是生长因子，如粒细胞集落刺激因子（granulocyte colony stimulating factor，G-CSF）、巨噬细胞集落刺激因子（macrophage colony-stimulating factor，M-CSF）和粒细胞巨噬细胞集落刺激因子（granulocyte-macrophage colony stimulating factor，GM-CSF），但也有一些细胞因子对细胞生长或增殖有抑制作用，如 Fas 配体，被用作“死亡”信号,它们导致靶细胞发生程序性细胞死亡或凋亡。

研究表明,生长因子的主要作用机制包括:①趋化作用,即吸引炎症细胞和成纤维细胞等进入创面;②促进各类参与修复的细胞增殖;③加速创面血管化;④对细胞外基质的产生和降解有调节作用;⑤诱导邻近细胞合成并分泌生长因子。但是,目前对于生长因子在不同类型创面、创面愈合的不同阶段的作用特点尚无系统研究,不同类型的生长因子在各类创面修复中疗效亦缺乏全面比较,各种生长因子的适宜浓度、适宜载体、联用方式、作用时间等问题并未见权威报道与总结。可见,生长因子促进创面修复和组织再生的机制及原理有待进一步明确,这就限制了其在临床上的广泛应用。

在过去20多年,生长因子越来越多地用于治疗血液病、肿瘤性疾病与心血管疾病,例如:中性粒细胞减少症、骨髓增生异常综合征、白血病、再生障碍性贫血、骨髓移植、心血管疾病的血管生成等。现在已有大量研究证明,在创面修复和组织再生过程中,生长因子同样扮演着十分重要的角色。创面修复和组织再生主要包括肉芽组织增生、创面再上皮化、瘢痕形成及创面愈合改建康复等过程。现代医学认为,皮肤缺损修复是多种细胞、生长因子和细胞外基质之间相互作用复杂的动态过程,创面愈合的各个阶段都有生长因子的参与和调控,与之密切相关。

生长因子主要包括:集落刺激因子(CSF)、表皮生长因子(EGF)、成纤维细胞生长因子(FGF)、胰岛素样生长因子(IGF)、白细胞介素(IL)、角质细胞生长因子(KGF)、促迁移因子(migration stimulating factor,MSF)、血小板衍生生长因子(PDGF)、转化生长因子(TGF)、血管内皮生长因子(VEGF)等(表3.1)。

生长因子在多个方面影响着创面康复,例如:在糖尿病性溃疡/放射性溃疡等慢性难愈合创面中可能与生长因子低表达有关;生长因子与瘢痕的形成密切相关,通过调整生长因子通路可能有助于瘢痕的防治;在皮肤及其附件的发生、形成、成熟以及再生和修复过程中,生长因子调节信号通路,可能达到提高皮肤再生质量的目的,最终完美修复创面。

表3.1 主要生长因子分类及其亚型

生长因子	亚型
集落刺激因子(CSF)	巨噬细胞集落刺激因子(M-CSF) 粒细胞集落刺激因子(G-CSF) 粒细胞巨噬细胞集落刺激因子(GM-CSF)
表皮生长因子(EGF)	—
成纤维细胞生长因子(FGF)	成纤维细胞生长因子1~23(FGF 1~23)
胰岛素样生长因子(IGF)	胰岛素样生长因子-1(IGF-1) 胰岛素样生长因子-2(IGF-2)
白细胞介素(IL)	白细胞介素-1~白细胞介素-7(IL-1~IL-7)
角质细胞生长因子(KGF)	—
促迁移因子(MSF)	—
血小板衍生生长因子(PDGF)	—
转化生长因子(TGF)	转化生长因子-α(TGF-α) 转化生长因子-β(TGF-β) 肿瘤坏死因子-α(TNF-α)
血管内皮生长因子(VEGF)	—

3.2.6.3 生长因子的临床应用

生长因子在创面康复中的应用应当遵循以下原则:①彻底清创,让创面露出新鲜组织,使药物与创面组织充分接触;②清除残留蛋白变性物质,生理盐水清除各种残留消毒剂(如过氧化氢溶液、乙醇等);③足量给药,给药间隔每天不少于1次,有条件者可一日多次给药;④直接接触,利用各种给药方法(如湿敷、冲洗等),保证药物与创面直接有效接触。

【典型病例3.3】

患儿男性,2岁。临床观察医院:中国人民解放军空军军医大学唐都医院。

临床诊断：双下肢热液烫伤15%（深二度）。

治疗时间：1个月。

治疗方法：①入院后予补液、抗休克治疗，创面外涂重组牛碱性成纤维细胞生长因子凝胶（厚度约1 mm），同时创面包扎疗法，尽量挽救间生态组织（图3.15A）。②隔日换药，及时清除创面坏死组织，无损伤操作情况下清洗创面，继续外涂碱性成纤维细胞生长因子凝胶，间生态组织逐渐恢复正常。随后2～3 d换药，促进创面愈合（图3.15B、C、D、E）。③用药后1年随访，双下肢创面恢复良好，色泽较正常皮肤接近，少许瘢痕生长（图3.15F）。

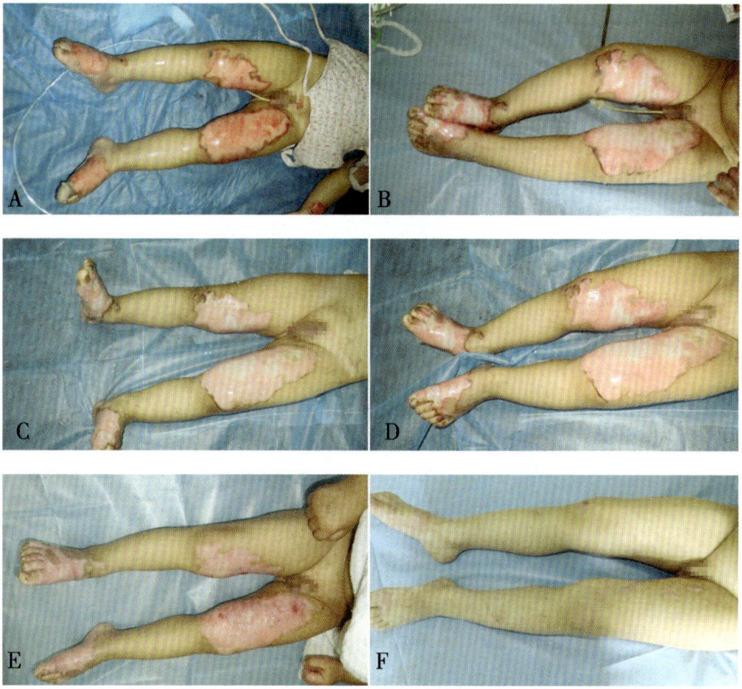

图3.15 双下肢热液烫伤15%（深二度）

A.治疗前 B.用药第3天 C.用药第7天 D.用药第14天 E.用药第24天 F.用药后1年

【典型病例 3.4】

患者男性,52 岁。临床观察单位:广西壮族自治区人民医院。

临床诊断:左糖尿病足 3 级。

治疗方法:①入院后,降血糖,抗感染常规治疗(图 3.16A);②清创术后予负压封闭引流联合碱性成纤维细胞生长因子凝胶治疗,每日持续冲洗创面,共治疗 3 次,每次 7 d(图 3.16B ~ E)。治疗后,创面面积明显缩小,基底肉芽组织新鲜,为下一步治疗做好了创面床准备。

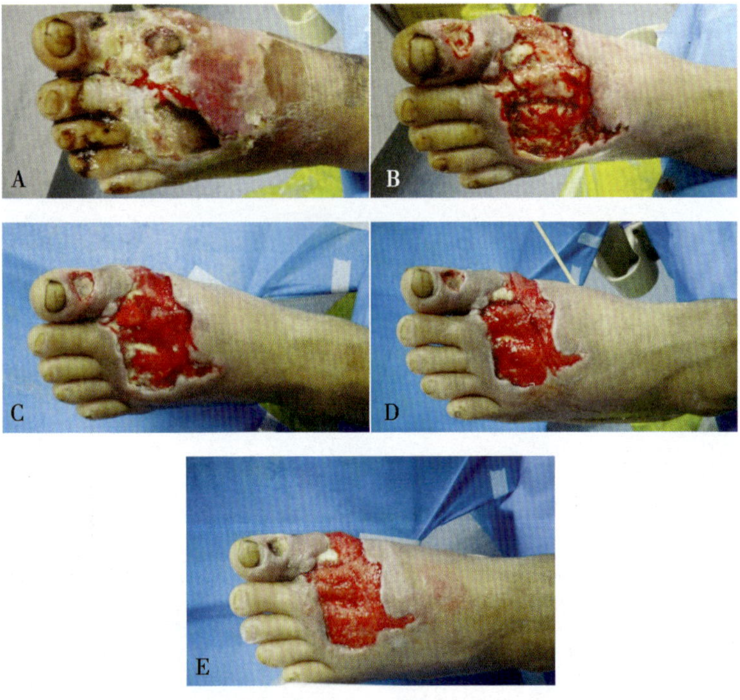

图 3.16 左糖尿病足(Wagner 3 级)

A. 入院时 B. 清创后,第一次负压封闭引流前 C. 第一次负压封闭引流+碱性成纤维细胞生长因子凝胶 D. 第二次负压封闭引流+重组牛碱性成纤维细胞生长因子凝胶 E. 第 3 次负压封闭引流+重组牛碱性成纤维细胞生长因子凝胶

【典型病例 3.5】

患者男性,34 岁。临床观察单位:中山大学附属第一医院。

临床诊断:特重度烧伤 75% TBSA(深二度 20%,三度 55%);轻度吸入性损伤;左胫骨外露。

治疗时间:2 个月。

治疗方法:①入院后按特重度烧伤常规治疗,最后残余左小腿胫骨外露创面(图 3.17A)。②创面彻底清创后,生理盐水清洗创面,根据每 1% TBSA 应用 1 支碱性成纤维细胞生长因子凝胶将其均匀涂抹于创面表面。同样方法每 1~2 d 清洗换药 1 次(图 3.17B、C)。③3 周后创面情况,可见创面基本愈合(图 3.17D)。

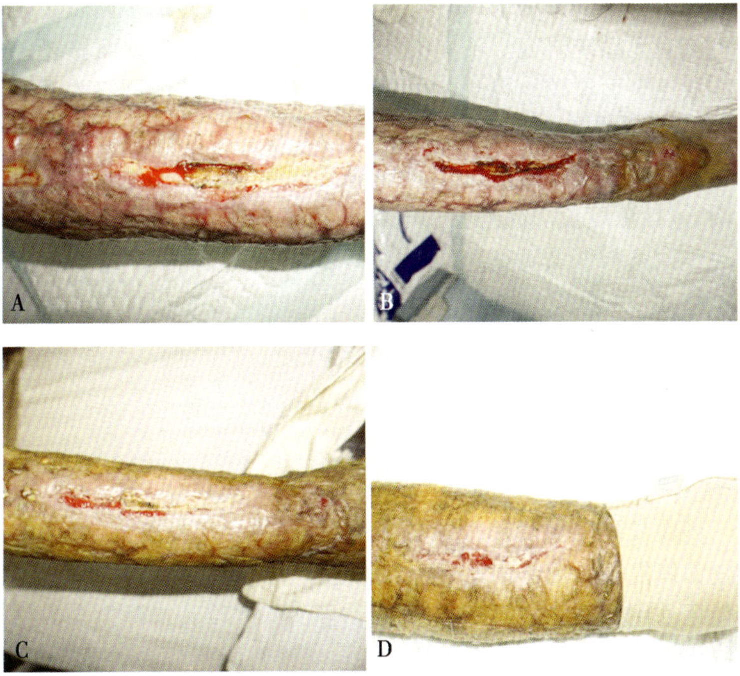

图 3.17 烧伤致左胫骨外露

A. 残余左小腿胫骨外露创面 B、C. 创面彻底清创后,用碱性成纤维细胞生长因子凝胶均匀涂抹于创面表面 D. 3 周后创面情况,可见创面基本愈合

3.2.6.4 总结与展望

研究表明,生长因子具有促进创面血管化、表皮细胞增殖、成纤维细胞趋化及活化、细胞外基质调节等作用。因此,生长因子对促进大面积烧伤创面和慢性难愈合创面的愈合,达到完美康复,具有广阔的应用前景。

但是目前,生长因子临床治疗成功率有限,这可能与其受多种内、外因素密切影响有关,如创面局部的情况(包括大小、范围、细菌定植等)、患者全身的一般情况(包括内分泌系统、免疫系统、循环系统疾病等)。此外,外科的清创术与创面抗感染也是加速创面愈合的基础,或为应用生长因子促进创面愈合创造条件。

目前对于生长因子在不同类型创面、创面愈合的不同阶段的作用特点尚无系统研究。不同类型的生长因子在各类创面修复中疗效亦缺乏全面比较。因此,各种生长因子交互作用的网络关系及时空效应,应当作为下一阶段重点研究方向,以指导临床合理选择使用生长因子产品。另外,临床上尚缺乏国际上公认的生长因子应用指南,包括浓度范围、给药方式、释药载体、给药时间等问题都有待进一步探索与深入研究。

(朱君佑　舒　斌　谢举临)

3.2.7 负压创面治疗

3.2.7.1 负压创面治疗的发展历史

创面处理是康复治疗最根本的措施,主要包括清创、感染防治和创面修复等。传统创面处理方法是在外科手术清创的基础上,局部使用外用药物和敷料,并根据烧伤创面深度待其自然愈合或移植皮肤修复。深度烧伤创面坏死组织自然溶解脱落较为缓慢,大量坏死组织附着于创面,往往会引起创面感染,进而造成创面愈合延迟甚至难愈。由此可见,创面局部清创、引流是创面处理的重要步骤之一。负压创面治疗是近年临床应用较多的创面修复技术。该技术对深度创伤患者创面修复效果最佳,可通过负压引流将组织间液引流至体外,改善创面的血液循环,促进创面修复细胞增殖、抑制其凋亡;有效地清除创面的细菌并能抑制细菌生长,促进创面肉芽组织生成,使创面修复有效进行。

负压创面治疗(NPWT)名称各异,如创面吸引封闭、负压辅助闭合(vacuum assisted closure,VAC)、创面表面负压、负压封闭引流(vacuum sealing drainage,VSD)等,但是所表达的内涵基本一致,即都是通过特殊材料覆盖创面,以医用薄膜封闭创面,再外加负压引流,最终达到治疗目的。目前国内广泛使用"VSD"一词,因其涵盖"负压""封闭""引流"3 个层面的内容,其内涵超出创面应用范畴,包含其他部位的应用,如体内腔隙引流的含义,涵盖面更为宽泛。近年来,"VSD"一词已为人民卫生出版社出版的《黄家驷外科学》《负压封闭引流技术》等专著及《中华烧伤杂志》等许多中文期刊发表的文章采用。国外文献较多使用"NPWT"一词,其涵盖"负压""创面""治疗"3 项内容。

1954 年 Redon 等提出真空负压创面引流技术的概念,并于 1959 年将真空负压创面引流装置 Sterimed 应用于外科临床,达到了增强引流效果、减轻感染、促进创面愈合的目的。1977 年 Fox 首先提出持续负压吸引可加速创面愈合的观点。1993 年 Fleischmann 创造性地将传统负压引流与现代封闭性敷料相结合,该新型引流技术首先被用于治疗感染创面并取得显著疗效。1997 年 Argenta 和 Morykwas 采用多孔的聚氨酯海绵为负压封闭材料,达到了更好的引流效果,并获得了美国食品和药品监督管理局的认可,在北美和欧洲等地推广应用。1994 年裘华德教授将负压技术引入国内,研发出 VSD 技术和装置,之后各种负压创面治疗产品也陆续进入国内市场,在普通外科、骨科、烧伤科广泛应用并取得良好效果。

负压创面治疗包含负压封闭引流(VSD)和负压辅助闭合(VAC)创面 2 个关键技术,其中 VSD 技术采用中心负压吸引器进行负压创面治疗,主要用于较深的创面和体腔;VAC 采用负压可控的 VAC 治疗仪进行负压创面治疗[-26.67 ~ -3.33 kPa(-200 ~

-25 mmHg)],主要用于体表创面,特别是慢性创面。采用负压吸引技术不仅可以预防创面感染,促进创面愈合,而且可以缩短住院时间,减少更换敷料的次数,减轻护理工作量。负压吸引应用于多种创伤创面(如烧伤、挤压伤、开放性骨折、腹部术后切口裂开等)的治疗,或用于促进移植皮肤的成活,均取得了良好的效果。

3.2.7.2 负压创面治疗基本原理

负压创面治疗可保护创面、促进创面愈合,植皮区准备、提高植皮成活率,提高患者的舒适度等。其机制为:①减少创面分泌物,提供湿润环境;②减轻水肿,改善局部的血液循环;③促进血管化、肉芽形成;④加速上皮细胞生长和创面上皮化;⑤防止外界环境中微生物侵袭感染;⑥促进创面修复细胞增殖、抑制其凋亡;⑦促进创基血管化,固定皮片;⑧减少换药频率,减轻换药疼痛,控制创面的渗出与异味。并且使用聚乙烯乙醇化海藻盐泡沫敷料覆盖创面,用半透膜对创面进行封闭,在持续高负压引流下有效促进了受损组织愈合快速,有效避免炎症及感染现象发生,同时也减轻了患者的创面疼痛程度。还可以通过增加降钙素基因相关肽(calcitonin gene-related peptide, CGRP)、P 物质表达,影响内源性表皮生长因子(VEGF)表达,进而加快创面愈合速度;还可通过机械的牵拉作用促进组织细胞增殖,改善血管通透性,促进创面水肿消退,使创面修复效果得到有效提高。同时病理学活检表明高负压作用下创面血流量更大,浸润其间的淋巴细胞更快消退,增生修复过程中胶原更早产生,收缩性纤维合成更强。负压引流技术在伤创面修复中的应用效果显著,可有效减轻患者创面疼痛程度,促进创面愈合速度,提高临床治疗效果,值得临床推广应用。另外,负压封闭引流治疗还可减轻护理工作,缩短住院时间,预防并发症。

3.2.7.3 负压创面治疗适应证与禁忌证及并发症

(1)适应证　研究显示,负压创面治疗在烧伤科较多地应用于成人或小儿深二度烧伤创面、创伤创面、电烧伤创面、热压伤创面、肉芽创面、真皮替代物移植创面或植皮创面床术前准备、植皮创面术后固定,同时也适用于慢性创面,包括糖尿病足溃疡、压疮、静脉溃疡等。

1)成人深二度烧伤创面:损伤深度达真皮深层,表面存在较多坏死组织,易导致创面进行性加深、感染,创面愈合时间长。烧伤创面处理的目的在于防止创面加深、感染、水分蒸发,提供适合于创面愈合的温湿环境。急性深二度烧伤创面可分为坏死带、淤滞带和充血水肿带,炎症因子和组织水肿可促使淤滞带内形成微血栓,进一步引起细胞坏死,加深创面。动物实验和临床研究证实,负压封闭引流治疗能够增加深二度烧伤创面局部血流灌注,减轻组织水肿和疼痛,降低创面继续加深的概率,同时可以促进坏死组织溶解脱落、加速创面愈合,提高创面愈合质量。

2)植皮创面床术前准备:植皮成活率与创面床肉芽组织新鲜程度密切相关。有研究比较了负压封闭引流治疗与纱布敷料预处理创面后的植皮效果,结果表明负压封闭引流治疗能够显著提高植皮成活率。负压封闭引流治疗可用于植皮创面床的术前准备,培育肉芽组织。

3)植皮创面术后固定:负压封闭引流治疗对于植皮创面分泌物的引流、皮片固定具有良好作用。RCT 研究显示,在自体网状皮移植覆盖的烧伤创面上应用-10.67 kPa(-80 mmHg)的负压持续吸引,可提高皮片成活率,缩短创面愈合时间,减轻患者痛苦。有研究显示,负压封闭引流治疗尤其适用于颈部、腋窝、臀部、会阴部、关节部位等特殊部位植皮术后的固定,可减少移植皮片丢失和降低再次植皮的概率。负压封闭引流治疗可提高烧伤创面移植皮片的成活率,加快创面愈合。

4)辅助真皮替代物移植创面:真皮替代物移植的关键在于能否迅速血管化,以便为后期移植自体薄皮片提供良好的受皮条件。负压封闭引流治疗可使脱细胞真皮基质(ADM)支架与创面基底充分贴合,加速真皮支架的血管化,提高植皮成活率。国内外研究表明,负压封闭引流治疗能加速真皮替代物的血管化进程,提高自体皮片的黏附性,减少因皮下血肿所致植皮失败;减轻创面的细菌负荷、防止创面感染,提高皮片成活率及修复质量,长期观察瘢痕增生较轻。

5)电烧伤创面:电烧伤创面常伴有较多肌肉坏死和大血管暴露,创面易感染和出血。多数情况下,早期清创常难以彻底清除坏死组织,需要多次反复清创。联合负压封闭引流治疗可减轻组织水肿,加速坏死组织脱落,保护间生态组织,促进肉芽组织生长。对于电烧伤创面尤其为大面积受损时,专家组强调:清创时尽量保留间生态组织、血管、神经、肌腱,伴有重要血管、神经及骨质外露时,要尽早移植皮瓣、肌皮瓣或皮片封闭创面,条件不允许Ⅰ期覆盖创面时可以酌情使用负压封闭引流治疗。电烧伤创缘的血管存在不同程度的损伤,持续处于负压状态下易破裂出血,因此只能选择间歇模式,并且负压值宜从小到大、循序渐进,其间需严密观察创面有无活动性出血。

6)热压伤创面:热压伤创面主要分布在手、前臂。进行创面评估后常规的治疗方法包括急诊焦痂切开减张、切痂清创术,随后根据创面情况选择Ⅰ期移植皮片、游离皮瓣或腹部带蒂皮瓣修复。有研究显示,使用负压技术处理热压伤创面,能促进组织水肿消退和肉芽组织生长,再Ⅱ期移植皮片覆盖创面。如出现大范围肌腱、骨质外露,在彻底清除坏死组织后宜尽早移植皮瓣修复创面,以期达到较佳疗效。

7)小儿深二度烧伤创面:小儿应用负压封闭引流治疗需重视负压值、材料及模式的选择。年龄较小的患儿采用-10.00~-6.67 kPa(-75~-50 mmHg)负压,年龄较大的患儿采用-16.67~-10.00 kPa(-125~-75 mmHg)负压。鉴于成人使用-10.67 kPa(-80 mmHg)负压即可满足治疗需要,因而建议小儿负压值不宜超过-10.67 kPa。一般而言,小儿烧伤创面适宜采用聚氨酯材料,如果肉芽组织生长旺盛,可改用聚乙烯醇(polyvinyl alcohol,PVA)材料,或在创面与负压材料之间增加非黏性层,以避免肉芽组织长入覆盖材料。间歇模式较持续模式更容易诱导肉芽组织生长。过度生长的肉芽组织长入覆盖材料在更换敷料时可引起疼痛,并且间歇模式在实施过程中也会引起创面疼痛,小儿通常难以耐受,因此建议使用持续模式负压封闭引流治疗小儿烧伤创面。负压封闭引流治疗有可能造成液体额外丢失，年龄越小危险性越大，因此要密切观察引流液量，必要时及时补液。

(2)禁忌证　伴有坏死焦痂的三度烧伤创面是负压封闭引流治疗的禁忌证，必须去除坏死组织后再应用负压封闭引流治疗。对于存在活动性出血、血管及神经裸露未予覆盖、局部恶性肿瘤、存在大量坏死组织、供养动脉病变、硬脑膜缺损伴脑脊液漏等创面，不可使用负压封闭引流治疗。裸露内脏器官表面谨慎使用负压封闭引流治疗。合并厌氧菌、真菌感染创面，脓皮病创面以及大面积烧伤休克期不建议使用负压封闭引流治疗。

(3)并发症　负压封闭引流治疗常见的并发症为周围皮肤浸渍、湿疹等。负压材料覆盖创面时间过长，肉芽组织会过度生长，移除材料时易造成创面出血及组织损伤。若泡沫材料遗留在创面组织中，易继发感染。此外，负压值选择不当，可造成创面出血或皮肤缺血坏死。

3.2.7.4 负压创面治疗在创面康复的临床应用

(1)创面覆盖材料的选择及更换时间　负压创面治疗的创面覆盖材料大体可以分为两大类，即聚乙烯醇(PVA)和聚氨酯(polyurethane，PU)材料。PVA材料孔隙致密，孔径为100～300 μm，为亲水性，生物相容性好，弹性好，有一定的可塑性，抗牵拉能力强，肉芽不易长入网孔，故可用于深部创腔或窦道。但PVA材料因孔径小易堵管，且后期材料易变硬，不适用于间歇式吸引模式，一般可使用5～7 d。聚氨酯材料孔径为500～650 μm，通透性较好，不易堵管，能够及时吸收深层创面的渗出液，因而适用于渗出液较多且含沉淀物较多的感染性创面。聚氨酯材料质地更柔软，能够把负压均匀地传导至创面，刺激肉芽组织生长，可结合间歇负压吸引模式起到脉冲式正向血流调节作用，形成剪切力刺激肉芽组织生长，一般建议使用3～5 d。但聚氨酯材料为疏水性，且孔径大，不建议应用于深部创腔或窦道，以免肉芽组织长入，取出时易损伤组织，造成出血。也有研究者将PVA和聚氨酯材料制备在负压覆盖材料正、反两面，根据创面情况选择一面贴敷创面，方便临床使用。此外，还有研究者在聚氨酯材料中添加其他成分，如银离子或硅酮，制成含银离子或硅酮的聚氨酯泡沫材料。

(2)负压封闭引流治疗的负压值设定及模式选择　负压封闭引流治疗的负压值大小与治疗效果、并发症的发生均有着密切关系，因此，负压值设定十分重要，应根据患者和创面的具体情况进行设定。就负压技术而言，负压表显示的“负压值”其实并不是创面表面真正接收到的负压值，创面实际受压往往低于设定负压值。选用的材料及负压监测仪不同，引流管长度以及管道并联程度不同，会使得创面实际接收到的负压值与所设定的负压值有所不同。目前国内负压装置分为2种：一种是可移动式负压调控仪器，在创面处设置负压感受器，设定的负压基本接近创面实际受压；另一种是采用病房墙壁中央负压装置，通过连接管道与负压引流管连接，所设定的负压通过连接管道逐渐衰减，至创面后实际受压低于设定的负压值。由此可见，使用病房墙壁中央负压装置时，负压值设定应稍大。

Morykwas进行负压封闭引流治疗尝试，使用的负压值范围为-53.33～0.00 kPa(-400～0 mmHg)，观察至-16.67 kPa(-125 mmHg)的负压封闭引流治疗最有利于增加局部血运。同时他们提出，与持续模式比较，间歇模式能显著增加局部血运及促进肉芽组织生长。因此，既往认为-16.67 kPa(-125 mmHg)为最佳负压值。但近年来的大量基础和临床研究认为，-10.67 kPa(-80 mmHg)是血流灌注和细胞生长的最佳负压值。负压过高可引起组织缺血，尤其是患者患有外周血管疾病、糖尿病足及在烧伤早期时等；也有引起出血的风险，疑似凝血功能障碍的患者应避免使用过高负压。目前认为较低的负压更适合大多数创面，对糖尿病足、血管损伤性创面等而言，一般-10.67～-8.00 kPa(-80～-60 mmHg)大小的负压较为合适。严重污染、水肿创面起始治疗时，应该选择较高的负压值；使用面积较大或者客观原因导致创面封闭不严密时，亦应适当增加负压值。负压封闭引流治疗模式有3种，即持续、间歇和循环模式。间歇模式常为持续吸引5 min，暂停2 min。某些血运欠佳创面或必须环形包扎的创面，可应用间歇模式行负压封闭引流治疗。该负压模式造成泡沫敷料舒张和紧缩变化，有时会引起创面疼痛。循环模式是指负压值在设定的范围内[-16.67～-6.67 kPa(-125～-50 mmHg)]规律性循环变动，创面始终处于负压状态，治疗效果与间歇模式类似，但疼痛明显减轻。目前该模式临床应用较少，操作参数设定有待进一步实践。一般认为，间歇模式的负压效果优于持续模式，可以根据创面类型进行选择或联用。

(3)治疗方法　彻底清除创面的坏死组织、浴液、渗出液后，根据创面大小裁剪或拼接黑色泡沫敷料，将设计好的敷料覆盖或填充创面，必要时缝合泡沫敷料。

清理创面周围组织，在敷料外覆盖生物半透明膜，覆盖范围应超过创缘 3 cm，保持创面的封闭性。在泡沫敷料上方的透明薄膜中央剪一个直径不小于 2.0 cm 的圆孔，移除吸盘垫背后的衬纸，将吸盘垫背面的开孔对齐薄膜剪开的孔，直接放置于上。再将吸盘垫轻轻固定贴合在薄膜上，去除吸盘垫上的外框纸，固定软管及管路，不要覆盖住靠近快速连接器的通气小圆盘。将软管敷料管路和储液罐两端通过快速连接器进行插入连接，启动负压治疗仪。在负压的作用下，创面呈真空状态，泡沫敷料皱缩，手触变硬变薄，形成持续负压吸引。持续负压引流 5～7 d 后，去除敷料，若肉芽组织新鲜，生长旺盛，可自行植皮，少数创面分泌物多或创面大者应从新更换泡沫敷料直至肉芽组织生长良好。

【典型病例 3.6】

患者男性，49 岁。临床观察单位：中山大学附属第一医院。

临床诊断：左糖尿病足，2 型糖尿病，高血压病。

治疗时间：3 个月。

治疗方法：①入院后先后给予 3 次清创、扩创、负压封闭引流治疗，外踝部分骨质外露坏死，创面无明显生机(图 3.18A)。②后改用生长因子冲洗+负压封闭引流联合治疗。间歇模式冲洗，5 d 一疗程(图 3.18B)。③第 1、2、3、4 疗程后打开负压封闭引流装置，见创面新生肉芽组织逐渐生长，至最后一疗程打开负压封闭引流装置，见丰富肉芽组织生长(图3.18C、D)。④最后行腓肠神经营养皮瓣转移+部分植皮术(图3.18E),术后恢复良好出院(图3.18F)。

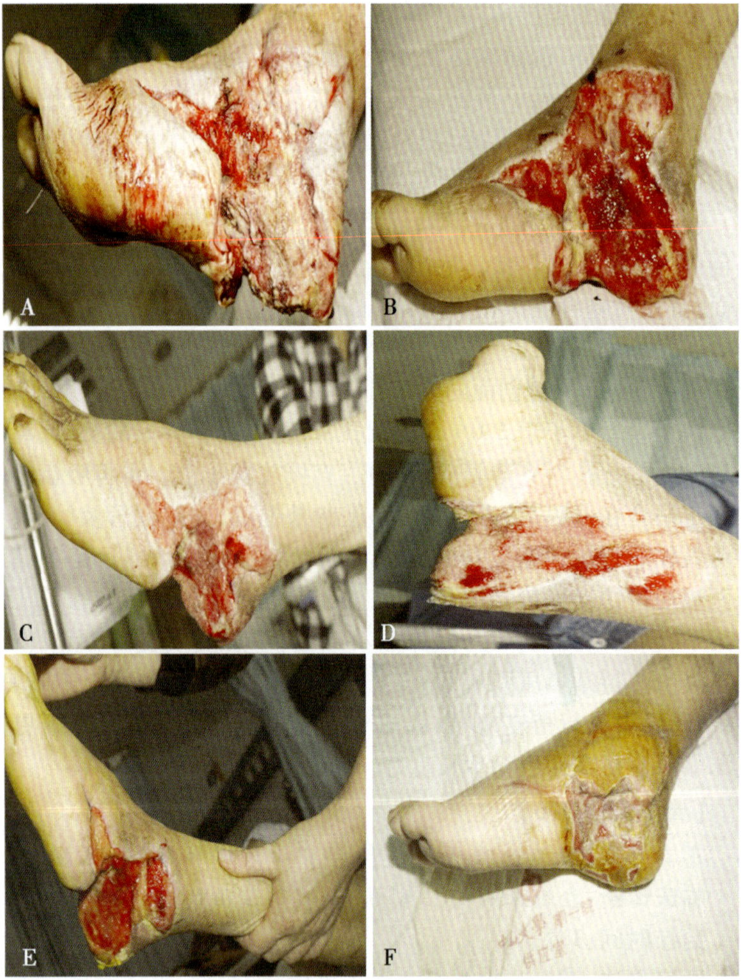

图3.18 左糖尿病足溃疡

A.外踝部分骨质外露坏死,创面无明显生机 B.生长因子冲洗+负压封闭引流联合治疗 C、D.打开负压封闭引流装置见创面逐渐见新生肉芽组织生长 E.腓肠神经营养皮瓣转移+部分植皮术 F.术后恢复良好

【典型病例 3.7】

患者男性,49 岁。临床观察单位:中山大学附属第一医院。

临床诊断:右大腿坏死性筋膜炎。

治疗方法:入院后行清创术,彻底清创后,应用负压封闭引流治疗,待创面肉芽组织新鲜后,行植皮术。植皮术后定期换药,见植皮成活良好。植皮术后 1 个月,创面恢复良好(图 3.19A ~ E)。

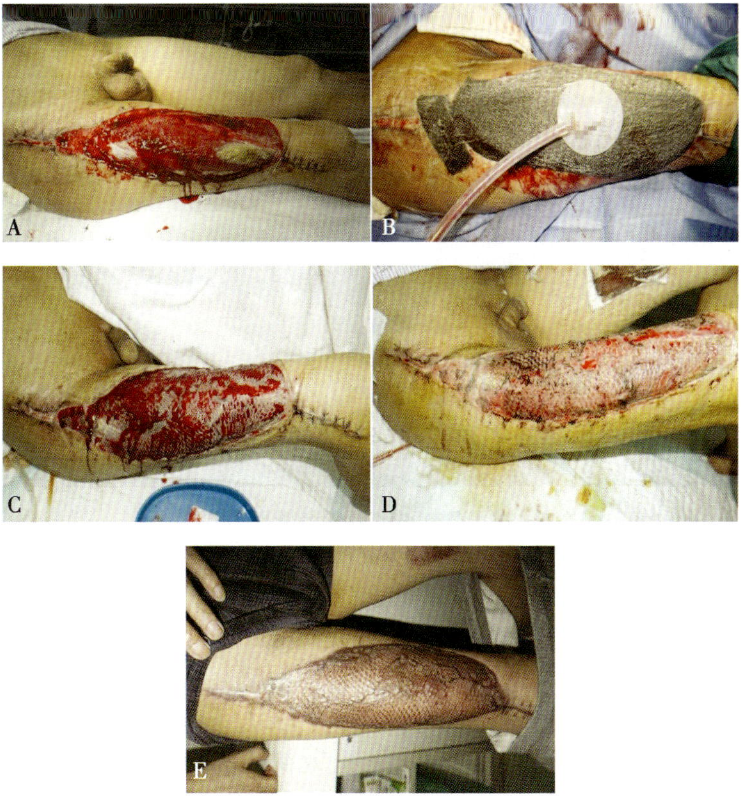

图 3.19 右大腿坏死性筋膜炎

A. 入院后行清创术 B. 清创后,应用负压封闭引流治疗,待创面肉芽组织新鲜后,行植皮术 C. 植皮术后 1 周 D. 植皮术后 2 周 E. 植皮术后 1 个月

【典型病例 3.8】

患者女性,7 岁。临床观察单位:中山大学附属第一医院。

临床诊断:背部先天性黑色素巨痣。

治疗方法:术中切除黑痣后,行植皮术。应用负压封闭引流装置固定移植皮片,植皮术后 1 周换药,可见皮片成活(图 3.20A ~ D)。

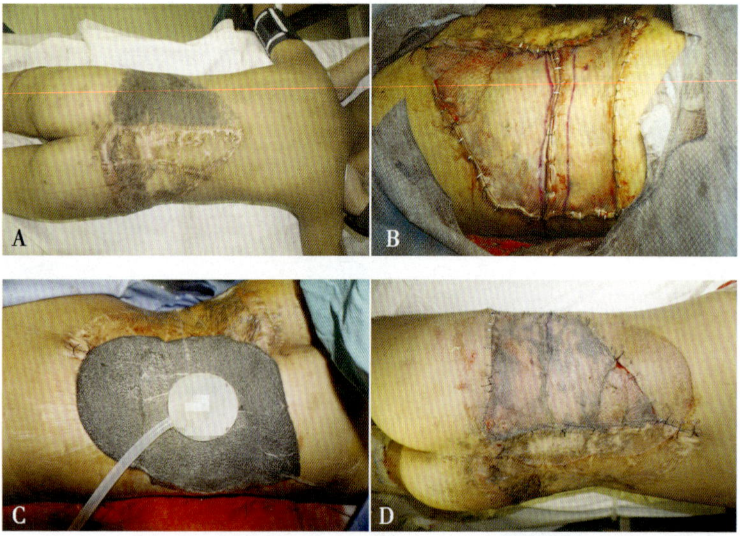

图 3.20 先天性黑色素巨痣

A. 术前 B. 切除黑痣后,行植皮术 C. 植皮术后应用负压封闭引流装置固定 D. 植皮术后 1 周,皮片成活

【典型病例 3.9】

患者女性,64 岁。临床观察单位:中山大学附属第一医院。

临床诊断:左锁骨上放射性溃疡,双侧乳腺癌术后放化疗后。

治疗时间:4 个月。

治疗方法:①入院后,先后 2 次行胸部溃疡清创缝合+负压封闭引流治疗,创面未见明显生机,部分胸肋骨骨质外露坏死(图 3.21A、B)。后改用生长因子治疗,即创面彻底清创后,生理盐水清洗创面，根据每1% TBSA 应用1支碱性成纤维细胞生长因子凝胶将其均匀涂抹于创面表面，同样方法每1～2 d清洗换药1次。②治疗3周后，见创面有新生肉芽组织生长(图3.21C)。③最后行右胸部肌皮瓣转移术，术后恢复良好，创面大部分愈合(图3.21D)，转院继续换药半个月后完全愈合。

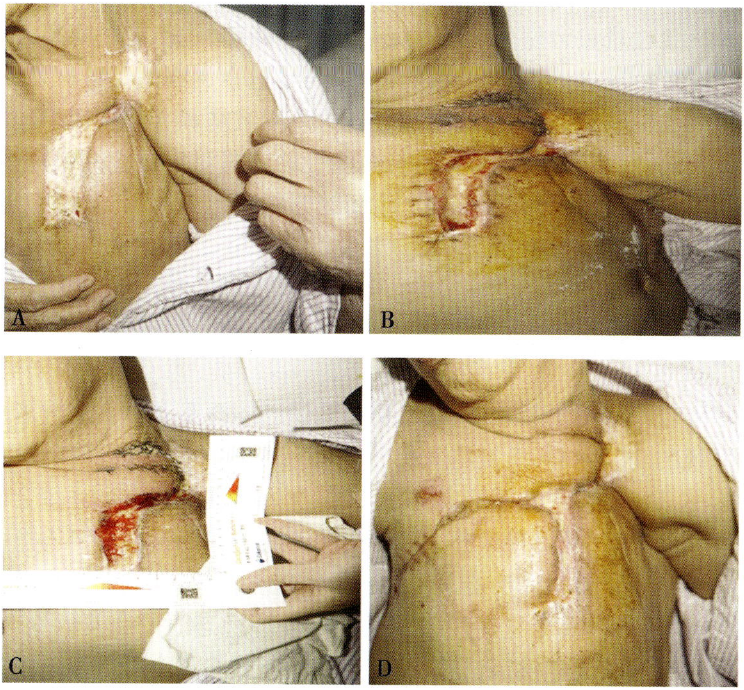

图3.21　左锁骨上放射性溃疡，双侧乳腺癌术后放化疗后

A.入院时创面外观　B.行胸部溃疡清创缝合+负压封闭引流治疗，见创面未见明显生机，部分胸肋骨骨质外露坏死　C.碱性成纤维细胞生长因子凝胶治疗后，见创面有新生肉芽组织生长　D.最后行右胸部肌皮瓣转移术，术后恢复良好，创面完全愈合

3.2.7.5 总结与展望

尽管负压封闭引流治疗给临床工作带来新的治疗理念和技术，

但负压封闭引流治疗并不能替代外科清创手术和创面修复手术。负压封闭引流治疗技术作为外科辅助治疗，应在准确、全面评估创面和患者全身情况下，充分发挥其优势，切忌无原则滥用。虽然负压封闭引流治疗的基础研究取得了肯定的结果，也在临床得到一定范围的应用，但其理论和方法还尚不成熟。虽然 2004 年 Gupta 等组织创面护理专业人员讨论制定 VAC 治疗压疮的临床指南，但仍然缺乏急性难愈合创面负压封闭引流治疗指南，也未能在临床普遍推广。今后应进一步深入探讨其对创伤难愈合创面的促愈机制，结合多中心的临床试验，探索更加合理的使用策略和方案。在护理方面，应多总结临床经验，积极进行前瞻性的随机对照试验，撰写负压封闭引流治疗的临床护理规范，不断提升护理能力。

（程　璞　唐　冰）

3.2.8 各系统康复

随着医学的不断进步，对于疾病认识已不再是单一器官或者单一系统的功能障碍，而是将人体视为有机整体，外来或内在的致病因素使某一器官或者系统失灵。同时，身体的其他器官和系统会牵一发而动全身，从而导致整个机体的功能故障。而慢性迁延不愈的疾病更是整个有机体功能紊乱的一种体现。因此，在创面患者或者烧伤患者中，涉及全身性代谢紊乱和内环境稳态时的康复问题时，不仅仅要着眼于创伤部位或者烧伤本身，还要注重全身各个系统的康复和重获功能。烧伤康复是一个极其复杂和困难的过程，当与其他重大创伤相结合时，更是极大的挑战。烧伤患者的治疗和管理是一个多学科综合治疗的过程，包括普外科、创伤外科、整形外科、物理医学和康复、重症护理、传染病和行为医学。其他专业包括护理、物理治疗、职业治疗、呼吸治疗、心理学、矫形学和修复学、社会康复治疗等。而对于慢性创面，创面护理贯穿于治疗的各个阶段。医生、护士、物理治疗师和作业治疗师都将参与。良好的创面护理知识对康复和作业治疗师很重要。

3.2.8.1 心脏康复

(1)心脏康复概念　心脏康复/心血管二级预防是一门融合生物医学、运动医学、营养医学、心身医学和行为医学的专业防治体系,是指以医学整体评估为基础,将心血管病预防管理措施系统化、结构化、数字化和个体化,通过五大核心处方[药物处方、运动处方、营养处方、心理处方(含睡眠管理)和戒烟限酒处方]的干预危险因素,为心血管疾病患者在急性期、恢复期、维持期以及整个生命过程中提供的生理、心理和社会的全面和全程管理服务和关爱。心脏康复的概念主要见于心血管事件的康复治疗领域,是治疗稳定期心血管疾病以及预防再发心血管事件的重要手段,而对于严重烧伤患者或者长期慢性创面患者,由于创面致使运动功能受损或丧失,从而导致长期卧床或者严重感染问题,会影响患者的心血管系统功能,从而导致疾病的进一步恶化。因此在创面的康复过程中,也应重视心血管的康复。

(2)心脏康复目前进展　心脏康复在发达国家已经开展多年,其疗效已得到大量临床研究的验证,欧洲心脏病学学会、美国心脏协会和美国心脏病学学会均将心脏康复列为心血管疾病防治的Ⅰ级推荐。日本、美国、欧洲各国、部分亚洲国家认识到心脏康复对冠心病患者治疗的重要价值,均将心脏康复纳入医疗保险。而我国在2012年发表了《中国冠心病康复与二级预防专家共识》,至此心脏康复治疗得到迅猛发展。2015年颁布了《中国心血管疾病康复/二级预防指南(2015版)》,在此基础上,参考2017年和2018年发表的国际相关指南择其更新的重要学术内容,编写《中国心脏康复与二级预防指南2018精要》。目前我国的心脏康复主要包括:①系统评估,初始评估、阶段评估和结局评估是实施心脏康复的前提和基础。②循证用药,控制心血管危险因素。③改变不健康生活方式,主要包括戒烟、合理饮食和科学运动。④情绪和睡眠管理,关注精神心理状态和睡眠质量对生活质量和心血管预后的不良影响。⑤健康教育行为改变,指导患者学会自我管理是心脏康复的终极目标。⑥提高生活质量、回归社会、职业回归。

(3)心脏康复在创面患者中的应用

1)烧伤患者与心脏康复：烧伤患者的康复是康复医学中最复杂、最耗时、最昂贵的工作。大面积烧伤及相关损伤往往会导致长期的生理和心理功能障碍。据报道，即使是在烧伤3年后，身体功能和生活质量仍然会受到影响，包括肌肉质和量的下降，患者不仅没有办法参与体育活动和锻炼，甚至日常生活也会受到影响。长期卧床，失去功用的骨骼肌将会分解，导致运动能力的进一步受损，因此早期和适度的康复关系到今后的生理功能和功能恢复。

越来越多的临床共识认为，运动训练可能提高心脏功能，加强心血管功能储备。而荟萃分析显示，以运动锻炼为基础的心脏康复已被证明是有效的，是预防和治疗心血管疾病及防止再次梗死的有效而廉价的治疗方法之一。烧伤早期运动治疗不仅仅是可行的，而且能显著改善局部血液循环，减轻水肿，促进静脉和淋巴回流，降低肺部感染率，有助于提高整体治疗效果，同时能提高后期患者康复治疗的依从性，降低因为瘢痕挛缩畸形所需的手术整形治疗，减少患者的心理压力。这种作用机制可能有以下几种：由于运动训练诱导的肾素-血管紧张素-醛固酮系统（renin-angiotensin-aldosterone system，RAAS）的缓解；基质金属蛋白酶-1与基质金属蛋白酶-1组织抑制因子之间的平衡改善；肌球蛋白重链亚型的良好转换；氧化应激的减轻；抗氧化能力的增强；线粒体钙处理的改善；心肌新生血管生成的增加。

而大量临床研究就烧伤后患者在进行运动训练后的耗氧能力、功能恢复、去脂体重（lean body mass，LBM）、活动能力测定、职业表现、肺功能基础耗能、力量、工作总量、跑步机运动试验、体重等进行了评估，发现运动训练可以提高烧伤患者的心血管耐力，促进肌肉和心血管系统的康复。

随着医疗技术的发展，烧伤患者的生存率逐渐上升，于是烧伤后的康复治疗成为功能康复、回归社会的重点。对于烧伤幸存者来说，心血管耐力和加强锻炼计划的需要及潜在价值在急性护理期间长时间固定和烧伤损伤的典型生理反应（如明显的高代谢和骨骼肌分解代谢)后尤为重要。一些临床研究对比正常儿童与烧伤患儿，后者的供氧能力、LBM、肌肉力量、四头肌大小、步态参数、肺功能和跑步机时间明显减少。而在烧伤成人中也有类似的发现。在急性期治疗后的运动锻炼，包括阻力运动和有氧运动，可以提升肌肉力量及心血管功能，很多关于儿童和成人烧伤患者的临床研究已经证实这一点，不仅早期的康复锻炼可以提高心血管耐力，烧伤治疗后6个月内进行，停止锻炼后3个月内，仍然能够有获益。成人住院康复方案大多为每天30 min，每周3 d，持续12周，而烧伤患儿的都是12周的住院项目。除了运动锻炼外，还有包括物理治疗、作业治疗、心理治疗在内的院内标准治疗(standard of care，SOC)。

虽说有一定证据证明运动锻炼对于心血管康复有一定的作用，但是具体的运动方案，如运动开始节点、持续时间、强度，以及对其他系统，如免疫、消化等身体其他功能的影响，对患者重返社会、生活质量、功能重建的影响，仍需要进一步的长期的临床研究方能确定。

目前指南推荐：①烧伤患者的力量锻炼和心血管耐受性锻炼应在7岁及以上患者进行，而那些力量和心肺功能远在正常水平以下的患者，更应该进行督导下的阻力或有氧运动。②应该在急诊治疗后到伤后14 d内尽早开始运动康复锻炼，在不影响创面愈合或烧伤创面已基本愈合的情况下，创造条件尽早离床活动，进行运动试验，运动负荷量从低强度开始，以心率≤120次/min或年龄标准化预期最大心率的60%～70%为运动终点。③锻炼时间成人应该持续6～12周，而儿童应持续12周。④目前尚未有超过12周的锻炼时间的临床试验。因此，尚未能知晓更长的锻炼时间是否是有益。

2)慢性创面患者与血管康复：近年来，各种慢性疾病的患病率逐年增加，与之相关的压疮、糖尿病足、下肢静脉性溃疡、外周动脉闭塞性溃疡等慢性创面也呈现出高发病率。北京大学第一医院院长刘玉村教授介绍说："目前，临床常见创面已由急性创伤转为慢性创面为主，糖尿病所致的慢性创面已经跃居发病率的首位。"中国工程院院士付小兵指出，虽然难愈性皮肤溃疡不会立即威胁生命，但因长达数月甚至数年、十数年的经久不愈，严重影响患者原发病康复和生活质量，也给家庭带来沉重的护理与经济负担，少数可发生溃疡癌变。若发生感染扩散，可导致脓毒症等并发症。不但加重原发病，而且将危及患者生命。而在慢性创面患者发病机制中，血管问题是创面康复的重点问题。最新慢性创面治疗指南提出，理想情况下，一个健康的、灌注良好的创面应为清创后红色的创面床，清创后根据创面情况选择合适的创面敷料，从而促进创面愈合和肉芽组织的生长，进一步促进创面新生血管生长。对于下肢静脉性溃疡的患者，在没有血栓形成的情况下，适度运动和下肢血管加压也有助于减轻静脉压力，促进血管康复。有临床研究表明，局部高压氧治疗和全身高压氧治疗可以促进慢性创面的愈合，促进血管生长，从而促进创面的康复。而预防慢性创面反复发作的重要手段之一就是要控制原发病，加强治疗后创面的护理和保护，呵护新生血管，维护原有血管。

而由长期卧床或者肢体残障导致的深静脉血栓形成也是慢性创面患者心血管系统康复的一个严峻挑战。血栓问题重在预防。首先是深静脉穿刺置管部位的选择，应优先选择上腔静脉及其分支，如锁骨下静脉、颈内静脉，避免经过烧伤创面穿刺，避免同一部位反复穿刺，避免长期留置导管。其次是尽早进行被动运动，如改变患者体位、勤翻身，被动肢体抬高和运动、肢体气压治疗，鼓励患者主动的肢体活动和肌肉收缩运动等措施，可有效加速静脉血流速度，减少深静脉血栓形成概率。最后是要积极治疗原发病，缩短卧床时间，让患者尽早离床下地行走。

3.2.8.2 肺康复

(1)肺康复的概念　肺康复(pulmonary rehabilitation，PR)是一个广义的治疗概念。美国胸科学会和欧洲呼吸学会将它定义为“全面评估后根据患者具体情况来制订治疗方案的综合性干预措施；这些治疗包括但不限于运动训练、教育和行为改变，目的是改善慢性呼吸系统疾病患者的生理和心理状况，并促使其长期依从促进健康的行为。肺康复可以改善慢性呼吸系统疾病患者的症状、生存质量、肺功能及医疗保健利用情况”。支持肺康复有益的大多数证据来自关于慢性阻塞性肺疾病(chronic obstructive pulmonary disease, COPD)患者的研究。然而,在除COPD以外的呼吸系统疾病患者中得到的结果证实,肺康复对有症状的其他呼吸系统疾病患者也有益处。

(2)肺康复目前进展　目前肺康复主要包括运动训练、教育和心理支持,其中运动锻炼(physical exercise,PE)占主要部分,包括上下肢的耐力训练、间歇运动训练、抗阻力/力量训练及呼吸再训练和呼吸肌训练。肺康复是COPD患者一种重要的非药物治疗方法。呼吸肌训练(respiratory muscle training,RT)是帮助COPD患者减轻呼吸困难、提高呼吸肌力量、改善肺功能和生活质量的一种肺康复的手段。由于临床症状稳定的COPD患者也可能存在呼吸肌功能障碍,因此为了提高运动能力,减少呼吸困难,在制订肺康复计划时应考虑加入呼吸肌训练。目前文献公认的吸气肌训练方法主要有以下4种:非线性阻力呼吸器、阈值压力负荷训练器、限速阈压力负荷吸气肌训练仪和靶流量阻力装置。运动锻炼也是一种肺康复手段,可以改善COPD患者的运动耐受性,改善呼吸困难、疲劳症状。COPD患者应参加至少一个体育项目,尽早发现运动能力下降,并实施系统的体育锻炼计划,以防止病情恶化。PE和RT都是COPD患者肺康复计划中的重要干预措施。肺康复的适应证尚未确切界定。COPD全球倡议建议,在B、C和D类COPD患者的治疗中应包括肺康复。对于COPD之外的呼吸系统疾病,还没有关于患者选择的正式说明,但是对于疾病影响生存质量的有症状患者,通常会考虑肺康复。一项临床研究表明,完成肺康复的患者呼吸困难减轻,运动能力和体力活动水平改善。

(3)肺康复在创面患者中的应用　严重创伤后,长期卧床和辅助机械通气可能会影响呼吸系统。而烧伤,特别是火烧伤或化学灼伤,常伴有吸入性损伤。因此,肺功能受损是创面患者病理生理学的一个组成部分。有文献报道,根据肺活量测定结果,严重烧伤的成年人在伤后7年内仍持续存在肺功能受损。进一步研究发现,与对照组相比,严重烧伤的成年人的最大摄氧量(maximal oxygen uptake，VO_{2max}）较低，运动耐受性较差，参加的体育活动较少。令人惊奇的是，在烧伤后大约5年，研究中的8名患者中有3名出现限制性或阻塞性肺功能障碍。烧伤会影响患者的肺功能从而影响进一步的功能康复，因此烧伤后肺功能重建可能会增强功能康复。

1）烧伤患者与肺康复：长时间的队列研究表明，运动训练对烧伤患者运动耐受性和肺功能恢复存在积极影响。在一项关于31例重度烧伤的儿童（随访7～18年，超过50%体表烧伤面积）的队列研究中，患儿伤后约6个月VO_2峰值显著低于同龄的未烧伤儿童。在这31名烧伤儿童中，17名继续参加为期12周的康复运动锻炼（rehabilitative exercise training，RET）（包括耐力运动和阻力运动训练），而14名作为对照组，接受门诊烧伤标准治疗（SOC）。试验组VO_2峰明显改善，而对照组VO_2峰未见变化。通过肺活量测定法对肺功能进行更直接的分析发现，烧伤儿童的最大自主通气量（maximum voluntary ventilation，MVV）、用力肺活量（forced vital capacity，FVC）和第一秒用力呼气容积（FEV_1）均明显低于未烧伤组。而在该临床研究中，就VO_2峰值而言，试验组的MVV、FVC和FEV_1均较基线显著改善，而对照组未发生变化。

在严重烧伤的成年人的队列研究中，研究者比较了耐力训练（试验组）和SOC治疗（对照组）对运动功能的影响。在这项研究中，35位成年烧伤患者（需要住院治疗，平均体表烧伤面积19%）被随机分配到对照组（接受SOC治疗）或试验组（参与一个为期12周的耐力运动训练计划）。训练平均在伤后38 d进行，每周3次跑步机运动，消耗大约60%的心率储备。相较于对照组，试验组的VO_2峰值显著提高。这项研究表明，比起单纯的SOC治疗，运动训练能更快地促进烧伤患者肺功能的恢复，促进功能重建。因此，有理由得出这样的结论：肺功能受损导致严重烧伤患者的运动能力下降，RET可以在一定程度上促进严重烧伤患者的心、肺功能恢复。起码，现有证据支持RET在重度烧伤患者心、肺康复中的重要性。

目前在烧伤患者中常用的肺康复手段主要是各种呼吸训练及呼吸肌训练，包括有针对胸腹部烧伤的胸腔松动训练和腹式呼吸训练，针对颌面部的早期松动训练，以及吸入性损伤的咳嗽训练，而呼吸肌训练则适用于各类烧伤人群，主要是为了解决早期呼吸困难引起呼吸肌衰竭。

2）慢性创面患者与肺康复：慢性创面患者，原发病常为糖尿病、COPD 等需要长期卧床或者因截肢失去运动功能而导致的压疮、下肢静脉性溃疡、糖尿病足等，同样存在由于长期卧床甚至严重感染而导致的呼吸功能的丧失，因此不仅创面康复本身，肺康复对原发病的治疗也是创面康复治疗的一个重要部分。临床研究表明，耐力训练能够提高 COPD 患者呼吸肌力量。针对呼气肌的影响，耐力训练能够提高最大呼气压（maximal expiratory pressure，MEP），RT 不能提高 MEP，两种训练之间的效果没有差异。而 4 ~ 6 周和 8 ~ 12 周的训练都能提高患者的 MEP，而不同训练时间的差异没有统计学意义。针对吸气肌，同样 PE 能够提高最大吸气压（maximal inspiratory pressure，MIP），RT 则不能；4 ~ 6 周的训练能够提升 MIP，但是 8 ~ 12 周的训练却对 MIP 没有帮助。证明肺康复可以改善呼吸困难，但是对于肺功能没有明显改善作用。

3.2.8.3 其他系统的康复

烧伤康复有两个主要功能目标：保持活动能力和预防/减轻瘢痕和挛缩。无论烧伤创面的大小或原因如何，高达 9% 的烧伤患者发生神经病变，这在电烧伤中的发生尤为明显。原因尚不清楚。神经缺失症状可以出现在烧伤和未烧伤区域。它可以表现为一种单一神经病变、多种单一神经病变或一种广泛性感觉运动多神经病。目前对于神经系统的康复尚无明确的手段，一般通过口服改善神经病变的药物，如普巴瑞林（lyrica）、加巴喷丁（neurontin）、阿米替林（amitriptyline）、欣百达（cymbalta）、曲马多等。

有研究者对肌肉细胞进行体外试验时观察到，在负压刺激下，肌肉细胞产生的 IL 明显增加。血液中的 IL 水平受运动强度影响，骨骼肌本身的收缩是血液中 IL 的重要来源。这表明，对于大面积烧伤患者，若患者难以忍受功能锻炼中的疼痛，可通过进行积极的辅助运动延长对肌肉的刺激，诱导细胞因子的表达。对长期卧床患者进行运动治疗，研究结果显示，运动治疗可提高患者血液中的炎症因子IL-6、IL-8的表达水平。对长期卧床制动的大面积烧伤患者，运动疗法可作为有效刺激方法，提高患者免疫功能，促进康复。

（张 逸 汪小燕 王 英 张清荣）

3.3 功能康复技术

功能康复技术即功能康复疗法，是在康复医学理论的指导下，研究临床所使用的各种康复治疗技术的基础理论、作用原理、操作方法和规程、使用范围及注意事项的一门学科，是一门特别强调实际操作能力的应用科学。功能康复技术是康复医学的重要组成部分，是促进创伤患者康复的重要手段，也是康复医学从业者必须掌握的技能。

在我国，一般将康复疗法分为传统康复治疗技术和现代康复治疗技术两大类。

传统康复治疗技术是在中医理论指导下产生的，在临床上已经广泛应用的一些方法，如中药内服外敷（如复春散Ⅱ，外敷用于防治瘢痕增生）、针灸疗法、推拿疗法和传统的运动疗法。在运动治疗方面，《黄帝内经》记载“病生于筋，治之以熨引”，即应用针灸、导引、按摩、熨法等方式来治疗肌肉麻木或挛缩等病症。长沙马王堆汉墓出土的《导引图》上绘有多种医疗体操，并注明各种体操的名称及其主治的疾病等，此应为有记载的最早的主动运动疗法的雏形。近代的太极拳、八段锦、易筋经和气功等传统功能性运动，也可以说是中国的运动疗法。同时，中国古代对于文体和心理的治疗方面也很是重视。我国古代的医家根据五行相生相克的原理，提出了“以情治情”，调情志的原则；利用情绪互相制约的方法，倡用“悲胜怒”“怒胜思”“思胜恐”“恐胜喜”“喜胜优”等心理疗法。

现代康复治疗技术是在现代康复医学理论指导下产生的治疗方法，主要包括物理治疗（运动疗法和物理因子疗法）、作业治疗、言语治疗、康复工程、音乐治疗等。这些方法代表了现代康复治疗技术的主流。各种治疗方法相对独立、自成体系,又相互补充、互为辅助。现代康复治疗技术既是对传统药物和手术治疗之外的补充和完善,又是现代医学治疗技术的重要组成部分,也是康复医学特有的核心技术手段。康复治疗的主要内容是物理治疗、作业治疗、言语治疗、心理治疗、康复工程和中国传统康复治疗技术。

康复治疗的对象是整个人,而不仅是疾病或单个肢体;康复治疗的宗旨是使整体功能的恢复和重建。世界卫生组织对功能的定义明确指出:功能不仅是一个集体能够活动的能力,还应该包括完整的生理功能和工作能力,同时还应具有心理、社会和认知的能力。因此,功能康复的干预必须有目的性和个体性,与功能康复相关的康复技术需全面、科学并系统化,必须以患者为中心,以目标导向的方法来制订治疗计划、干预和评估,这也是循证医学和人文医学的最佳实践。

临床上,康复治疗的方法多种多样,每种技术方法均有其治疗优势,但如何恰当地选择这些技术是一个很重要的问题。总体来说,临床上遵守的原则是科学、规范、合理、综合及个体化的治疗原则。在康复疗法的实施中遵循"早期同步,主动参与,功能重建,全面康复,团队合作,提高生活质量"的基本原则,并以临床诊断和康复评定为客观依据,针对患者的具体病情采取不同的康复治疗技术,或综合应用几种疗法,以达到最佳的治疗效果和功能康复目标,同时注意根据康复阶段的不同,调整治疗方案。

3.3.1 物理治疗

物理治疗(physical therapy)是指通过各种类型的功能训练、手法治疗并借助于物理因子来提高人体健康,预防和治疗疾病,恢复、改善或重建躯体功能的治疗方法。一般来说,物理治疗包括运动疗法和物理因子疗法两大类,其中运动疗法是以功能训练和手法治疗为主要手段,又称运动治疗,它是物理治疗的主要部分;物理因子疗法是以自然界中的物理因子,如声、光、电、磁、水、冷、热等为主要手段，简称为理疗。物理治疗是康复治疗的基本组成部分和重要内容，也是临床康复技能的最重要技术手段。

3.3.1.1 物理因子治疗

物理因子治疗是应用天然或人工物理因子，如声、光、电、磁等，作用于人体，通过神经、体液、内分泌和免疫等生理调节机制，以提高健康水平，达到保健、预防和治疗疾病，促进病后机体康复，延缓衰老等的治疗方法，主要包括电疗法（如直流电、低频、中频、高频疗法）、磁疗法（如静磁疗法、磁热疗法、脉冲磁场疗法等）、光疗法（如可见光、红外线疗法和激光疗法等）、超声波疗法、热疗法、冷疗法及水疗法等。

物理因子治疗主要分为：自然的物理因子，如热和冷疗法、磁疗法、水疗法、日光浴和海水浴等水疗法；人工物理因子，如力学牵引、压力疗法、声光电等。物理因子疗法具有消炎、镇痛、镇静、兴奋、杀菌、加热等调节机体各系统和器官功能等作用。若患者能在伤后早期获得物理因子治疗，有助于促进康复，对预防感染、瘢痕增生，降低残障，提高生活质量和恢复劳动能力有重要意义。以下主要介绍声、光、电、水疗法在创面康复中的应用。

（1）超声波疗法　超声波（ultrasound wave）是指频率大于20 000 Hz，不能引起正常人听觉反应的机械振动波。超声波疗法即将超声波作用于人体以达到治疗目的的方法，常用的频率为800～1 000 kHz。超声波还可以用于药物渗透、雾化和癌症治疗等（图3.22）。

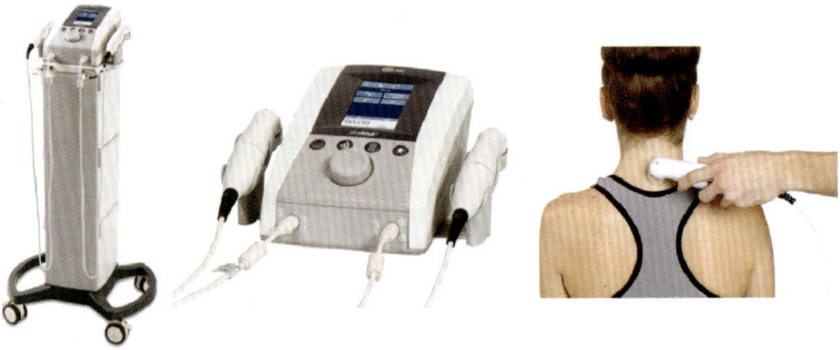

图3.22　超声波治疗仪

1)超声波生物学效应的作用机制(图 3.23)

ⅰ. 机械作用:超声波在介质中疏密相间的传播,交变声压作用介质点,引起组织细胞容积和内容移动变化及细胞原浆环流,从而对组织、内物质和微小细胞器产生一种微细按摩的作用,这种作用可以改善血液和淋巴循环,增强细胞膜的通透性,降低神经的兴奋性,使坚硬的结缔组织延长变软。

ⅱ. 温热作用:超声波在机体组织内传播时,一部分能量被组织吸收转化为热能。人体各组织对超声波的吸收不同,产热不等,在 2 种不同组织交界面产热较多,如在骨膜上可产生局部高热,这在关节、韧带等运动创伤的治疗上有重要意义。超声波的温热作用机制与高频电及其他物理因子的弥漫性热作用(均匀性加热)是不同的。

ⅲ. 理化作用:基于超声波的机械作用和温热作用,可以引起机体物理或化学的变化,如氢离子浓度的变化(当炎症反应伴有酸中毒现象时,超声波可使 pH 值向碱性方向变化,有利于炎症反应的减轻,从而缓解症状)、酶活性变化和某些高活性化学物质形成。超声波可使复杂的蛋白质解聚为普通的有机分子,进而影响酶的活性。如超声波可使关节内还原酶和水解酶活性增加,进而起到治疗作用。细胞内超微结构的变化在电镜下发现,超声波可作用于线粒体和核酸,从而影响蛋白质的合成和细胞生长。组织内自由基活性变化,高强度的超声作用可形成许多高活性的自由基,可加速组织内的氧化还原反应,影响组织的生长。

超声波在机体通过振动产生的机械作用及在此基础上产生的分布不均的内生热和理化方面的改变,这 3 种作用机制并非孤立存在,而是相互联系的。

超声波在功能康复方面的应用主要是通过止痛、改善血液和淋巴循环、调节神经肌肉紧张度、软化瘢痕与松解粘连等方面的作用。近年来,国内外采用低、中频电流附加超声波同时进行治疗,研究中发现在各种低频脉冲电流中,间动电流与超声波并用时效果最佳,也有尝试采用超声波与调制中频电流混合疗法。当超声波与低或

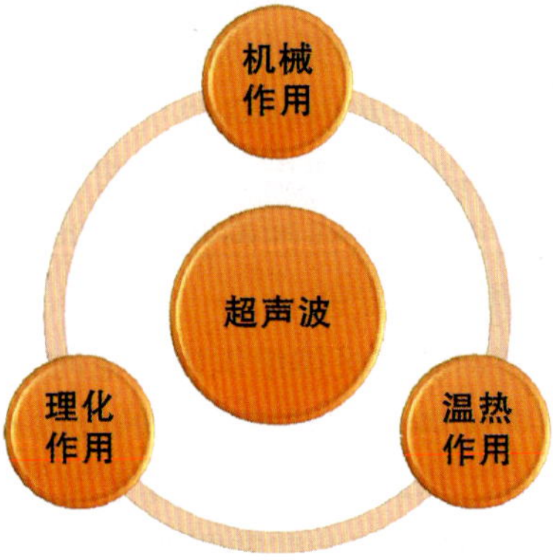

图3.23　超声波的作用机制

中频电流和用时，其治疗效果明显高于单一使用时，可见二者有非常显著的协同作用。

2）超声治疗的应用：临床上根据超声输出方式的不同分为2种，即脉冲超声和连续超声。脉冲超声在治疗过程中间断地发出声波作用于机体，它的热效应较小。连续超声波是指在整个治疗过程中，声头持续不断地发出声波作用于机体，它作用均匀，产热效应较大。临床超声应用应根据治疗区域大小，以0.5~20 W/cm^2 为基数设定治疗参数，以增加胶原组织的伸展性、加快或减慢运动和感觉神经传导速度、改善血液和淋巴循环和增高疼痛阈值等。由于对胶原组织和疼痛的影响，超声治疗适用已愈合的创面，如瘢痕组织等。当胶原组织在超声的作用下，组织温度相对增加使胶原组织的延展性增加，改善瘢痕组织活动范围。超声治疗联合被动运动可以进一步拉伸组织，改善因创伤后瘢痕增生导致的关节僵硬、畸形等。

除超声波声头外，还有为特殊治疗需要（如手、足、眼部及周围组织）或便于操作而准备的附件，如水枕、水袋、水槽、水漏斗等。

3）超声治疗的注意事项：超声是一种安全、有效的治疗方法，可用于解决烧伤患者的运动范围受限和疼痛等问题。朱世泽等使用超声治疗颈面部烧伤患者的瘢痕，根据创面大小选择超声波声头，脉冲波与连续波可交替使用,连续 15 min,用直接接触法,声头均匀移动。治疗剂量以 0.5 ~ 1.25 W/cm^2 为宜,每天 1 次,10 d 为一疗程,中间休息 7 ~ 10 d,再进行第二疗程。依此进行第 3 ~ 5 个疗程治疗。超声应只用于创面已愈合或移植稳固的区域。虽然耦合剂可能不会刺激愈合皮肤,但是仍需要密切观察皮肤状态。如果发生刺激,超声治疗应该停止,直到皮肤刺激得到解决。在超声处理的恢复期,应该使用另一种耦合剂。若声头接触愈合的皮肤产生不适感,可在水下操作超声仪器,从而减少声头和患者之间的接触。值得注意的是,超声波大剂量使用可使骨愈合延迟,作用于未骨化的骨骺可致骨发育不全,故烧伤幼儿骨骺处应当禁用。

(2)*光疗法* 光疗法是利用日光或人工光的辐射作用来防治疾病的治疗方法。在功能康复治疗中采用的人工光线包括可见光、激光、红外线和紫外线等。

1)可见光疗法:在光谱中,应用波长在 400 ~ 760 nm 的可见光治疗疾病的方法为可见光疗法。可见光中,红光用于中枢神经兴奋;蓝光、绿光用于镇静;蓝紫光对新生儿胆红素脑病有疗效。其作用机制是热效应和光化学效应。

ⅰ.红光:红光是波长为 600 ~ 700 nm 的可见光。红光治疗是物理治疗方法之一,已广泛应用于临床外科、妇科、内科、耳鼻咽喉头颈外科、皮肤科等科室疾病的治疗。在创面治疗领域起初用于烧伤创面、创伤创面的消肿、促愈合治疗,随着红光的临床研究越来越多,应用领域几乎覆盖了所有外科创面,也应用于内科的炎症和疼痛的治疗,对急、慢性创面及炎症和疼痛均具有显著的治疗效果,而且安全性高、不良反应少、治疗方便,患者容易接受。

●作用机制:红光在治疗原理上完全不同于传统热效应设备如红外线、微波、射频、频谱等,红光治疗主要是利用冷光源产生的光化学效应与人体细胞的线粒体相互作用产生高效率的光化学反应酶促反应,促进细胞新陈代谢及组织修复、缓解炎症及疼痛,具有能量低、对组织损伤少等独特优势。超过一定光功率密度阈值(40 mW/cm^2)的红光照射后,利用红光的光化效应、光刺激效应、光压强效应、光电磁效应、光热效应等一系列综合效应引发细胞酶促反应，同时极大地提高组织细胞的有氧呼吸作用，从而快速修复受损细胞及组织，促进体表、体内创面的愈合。在人体组织结构中，有三大光受体分子：细胞色素C氧化酶、血红蛋白、肌红蛋白。细胞色素C氧化酶是线粒体内呼吸链电子传递的终末复合物、线粒体代谢能力的关键调节物质是三大光受体分子中唯一参与能量产生和代谢的受体分子。细胞色素C氧化酶被看作红光治疗创面的光受体，红光对线粒体的作用机制主要是通过光化学效应实现的。①加快细胞分裂；②增加细胞的呼吸作用；③改善血液循环；④增强机体抗氧化能力；⑤增强机体免疫功能；⑥降低神经系统敏感性。

●治疗作用：红光照射对创面无刺激，对组织穿透力深。红光被创面细胞线粒体细胞色素C氧化酶强烈吸收，产生酶促反应，并使线粒体内的过氧化氢酶(catalase，CAT)、超氧化物歧化酶(superoxide dismutase，SOD)等多种酶的活性得到激发，细胞的糖原含量增加，ATP合成及分解增加，生长因子合成增多，蛋白合成增加，血液循环改善，组织供氧能力提升，创面愈合加快。①减少创面渗出液；②促进创面和溃疡愈合；③消炎、止痛；③促进骨愈合；④促进神经元功能修复。

ii.蓝光：蓝光是波长在435～480 nm的可见光。蓝光在临床中不仅用于新生儿黄疸及痤疮的治疗，还具有促进创面愈合及较广泛的杀菌作用。但在使用中必须要用眼罩保护好患者眼睛，避免视网膜损伤。

●作用机制：创面被细菌感染后，通过酰化同丝氨酸内酯分子进行信息交流，导致同类细菌聚集。而后该分子局部的浓度不断升高，使细菌体内的某些基因被激活，分泌多种蛋白及多糖成分，形成完整的生物膜。这种生物膜可阻滞抗生素接触包裹于被膜内的细菌，削弱抗生素对于膜内部菌群的杀伤效应；被膜深层细菌生长缓慢，但却产生了耐抗生素性增强的应激反应；大量黏性基质形成了一个物理屏障，使吞噬细胞和杀伤细胞及其所分泌的酶不能对细菌产生攻击；黏性基质和细菌释放出的抗原物质刺激大量特异性抗体产生,引起宿主严重的免疫损害。而蓝光能够穿透细菌生物膜发挥杀菌作用,减少抗生素的使用及耐药菌的产生,避免药物的不良反应及免疫损害。

●治疗作用:蓝光治疗能杀灭创面细菌、预防及控制创面感染、间接促进创面愈合。①蓝光对包括耐甲氧西林金黄色葡萄球菌(methicillin resistant Staphylococcus aureus,MRSA)的多种细菌均有杀灭作用,但不同照射剂量产生的效果不一样。②蓝光对常见的革兰氏阳性菌和革兰氏阴性菌均有杀灭作用,包括肠道兼性厌氧的沙门菌、志贺菌、大肠埃希菌和李斯特菌等,蓝光照射时间越长,杀菌效果越好。③蓝光能杀灭97%以上的胃窦部幽门螺杆菌、95%以上的胃体部幽门螺杆菌及86%以上的胃底部幽门螺杆菌。④通过对大鼠皮肤剔除后形成的创面进行连续7 d照射,证实蓝光治疗可显著缩小创面,其机制为影响创面角蛋白信使核糖核酸的表达,促进上皮化增强。⑤对烧伤后感染创面有较明显的治疗作用。

ⅲ. 黄光:临床最常用的黄色光源为570~590 nm。持续照射黄光可以改变细胞线粒体膜结构,促进腺苷二磷酸(adenosine diphosphate,ADP)向腺苷三磷酸(adenosine triphosphate,ATP)转换,从而增厚重组的真皮结构,减少细胞黑色素形成,抑制黑色素沉积。此外,黄光照射可刺激淋巴和神经系统的代谢,提高肌肉和皮肤的免疫力,产生抗炎作用。黄光照射后还能够刺激真皮胶原的生成,减少皮脂的分泌。

ⅳ. 绿光:临床上主要利用550 nm绿光的抗炎和促进修复的作用,应用于深度烧伤的辅助治疗,但绿光对于烧伤皮损治疗的具体机制尚未明确,可能有一定的镇痛效果,因此对烧伤可有一定的辅助治疗功效。

2)激光:激光(light amplification by stimulated emission of radiation,LASER)为受激辐射放大而产生的光。应用激光治疗疾病的方法称为激光疗法。激光与普通光线在本质上无区别,但由于激光产生形式不同于普通光线而具有其身特点,如亮度高、单色性高、定向性高和相干性好。激光的生物物理学主要是光效应、电磁场效应、热效应、压力与冲击波效应等。康复治疗中的激光治疗主要是弱激光生物刺激作用的非手术治疗和激光的光动力治疗。

主要的作用机制:①低能量激光的刺激和调节作用,包括改善血液循环,消炎,止痛,促进组织代谢、修复和创面愈合,调节各器官和系统的功能,刺激穴位有“光针”作用等。常用氦氖激光原光束、二氧化碳激光等。②高能量激光即大功率激光,主要表现为热作用和破坏作用。高能量激光束或经聚焦后,光点会产生高能、高温、高压的电场作用和烧灼作用,可对组织进行切割和气化。如脑外科和血管外科的激光手术常用二氧化碳激光、掺钕钇铝石榴石激光、氩离子激光原光束或聚焦照射以及准分子光等。

3)红外线:红外线(infrared ray,IR)是波长介于微波与可见光之间的电磁波,波长在760 nm到1 mm之间,比红光长的非可见光。红外线疗法是利用波长范围为0.76~400 μm的红外线防治疾病的方法。医用红外线按波长不同分为两类,波长0.76~1.5 μm为近红外线(短波红外线),穿透人体组织较深(半价层5~10 mm);波长1.5~400 μm为远红外线(长波红外线),易被表层组织吸收,穿透组织较浅(半价层小于2 mm)(图3.24)。

ⅰ.红外线疗法的作用:其基础是温热效应。其主要治疗作用如下。①缓解肌肉痉挛,红外线的热效应使皮肤和肌肉温度升高,降低肌纤维兴奋性,使肌肉张力下降,肌肉松弛。②消肿、止痛作用,红外线的热作用可改善血液循环和组织营养、促进组织代谢,提高吞噬细胞的吞噬功能,有利于炎症的消散、吸收;还可通过降低感觉神经的兴奋性,起到缓解疼痛的作用。③促进创面愈合,红外线可增强局部血液循环,促进成纤维细胞和纤维细胞的再生,增强组织再生和修复能力,以促进创面愈合。④红外线照射还能减少创面的渗出,减轻术后粘连和促进瘢痕软化、缓解瘢痕挛缩的作用。

ⅱ.适应证:关节僵硬、疼痛,痉挛性或弛缓性麻痹,各种神经痛和神经炎、肌肉疼痛、软组织损伤和瘢痕挛缩、粘连等。

ⅲ.禁忌证:出血倾向、高热、活动性结核、恶性肿瘤、闭塞性脉管炎等。

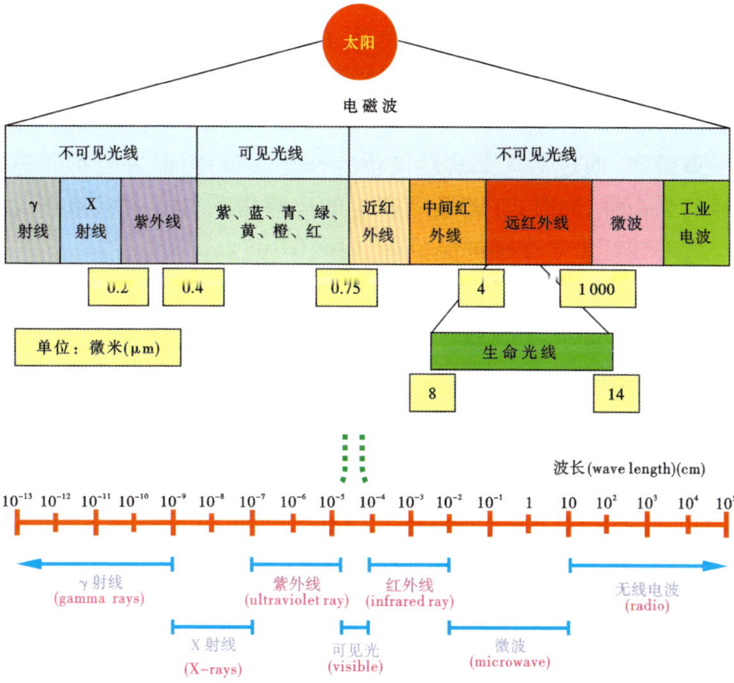

图 3.24　电磁波频谱

4）紫外线：紫外线（ultraviolet ray，UV）指的是电磁波谱中波长从 100～400 nm 辐射的总称，不能引起人们的视觉。紫外线疗法是利用紫外线照射人体以防治疾病的疗法。

ⅰ.紫外线光谱分类：按生物学特性的不同，将紫外线光谱分为 3 个波段。①短波紫外线（ultraviolet C，UVC；180～280 mm），对细菌和病毒的杀灭和抑制作用强；②中波紫外线（ultraviolet B，UVB；280～320 mm），红斑反应最强，生物学作用最强；③长波紫外线（ultraviolet A，UVA；320～400 mm），色素沉着、荧光反应作用强，生物学作用弱。

ⅱ.紫外线的生物学和治疗作用：

●杀菌、消炎、增加机体防卫和免疫功能：紫外线可直接破坏细菌和病毒的DNA分子结构而起到杀灭作用,红斑反应可加强局部的血液和淋巴循环、升温、新陈代谢,并可使交感神经系统垂体肾上腺系统的功能得到调节,增强单核吞噬细胞的功能,增强体液免疫的功能。

●镇痛:通过对局部病灶的治疗作用缓解疼痛,并且抑制感觉神经的兴奋性,同时,红斑反应产生的反射机制具有中枢镇痛的效果。紫外线红斑对交感神经节有“封闭作用”。

●脱敏:多次小剂量紫外线照射可刺激组织中组胺酶活性的增加,组胺酶可分解、中和、破坏血液中过量的组胺。

●加速组织再生:局部紫外线照射引起的细胞分解产物可刺激组织细胞的生长,局部血液和淋巴循环的加强,改善了组织细胞再生的条件。但大剂量照射则抑制或破坏细胞脱氧核糖核酸(deoxyribonucleic acid,DNA)的合成。

●皮肤角质增厚:紫外线照射可使皮肤角质增厚到2~3倍,从而增强皮肤的屏障作用,减少有害化学物质及变应原深入皮肤。

●免疫调节作用:人体皮肤受到紫外线照射时,表皮的朗格汉斯细胞的形态和功能会发生改变,诱导特异性抑制性T淋巴细胞,或诱发机体的免疫抑制,影响角质形成细胞的免疫活性。

●其他:促进维生素D生成,防治佝偻病和软骨病;光敏反应,紫外线照射与某些药物(如补骨脂素等)同时应用,可产生光化学反应或光动力学反应,用于治疗某些皮肤病,如银屑病、白癜风等。

ⅲ.适应证:对较表浅组织的化脓性炎症、创面、皮下瘀斑、急性神经炎、关节炎等有特殊疗效,也可用于皮肤病和过敏性疾病的治疗。在治疗过程中根据治疗目的、部位、面积和皮肤周围情况选择不同的照射方法,如中心重叠照射法、偏心重叠照射法、全身照射法、分叶照射法等。

ⅳ.禁忌证:心、肝、肾功能衰竭,出血倾向,急性湿疹,结核病活动期等。

ⅴ.注意事项:使用紫外线照射治疗时,工作人员应穿长衣、长裤,佩戴护目镜。患者需戴护目镜或用治疗巾等遮盖眼睛。用治疗巾或床单遮盖非治疗区域皮肤。对仍有渗出的创面应先清洁，治疗后会有一定的红斑反应，此为正常表现，无须特殊处理。但如果患者出现大面积脱屑、疼痛、起水疱或其他不良反应，则因立即停止照射。需特别注意的是，热作用可能会导致增生期瘢痕生长加剧，故烧伤患者需谨慎选择。

(3) 磁疗　磁疗是利用磁场作用于机体或穴位的治疗方法。其作用机制是通过磁场对机体内生物电的分布、电荷的运行状态和生物高分子的磁矩取向等方面的影响而产生生物效应和治疗作用。

1) 磁疗的治疗作用

ⅰ. 止痛作用：磁场可降低感觉神经末梢对外界刺激的反应，减少感觉神经的传入，起到止痛效果。另外，在磁场作用下，机体血液循环增加，使炎症渗出物的吸收与消散加快，降低了组胺、5-羟色胺、乙酰胆碱等止痛物质的浓度，减轻了肿胀对神经末梢的压迫作用；同时，甲硫氨酸脑啡肽、精氨酸加压素等内分泌素增多，这些物质具有吗啡样物质的性质，有止痛作用。

ⅱ. 镇静作用：磁场的镇静作用主要表现在改善睡眠，延长睡眠时间，降低肌张力，缓解肌肉痉挛，其机制可能与中枢神经的抑制有关。动物实验发现，磁场可以改变神经细胞膜结构、突触和线粒体也有变化，而轴突的结构稳定。其具体作用机制尚不明确。

ⅲ. 消炎作用：磁场作用于人体使血管扩张，血液循环加速，组织通透性改善，有利于炎性渗出物的吸收和消散；有利于炎症局部营养供应，提高局部组织的抗炎能力和修复能力。磁场能提高机体的免疫能力，如使免疫球蛋白增高，白细胞数目增多，吞噬能力增强等。

ⅳ. 消肿作用：在磁场作用下可使血管通透性增加，又能促进蛋白质从组织间隙进入血液循环，使渗出液的吸收加快。磁场对血管的渗透压和通透性的调节，有利于加速蛋白质迁移，降低组织间胶体渗透压，从而起到消肿的作用。

ⅴ. 促进创面愈合：在磁场作用下血管扩张、血流加快，改善创面的血液循环，可为创面提供更多的血液、营养物质和氧，进而加速创面愈合。

ⅵ. 软化瘢痕：创面愈合早期，在磁场作用下血液循环改善，渗出物吸收和消散加速，促进了创面愈合，为减少瘢痕形成创造了条件。成纤维细胞在磁场的作用下，细胞内水分和盐类物质增加，导致分泌功能障碍，细胞内溶酶体增加，促进了细胞吞噬的作用，进而阻止瘢痕的形成。磁疗后组织的痛痒等不适感觉缓解，有利于患者克服锻炼时的恐惧心理，对关节功能康复和瘢痕挛缩的防治有积极作用。

2）适应证：瘫痪患者的肢体水肿采用磁疗可以收到较好的临床疗效；对软组织扭挫伤、血肿、关节僵硬强直和高血压、神经衰弱等与瘫痪有关的病症也有较好疗效。另外，还可用于浅表性毛细血管瘤、单纯性腹泻、乳腺小叶增生、耳郭浆液性软骨膜炎、婴儿腹泻、胃肠功能紊乱、尿路结石等治疗。

3）禁忌证：严重的心脏病、佩戴有心脏起搏器者；肝病、肾病及血液病患者；出血及有出血倾向者；高热患者；活动性肺结核患者；恶性肿瘤患者；孕妇的下腹部；磁过敏反应严重者。

4）注意事项：治疗过程中请勿携带手机、磁卡、手表等易受磁性影响的物品；少数患者磁疗后可出现无力、头昏、失眠、嗜睡、皮炎、水疱、心悸、恶心、血压波动等反应，停止治疗后即消失。

（4）水疗　水疗是利用水的热效应、压力、成分、浮力和机械性能等物理特性和化学作用，以擦浴、淋浴、浸浴或水中活动等形式，达到治疗疾病和功能康复目的的治疗方法和技术手段。水疗一方面通过水的机械冲刷作用和在水中加入具有治疗作用的药剂等，达到清洗创面、清除毒素、控制感染、减少换药疼痛的目的。另一方面，通过水的温热作用，软化瘢痕，增强皮肤弹性，同时借助水的浮力作用，便于手法拉伸和被动运动，以达到增强肌力和促进机体功能康复的目的。

1）水疗的主要设备：①冲浴床，这是专门为烧伤早期不便移动的患者设计，具有电动升降的功能，可以将患者平移至冲浴床上对创面进行冲洗、浸浴和换药等操作。②水疗池，该池主要用于创面已基本愈合的患者，便于患者在水中做运动治疗和锻炼。水疗池主要用于集体治疗，可提高治疗师的工作效率，但对水池的消毒系统要求高，因此运行成本较高。③水疗槽，主要有哈伯特水疗槽、步行浴槽和四肢涡流浴槽等3类。哈伯特水疗槽带有移动装置，适用于烧伤早期或康复期的患者，可以让患者使用漂浮器材仰卧于水面，进行四肢或躯干的主动、被动活动。步行浴槽主要用于步行训练，对于站立困难或不能步行的患者，需要辅助装置帮助其进出水疗槽。四肢涡流浴槽，适用于局部烧伤的患者，槽内的涡流刺激和水的温热作用可以软化瘢痕，进而缓解因瘢痕牵拉所致的肢体活动疼痛，有助于促进瘢痕增生或神经损伤所致的感觉障碍的康复。

水疗过程中可以使用一些辅助器械或工具，以提高训练效率，如阻力训练用品——阻力板、阻力靴、脚蹼等；浮力训练用品——浮力棒、水中哑铃、浮板、浮力腰围、浮力背心、水球等；利用摩擦力的训练用品——水疗袜；利用重量训练用品——橡胶哑铃和杠铃等。

2）水疗最常用的方式：有擦浴疗法、冲浴疗法、浸浴疗法和水中运动等。

ⅰ.擦浴疗法：是指不适用其他形式的水疗方式时，使用浸有消毒液、生理盐水或其他可用于创面的液体的纱布或毛巾擦拭创面，通过摩擦作用，达到清洁创面、去除坏死组织或分泌物的目的。

●擦浴疗法适应证：需要清洁创面或皮肤、去除坏死组织或分泌物和改善皮肤异常感觉的患者，但因病情需要不适合冲浴、浸浴或水中运动的患者。

●注意事项：擦浴前必须了解患者是否对使用的消毒液过敏，禁止用可能导致患者过敏的消毒液擦浴；擦浴时需要注意保暖和保护患者隐私，仅需要暴露擦浴的部位；对于粘连较严重的坏死组织或分泌物，可先予湿敷，软化后再予镊子或剪刀等去除，对于难以清除的位置，可暂时保留，待手术清除，不可暴力擦拭或强行撕拉；操作轻柔，避免损伤新生组织或皮肤；避免大量出血；对于有未愈合的创面，擦浴后需尽快换药或包扎治疗。

ⅱ.冲浴疗法：是指使用消毒后的水对患者局部或全身进行冲

淋，以达到去除敷料、清洁创面、减轻换药疼痛、防止感染等目的的治疗方法。

●冲浴疗法的适应证：适用于有创面未愈合，伴有创面感染或大量分泌物的患者。

●冲浴疗法的操作：需要配备冲浴床或座椅和用于消毒的碘伏溶液、高锰酸钾溶液或含氯溶液等；控制水温在35 ℃左右或调整为患者感觉舒适的温度。

●注意事项：患者在冲浴前需调整室温在32～35 ℃，注意保暖；浸浴设备每次用后需严格消毒，避免交叉感染；有条件的医院或科室可选用一次性塑料床单或床罩，用后即弃，降低了交叉感染的可能性，但同时增加了耗材成本；治疗结束后尽早换药覆盖创面。

（5）光电疗　射频光电皮肤无创医美仪可利用金属压电陶瓷片的阻隔放电原理，在常温常压下，使用点放式放电产生的射频光电低温等负离子，所产生的低温光电温度低于42 ℃，不会对人体造成伤害，能直接接触皮肤使用。由于与皮肤接触的金属压电陶瓷片界面，因为高频高压产生器经过毛细血管对皮肤放电会产生蓝光的电弧，跟空气作用后蓝光含有微量紫外线与臭氧对皮肤表面的杀菌效果，所产生的低温小粒子等负离子可以直接穿透浅表皮与皮下组织，能促进浅肤与真皮层细胞活力与再生，使伤口有效缩短愈合时间，使老化皮肤细胞再生，皮肤黑色素脱落，皮肤恢复弹性，减少皱纹，抗皮肤衰老的功能，如此实现了修复效果达到预期的效果（见二维码视频资料）。

射频光电皮肤无创医美仪治疗瘢痕

射频光电皮肤无创医美仪治疗创面

中低频理疗用体表电极治疗瘢痕　　中低频理疗用体表电极治疗创面

3.3.1.2　运动疗法

运动疗法(exercise therapy)也称治疗性运动,以预防残疾和提高功能障碍者日常活动能力为目的,根据患者肢体愈合后的功能状况,利用力学和人体力学原理,应用治疗器械和(或)康复治疗师的手法操作及患者自身的参与,通过主动和(或)被动运动的方式,最大限度地提高或改善患者的局部或整体功能,以满足日常生活的需求,最终实现回归家庭和社会的一种治疗方法,是康复医学的基本治疗方法之一。

(1)运动疗法的作用　①牵拉短缩的肌肉、肌腱、关节囊及其他软组织以扩大关节活动度,防止关节挛缩和失用性僵硬。②增强肌肉的肌力和活动的耐力,防止肌萎缩,改善肌无力,并增强体力,改善全身功能状态。③抑制肌肉的异常张力,缓解肌痉挛。④促进神经、肌肉功能的修复,改善偏瘫、截瘫、脑瘫及存在肢体运动功能障碍患者的运动能力及模式,如站立、转移及行走。⑤对平衡功能和运动协调性有障碍的患者,施行相应的训练,可改善其平衡协调性及灵活性。⑥通过各种运动治疗,改善患者日常生活活动能力。⑦改善心肺功能,防止压疮、骨质疏松、坠积性肺炎等并发症。

(2)运动疗法在功能康复的临床应用

1)创伤伴有神经系统功能障碍:颅脑损伤、脊髓损伤或炎症、周围神经损伤等。

2)关节或肢体功能障碍:创伤导致的四肢骨折或脱位修复后、截肢或假肢等导致的疼痛、肿胀、关节活动受限等。

3）其他：烧创伤后瘢痕增生导致的关节挛缩或肢体畸形等。

（3）运动疗法的禁忌证　①患者处于疾病的急性期且病情不稳定者；②有明显的炎症反应，如体温超过38 ℃；③全身状况差，脏器功能失代偿，有明显心力衰竭表现，安静时脉搏>100次/min，血压明显升高或降低，严重心律失常、安静时即有心绞痛发作者；④不能配合治疗者。

（4）运动疗法实施的基本原则

1）运动治疗方案的制订：要根据治疗目的选择治疗种类，并定期进行康复评定以评估治疗的效果。

2）早期进行运动治疗：早期运动治疗可以尽快改善神经系统功能、血液和淋巴循环，防止肌腱、血管及神经等与周围组织的粘连。

3）循序渐进：避免突然增加运动强度和运动量，避免过度疲劳。

4）持之以恒：根据治疗方案和治疗效果坚持进行系统长期的训练。

5）主动参与治疗：治疗前应与患者充分沟通，制订丰富的训练内容，并让患者详细了解治疗目的和方案，并多予示范和鼓励，充分调动患者训练的积极性，提高训练的效果。

6）注意观察患者的治疗效果：可根据患者的治疗反应适当调整治疗方案，以达到最佳治疗效果。

7）其他：做好运动治疗记录，定期总结和完善治疗方案。

（5）运动治疗处方　运动治疗处方是指康复医师和治疗师对接受运动治疗的患者进行功能评定后，根据评定结果和治疗目的，为患者选择治疗项目、设计运动量和运动时间等的方案。运动治疗处方应包括运动治疗项目、运动治疗量和运动治疗的注意事项等内容。

1）运动治疗项目：根据运动疗法的目的可分为耐力性项目、力量性项目、放松性项目、矫正性项目等；针对患者关节活动度运动训练项目可细化为肩、肘、腕、手、髋、膝等关节的被动或主动运动训练等小项目上。另外，还可分为是否应用器械设备等项目。

2）运动治疗量：与运动治疗的强度、时间、频度有关。在运动治疗处方中，这3个内容都应注明。其中以运动强度最为重要，确定的指标有心率、机体耗氧量、代谢当量和主观感觉，心率应标明允许达到的最高心率和适宜心率。治疗时间是指一次运动治疗的总时间，可分为准备、练习和结束3个部分。频度是指每周、每日进行运动治疗的次数。

3）运动治疗的注意事项：①要掌握好适应证，根据治疗目标个性化选择运动治疗处方，才能保证疗效；②注意循序渐进，治疗内容由少到多，程度从易到难，运动量由小到大；③持之以恒，大部分的运动疗法项目需要经过一段时间后才能显效，只有坚持治疗才能获得效果；④治疗实施过程中要定时评定，及时调整治疗方案，再实施、再评定、再实施，直至达到预期目标，方案结束。

（6）运动疗法的主要内容

1）体位摆放：体位摆放是指将身体的受累部位放置在恰当位置，并适当固定。通过恰当的体位摆放，可限制水肿，维持关节活动度，防止挛缩和畸形，使受损伤的功能获得代偿。如大面积烧伤患者应每隔2 h变换体位，以防止压疮，减少肺部感染。

2）关节活动度训练：可预防烧伤后组织粘连和关节囊的紧缩，有助于保持关节活动范围。对已有挛缩的肢体，通过牵张训练可逐步延长挛缩粘连的纤维组织，增加关节活动度。在病情许可的情况下，指导患者自己经常进行受累肢体的主动活动，有利于改善血液循环，减轻水肿，对预防关节僵硬和保持肌肉力量尤为重要。

3）肌力练习：对病情不同的烧伤患者进行个性化的肌力练习，可防止因长期卧床、肢体制动所引起的失用性肌萎缩，增强肌肉力量，加强关节的动态稳定性。特别是进行肩关节周围肌群和股四头肌的肌力训练，可使患者的上肢活动范围增大和提高下肢支撑能力，对患者早日下床、实现生活自理有重要意义。

4）体能训练：对病情稳定的患者进行有氧训练，可提高患者的心、肺、代谢功能，增强体质，避免因长期制动或少动引起的功能障碍，使患者重回家庭和社会时，有足够的体力达到生活自理和完成工作。

5)手法治疗：瘢痕组织本身是无弹性的，如不进行治疗，瘢痕会限制患者的运动。同时进行手法按摩和运动训练可以帮助延长和软化未成熟的瘢痕并增加瘢痕的柔软度。但是，新生瘢痕组织易碎及起疱。早期可以进行按摩，但应避免过大的剪切力造成皮肤起疱或撕裂。可以使用润滑剂以减少摩擦。当瘢痕完全成熟后，即可进行深层按摩。按摩可以提高瘢痕的柔软度并帮助降低正在愈合的皮肤和瘢痕组织的敏感性。

6)呼吸训练：通过胸廓的活动，协调各呼吸肌的功能，增大肺活量、吸氧量，改善全身情况，配合体位引流，促进排痰，保持肺活量，提高呼吸的有效性，预防或减少呼吸系统并发症。

7)小组治疗：小组训练让治疗师能在短时间内接触更多患者，提高患者的独立性，也为患者提供社交的机会。小组中其他患者的良好表现能促进患者更积极努力地参与训练。播放各种类型的音乐可以增加小组训练的趣味性。也可以开设一些特殊课程，例如上肢或下肢自我训练的课程，也可以让患者自己组织训练班，更好地促进他们的参与。

(7)功能康复治疗和训练常用设备　运动疗法常用的设备有：肩关节练习器、肩梯、滑轮吊环、肋木、墙壁拉力器、前臂旋转屈伸练习器、悬吊牵引架、电动站立床、站立架、股四头肌练习器、平衡杠、坐式踏步器等。多功能电脑控制的运动疗法设备如平衡功能训练检测系统、带电脑跑台的减重步态训练器、电脑颈腰椎牵引仪、多功能运动训练组合系统等。

(8)创面修复后常用的运动疗法

1)关节活动度训练

ⅰ.被动关节活动度训练：被动的关节活动度训练主要适用于昏迷患者或重症监护病房(intensive care unit，ICU)患者，缺乏主动活动意识和能力的患者，用以评估关节活动能力、维持关节运动和润滑功能。被动训练过程中，康复治疗师占主导地位，但在治疗过程中需要科学地评估患者关节活动能力，遵循循序渐进原则，避免在操作中过度活动或牵拉造成组织撕裂损伤。对于有瘢痕组织限制关节活动的患者，在科学、合理的被动训练过程中，瘢痕组织结构和性质会出现适应性改变，从而防治因瘢痕增生导致的关节挛缩和畸形的发生。

ⅱ. 注意事项：患者的意识状态及用药情况，如是否使用肌肉松弛药、镇静和镇痛药物；病情的严重程度；创面修复程度，如植皮或皮瓣成活情况；关节活动度评估；瘢痕挛缩情况；是否有中枢神经或周围神经损伤；肌腱滑行情况；焦痂切开术的范围等。

ⅲ. 主动辅助关节活动度训练：当患者可以参与关节活动度训练但不能完成全关节范围的活动时，应进行主动性训练。主动性训练中，患者为主要参与者，治疗师为辅助者，应该鼓励患者积极主动地活动。

主动辅助关节活动度训练的适应证：瘢痕增生挛缩；长期卧床导致的继发性肌力下降；失用性关节僵硬、活动受限；呼吸功能衰弱等。

主动和被动辅助训练均包含组织的延展或拉伸。为避免组织损伤，需要在活动受限或挛缩部位给予持续、缓慢、长时间的拉伸。

主动关节活动度训练：当患者可以获得关节的全范围活动度时，即可以开展主动关节活动训练。主动训练通过激活肌肉泵而促进静脉和淋巴回流，进而改善水肿；促进局部血液循环，避免深静脉血栓形成；预防软组织短缩和肌肉挛缩。

2）体能训练：体能训练目的是保存或提高肌肉力量，提高患者的心肺功能。当患者能够连贯完成关节活动度时即可开展，若患者关节活动度受限，应考虑解决受限问题。肌肉等长收缩锻炼法是体能训练的一种形式，可在早期训练中进行，因未施加压力、扭转或剪切力，不会有皮片移位等弊端；有利于维持肌肉的力量，并且可以促进局部循环，避免深静脉血栓的形成。当患者病情稳定且可以进行主动关节活动度训练时，可以开展抗阻力训练。但在开始之前，应有康复治疗师评估患者年龄、力量、有氧代谢情况和肢体灵活性等。

3）功能性训练：功能性训练可以促进患者早日恢复日常生活活

动能力，帮助患者提升自尊和自我满意度。功能性训练一般在患者住院早期即可开始。对已有瘢痕挛缩的患者，需设计与挛缩方向相反的活动，先进行组织拉伸训练，再进行功能性训练。

4）拉伸训练：拉伸训练可以防治瘢痕增生导致的软组织挛缩，甚至导致关节的畸形和功能严重受损。拉伸训练方式和项目因受损部位不同而有不同的方式和方法。

5）放松：放松为运动训练计划的一部分。创面修复治疗和康复手法都会给患者造成疼痛，他们会有保护或防御性姿态，使肢体呈现半僵硬状态。康复治疗师应指导他们进行放松训练以缓解过高的肌张力。

6）呼吸功能训练：呼吸功能训练可改善患者呼吸肌肌力，保持和改善胸廓的活动范围。对于存在呼吸系统障碍的患者，进行合适的呼吸训练非常重要。呼吸功能训练主要是帮助患者掌握正确的呼吸技术，建立有效的呼吸方式，改善换气，增加咳嗽机制的效率，促进整体功能的恢复。

7）儿童的运动训练：儿童患者的训练目标与成人相同，但需要根据儿童的年龄、生长发育规律来调整治疗手段、制订训练计划，并增加训练的趣味性以激发患儿的参与性，达到帮助患儿实现最大程度的外观和功能康复的目的。

（张利军　胡克甦　朱家源　彭　英）

3.3.2 作业疗法

作业疗法（occupational therapy，OT；也称作业治疗）是“以服务对象为核心，通过作业活动来参加健康和保持良好生存状态的一门健康学科”。作业治疗通过特殊的活动治疗躯体和精神疾病，目的是使患者最大限度地恢复或提高独立生活和劳动能力，以使其能回归家庭和社会。作业治疗的主要工作包括作业评定、认知及感知觉训练、手功能训练、日常生活活动（activities of daily living，ADL）训练、功能性作业活动、娱乐休闲活动训练、职业康复、辅助技术、环境改造等方面内容。

作业治疗的常用模式包括作业表现模式(occupational performance model, OPM)、人类作业模式(model of human occupation, MOHO)、人-环境-作业模式(person-environment-occupation model, PEO)等。目前国内用得最多的是人-环境-作业模式(PEO)。PEO的最主要理论就是作业表现(occupational performance)是人(person)、环境(environment)、作业(occupation)三者互动的结果,且随人生的不同阶段或境遇而改变。因此在作业治疗方案制订及治疗过程中,要综合考虑人、环境、作业三方面的因素及其相互作用。上述的认知及感知觉训练、手功能训练、功能性作业活动基于人的因素、辅助技术、环境改造及本章要讲的压力治疗属于环境因素,而ADL训练、职业康复、娱乐休闲活动训练考虑的则是作业因素,将这几方面综合运用,才能最大限度地提高作业表现,达到最佳康复效果。

3.3.2.1 作业治疗在创面修复中的主要作用

早期主要是指导患者维持合理的体位和必要的活动来预防并发症的发生;同时,对患者进行ADL指导。中期的主要治疗目标是抑制瘢痕增生,逐渐开展适应性功能性活动,改善肢体功能和活动,提高参与能力,本阶段的主要方法包括压力治疗、功能性作业活动训练、ADL训练等。后期重点是职业和参与能力方面的训练。

作业表现模式是指导作业治疗师深入了解患者需要,从而将以患者为中心这一理念作为执业规范的重要工具。作业治疗理论来源于人,人的作业与角色,以及人所生活、工作和娱乐的环境3个元素的有机动态结合。在作业理论与实践发展过程中,曾出现过各种指导治疗进行临床推理及实践的模型。

人-环境-作业模式(PEO)基于患者为中心的作业治疗指导原则(occupation therapy guidelines for client-centered approach)和环境行为理论(environmental behavioral theories),是研讨人与环境对于作业表现影响的经典模型。人、环境、作业活动模型3个元素组成的相互作用影响一个人的作业表现。

3.3.2.2 作业治疗的特点

作业治疗由“教”与“学”构成。康复治疗师的主要任务是“教”,为患者的康复阶段进行评估、设计学习内容并给予细心指导。患者要有主观的学习愿望和期待,通过学习掌握作业治疗的基本操作,把新的理念和知识融入自己的生活和今后回归社会的意识中。

作业治疗为患者提供可参与的、有选择性的、可操作性和功能性活动。有效的作业治疗一定需要患者的主动参与,以达到身体功能、心理社会功能和日常生活能力的恢复。

3.3.2.3 作业治疗的适应证和注意事项

(1)适应证　①神经系统疾病:脑卒中、颅脑损伤、帕金森病、脊髓损伤、脊髓炎、中枢神经、周围神经损伤病、老年性认知功能减退等。②骨关节疾病:骨折、断肢断指再植术后、截肢后、烧伤、人工关节置换术后、骨病、肩周炎、强直性脊柱炎、类风湿关节炎、手部损伤等。③内科疾病:冠心病、心肌梗死、高血压、慢性阻塞性肺疾病、糖尿病等。④儿科疾病:脑瘫、肌营养不良、精神发育迟滞、学习困难等。⑤精神疾病:神经症、精神分裂症康复期、焦虑症、抑郁症、情绪障碍等。

(2)注意事项　意识不清、严重认知障碍不能合作者,急危重症及心、肺、肝、肾功能严重不全者禁忌作业治疗。

3.3.2.4 作业治疗的常用方法

(1)健康指导　健康指导是否到位关系到患者的作业治疗的参与度和预后。有效的健康指导需要贯穿整个治疗过程,包括面对面的口头讲解、示范,展示宣教手册或图片,提供宣教录像,开展健康讲座,组织病友的集体活动,分享作业治疗的经验。健康宣教和指导的内容包括告知患者病情、发展、治疗过程、可能预后等,重点宣教瘢痕的发生、发展过程及瘢痕的自我管理,如心理调整、体位处理、按摩、痛痒处理、压力衣及矫形器应用等,还包括 ADL 活动、功能性活动指导等内容。

(2)体位处理　科学合理的体位管理和摆放可以帮助预防瘢痕挛缩及关节挛缩。根据不同的受伤部位,各自特有的体位摆放要求(表3.2)。全身多处烧伤患者的体位摆放如图3.25所示。

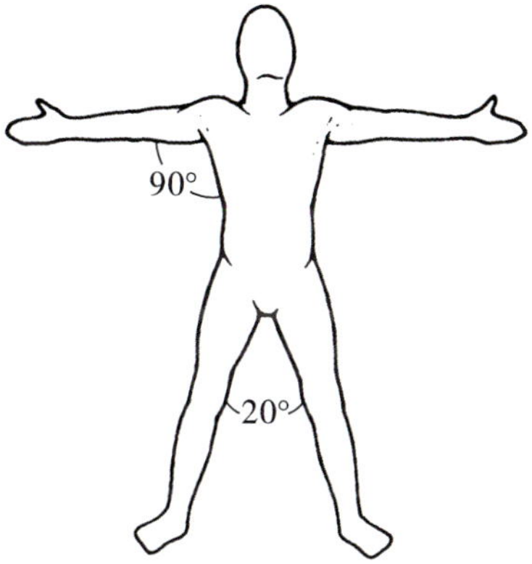

图3.25　全身多处烧伤患者的体位摆放

下肢康复　　上肢康复

表3.2　不同部位烧伤的体位要求、矫形器及功能性训练示例

烧伤部位	常见畸形或异常	体位要求	常用矫形器	功能性训练活动示例
头面部	睑外翻	常保持闭眼	无	闭眼动作
	小口畸形	张口	开口器	唱歌,张大口的动作
	鼻孔挛缩	保持鼻孔通畅	鼻孔支撑器	保持用鼻呼吸

续表 3.2

烧伤部位		常见畸形或异常	体位要求	常用矫形器	功能性训练活动示例
颈部	前部	瘢痕挛缩致口不能闭合，不能抬头	保持颈部伸展，可去枕仰卧或在颈肩部放一小长枕使颈部处于轻微伸展状态，同时保持口部闭合	颈托，协助保持颈部伸展位	头部伸展动作为主的活动，如抬头上望天花板、顶气球等，抬头数星星
	后部	瘢痕挛缩致低头困难	保持颈部中立位，可用枕头协助	一般不需要，严重者可用颈托	各种低头动作，如下颌碰触胸部
	侧部	单侧烧伤致颈部侧偏	保持烧伤侧伸展，患侧在上的侧卧位时可去枕	颈托，保持颈部中立位	各种头部侧偏的动作，如唱歌时摆头
	全部	同颈前部	同颈前部	颈托	头部各方向动作，颈操、顶气球等
肩部		肩上抬，上肢外展	肩下沉、内收	一般不需要	肩下沉、内收动作，如双手背侧传接小球等
腋窝部		腋窝挛缩，肩不能外展	肩关节外展 90°～100°和外旋位	肩外展矫形器	进行肩外展动作训练，如利用简易吊环上肢悬吊训练、侧方爬墙练习、双手过头拍手、侧方擦玻璃、晾衣服等家务活动

续表 3.2

烧伤部位		常见畸形或异常	体位要求	常用矫形器	功能性训练活动示例
上臂	屈侧	肩后伸及伸肘受限	伸肘,肩中立或后伸位	一般不需要	伸肘动作,如擦桌子、打台球、虚拟游戏(如保龄球)等
	伸侧	肩前屈及屈肘受限	肘稍屈,肩中立位	一般不需要	屈肘及肩屈曲动作,如整理书柜、打乒乓球、虚拟游戏(如保龄球、羽毛球)
肘部	屈侧	屈曲位挛缩	肘关节伸展位	肘关节伸直矫形器	伸肘动作,如擦桌子、投篮球、投飞镖、提水等
	伸侧	伸直位挛缩	肘屈 70°~90°	肘关节屈曲矫形器	屈肘动作,如擦桌子、投篮球、投飞镖及进食(吃水果、嗑瓜子)等 ADL 活动
	屈伸侧	伸直位挛缩	肘屈 70°~90°并注意变换体位	肘关节屈伸两用矫形器	肘屈伸动作,如擦桌子、投篮球、投飞镖及进食(吃水果、嗑瓜子)等 ADL 活动
前臂	屈侧	伸肘、伸腕受限	伸肘、腕背伸	多不需要,有时需腕背伸矫形器	伸肘伸腕动作,如擦玻璃、拍球、虚拟游戏抓蝴蝶等
	伸侧	屈肘、屈腕受限	屈肘、腕中立或休息位	多不需要	日常生活活动:进食、刷牙等

续表 3.2

烧伤部位		常见畸形或异常	体位要求	常用矫形器	功能性训练活动示例
腕部	屈侧	腕关节屈曲挛缩	腕背伸 30°	腕背伸矫形器	伸腕动作，如擦玻璃、双手做“作揖”动作、拍手、拍球等
	伸侧	腕关节屈曲受限	腕中立位或稍屈曲位	多不需要	屈腕动作，如拍球、投飞镖、钉钉子、敲鼓等
手部	掌侧	屈指畸形，腕背伸受限	腕、掌指、指间关节均伸直位	腕指伸展矫形器，拇外展矫形器	伸指伸腕活动，如擦玻璃、投球、猜拳、擀饺子皮等
	背侧	掌指关节伸直、指间关节伸直或屈曲位挛缩	腕中立位，掌指关节屈曲，指间关节伸直，拇指外展	保护位矫形器，拇对掌矫形器	抓握动作，如抓小球、橡皮泥等，使用小工具进行 ADL 活动、书写
	全手烧伤	“爪”状畸形	腕关节背伸 25°～30°，掌指关节屈曲 45°～70°，指间关节伸直，拇指外展对掌位	保护位矫形器，拇对掌矫形器、拇外展矫形器	抓握及伸指动作，如抓小球、橡皮泥等，使用小工具进行 ADL 活动、书写、擦玻璃等
躯干	前侧	含胸弓背	躯干伸展，脊柱下垫毛巾卷	不需要	扩胸运动、“飞燕”动作、拱桥动作，体操球上做伸展躯干动作
	背侧	少见	平卧	不需要	弯腰动作、抱球等
	侧部	躯干侧偏	保持躯干中立位，健侧卧位时可在躯干下方垫枕以保持患侧伸展	不需要	做广播体操的侧身运动、虚拟游戏高尔夫球

续表 3.2

烧伤部位		常见畸形或异常	体位要求	常用矫形器	功能性训练活动示例
臀部		屈髋受限	髋中立位	不需要	屈髋动作，长坐位活动、高抬腿踏步、膝部掂球等
会阴部		髋伸展、外展受限	髋外展20°~30°	髋外展矫形器	髋外展动作及伸髋动作，如拱桥、治疗球上伸髋活动、劈一字马等瑜伽舞蹈动作
大腿	前侧	髋伸展、膝屈曲受限	保持髋关节伸展位，膝稍屈曲位	多不需要	向后踢球、俯卧位飞燕动作
大腿	后侧	髋屈曲、伸膝受限	髋关节中立、膝伸展位	多不需要	向前踢球、正步走等动作，长坐位下完成日常活动等
膝部	前侧	膝屈曲受限	膝屈曲位	多不需要	踢毽子、踩单车、划船运动
膝部	腘窝	伸膝受限	保持膝关节伸直位	多不需要，有时需膝关节伸直矫形器	踢球、正步走、直腿抬高等
小腿	前侧	踝跖屈受限	踝关节中立位或稍跖屈	多不需要	踝关节跖屈动作，踩单车、踩踏板等
小腿	后侧	踝背伸受限	踝关节中立位	踝足矫形器	踝关节背伸动作，掂球、站立、步行、上斜坡等

续表 3.2

烧伤部位		常见畸形或异常	体位要求	常用矫形器	功能性训练活动示例
踝部	前侧	踝跖屈受限	踝关节中立位或稍跖屈	踝足矫形器	踝关节跖屈动作，下斜坡、踩单车、踩踏板、跳芭蕾舞等
	后侧	踝背伸受限	保持踝关节中立位	踝足矫形器	踝关节背伸动作，掂球、站立、步行、上斜坡等
足部	足背	踝跖屈及屈趾受限	踝稍跖屈、伸趾但不过伸	多不需要	足部拍地动作，步行
	足趾	趾上跷畸形	稍屈趾	屈趾矫形器	足趾抓地动作，如用足趾收拢地上毛巾

(3)压力治疗　压力治疗是目前研究证据最为充分的烧伤后增生性瘢痕的治疗手段之一，是烧伤后瘢痕的常规治疗方法。压力治疗在创面愈合后即应开始并坚持足够长时间，至瘢痕成熟为止。该过程一般要持续1年左右，且每天应用23 h以上。然而，在小儿瘢痕的压力治疗中，每天的压力时间应该适当减少，以避免影响小儿的肢体如手、足的发育。压力治疗可通过弹力绷带、自粘贴绷带、压力套、成品压力衣或量身定做的压力衣来实现，量身定做的压力衣可提供最为有效的压力。为保证治疗效果，常需配备压力垫、支架和橡筋带来增加治疗效果。

(4)矫形器应用　矫形器是预防畸形和改善功能的重要手段。早期应用可以用于保护和协助肢体摆放，促进创面愈合，预防挛缩和畸形的发生；中期应用可以对抗挛缩，改善关节活动度，以最大限度的维持和恢复肢体功能；后期的主要作用是矫正畸形。

(5)功能性的作业活动　通过对患者真实的生活环境、生活日程以及伤前生活角色的评估，结合患者现有的功能情况，与患者共同制订功能性作业活动。目的是通过功能性活动训练，维持关节活动，增强肌耐力，改善 ADL 能力，提升职业技能，促进重返社区和工作岗位，重建伤前的生活角色。

(6) 情景模拟及虚拟现实训练　有研究显示，虚拟现实技术和交互式视频游戏可以缓解烧伤后疼痛，增进肢体活动；虚拟现实训练和情景模拟训练还可以改善平衡及协调能力，提高全身耐力，改善心、肺功能。

(7) 手和上肢功能训练　手和上肢功能训练目的是维持关节活动、预防挛缩及畸形、改善手的灵活性及提高手的实用功能。主要作业治疗内容包括水肿的处理、支具的应用、关节活动度训练、手部灵活性训练、感觉再教育、脱敏训练、手工艺训练等。

(8) ADL 训练　在充分的安全保障下，ADL 训练应尽早进行，包括床边 ADL 指导，独立进食、穿衣、处理大小便、洗澡、修饰、个人卫生等内容。

(9) 职业康复训练　对于有工作潜能且有就业意愿的患者，结合患者的身体功能和工作环境，进行职业能力评估，开展有针对性的工作能力强化训练、工作模拟训练、职业技能培训、就业安置等，必要时可进行工场探访和工作现场评估，开展现场工作强化训练，并做一定的工作环境改造等，以使患者有机会重新就业。

(10) 社区适应性训练　为了帮助患者克服心理障碍，适应和参与社会生活，可以通过组建小组的模式，开展适应性训练，可涉及购物、郊游、乘坐交通工具、外出聚餐和看电影等。

(11) 其他治疗方法　如感觉训练、出院前准备和家庭或社区康复指导等。

（张利军　胡志成）

3.3.3 音乐治疗

音乐来自人的心理和行为，也作用于人的心理和行为。音乐的功能在刺激、唤醒、再现、矫正、改善和提高患者的身心能力方面具有独特的作用。音乐治疗由心理治疗和功能障碍康复治疗两部分组成。必须是治疗师、患者、音乐三者同时存在、共同进行的音乐治疗，才是真正意义上有效果的音乐治疗。音乐治疗的目标是促进对躯体功能的改善、对感知觉功能的改善，对社会活动、交流能力的改善，促进患者精神的安定、情绪的改善，提高患者心理满足感。

音乐治疗学是一门交叉的边缘学科，涵盖了基础医学、康复医学和临床心理学。世界音乐治疗联盟的音乐治疗定义是：音乐治疗是指具有资格的音乐治疗师使用音乐和（或）音乐元素（声音、节奏、旋律与和弦）通过一个有计划的过程和促进交流、联系、学习、迁移、表达、组织及其他相关的治疗目标，从而满足来访者或团体在躯体、情绪、社会和认知方面的需要。

音乐治疗是利用音乐的生理现象、物理现象、情绪现象、行为现象、音乐的感知觉和人对声音的经验及想象等，结合心理治疗技术和康复治疗技术，来对心理疾患并发的功能性障碍进行的干预性治疗。因此，音乐治疗一般是由包括医师、护士、心理治疗师、物理治疗师等组成的团队共同完成的。

音乐治疗可以通过个体或集体的治疗形式，帮助患者释放不良情绪和压力，调整身心、改善睡眠，改善和提高患者的认知功能并促进功能康复的训练，提高患者的日常生活能力。

音乐治疗主要应用于镇痛、功能锻炼、情绪疏导和提高交流与沟通的主动性，为患者早日恢复日常生活和回归家庭、社会提供帮助和支持。音乐治疗对儿童的康复作用主要表现在帮助患儿放松和转移注意力，以帮助患儿减轻焦虑，增强患儿对外界环境和医疗过程的承受能力和控制力。

音乐治疗的主要干预方法：基于音乐的想象（music-based imagery，MBI）、音乐交替治疗（music alternate engagement，MAE）、节奏听觉刺激（rhythmic auditory stimulation，RAS）、感觉模拟强化（patterned sensory enhancement，PSE）、治疗性乐器音乐演奏/唱（therapeutic instrument music playing，TIMP）、小组音乐锻炼项目（group music and exercise program，GMEP）、音乐协助放松（music assisted relaxation, MAR)、歌曲段落暗示反应(song phrase cued response, SPCR)、改编版肌肉渐进式放松(adapted progressive muscle relaxation, APMR)、放松反应诱导(the relaxation response elicitation, RRE)、歌曲写作(song writing, SW)、家人之声(sound of family together, SOFT)。

(张利军 张清荣 彭 英)

3.3.4 康复工程

康复工程(rehabilitation engineering, RE)是采用现代先进的科学技术来代替和补偿功能的减退与丧失,是工程技术人员在全面康复和有关工程理论指导下,与各个康复领域的康复工作者、残疾人、残疾人家属密切合作,以各种工艺技术为手段,帮助残疾人最大限度地开发潜能,恢复其独立生活、学习、工作、回归社会、参与社会能力的科学。康复工程是医学与工程技术相结合的一门学科,是生物医学的重要分支,也是康复治疗技术的主要内容之一。康复工程是用工程的方法和手段使伤残者康复,促使其功能恢复,重建或代偿。康复工程的产品包括:康复评定、训练和治疗所需的设备和器具;残疾人使用的辅助器具如假肢、矫形器、轮椅和助行器等个人移动用的辅助器具;生活自理和防护用的辅助器具;通信、信息、休闲和娱乐所用的辅助器具等。现代康复工程学引入了大量现代科学技术发展的新成果和新技术,包括机器人技术、功能仿生技术、神经工程学、显微外科学、微型机械、微电子技术、新型生物材料和人-机-环境一体化技术等。

3.3.4.1 医生在临床康复工程中的任务

其一,在熟悉残疾人、患者情况的基础上根据残疾人的总体治疗或康复方案开具出假肢、矫形器、轮椅等残疾人用具处方。要求处方中写明诊断、残疾人用具品种、规格要求。如果是定制品则应写明关键部件选择和装配中的具体要求。

其二,让患者了解使用处方用品的使用目的,使用必要性、使用方法和使用中可能出现的问题，以提高患者使用的积极性，保证使用效果。

其三，负责所有用具的临床使用检查工作，以确保临床使用效果。

其四，残疾人用具使用效果的随访和提出修改意见。

3.3.4.2 残疾人辅助器具

国际标准化组织（International Organization for Standardization，ISO）-999：2002 版国际标准《残疾人辅助器具分类》（Technical Aids for Disabled Persons-Classification），将残疾人辅助器具分为十大类：①治疗和训练辅助器具；②矫形器和假肢；③生活自理及防护辅助器具；④个人移动辅助器具；⑤家务管理辅助器具；⑥家庭及其他场所使用的家具及配件；⑦通信、信息及信号辅助器具；⑧产品及物品管理辅助器具；⑨环境改善辅助器具和设备、工具及机器；⑩休闲娱乐辅助器具。

（1）治疗和训练辅助器具　同一般医疗器械及健身器材最大的不同是在一般的基础上，加上一个残疾人能够识别与操作的特殊设备，以利于残疾人独自使用，包括：①呼吸辅助治疗辅助用具，如通风机、人工呼吸装置、制氧机、呼吸及训练器等。②循环系统治疗用具，如抗水肿弹力压力袜、正负压治疗仪、压力衣等。③光疗设备及防护用具。④腹部疝气带。⑤透析治疗设备，包括水质净化和软化设备。⑥刺激器，如心脏刺激器、肌肉刺激器。⑦冷热治疗设备。⑧压疮预防辅助用具，如防压疮垫、防压疮定时闹钟、防压疮床垫。⑨感觉训练辅助用具。⑩视觉训练器。⑪信息交流治疗用具。⑫言语训练设备。⑬语言训练设备。⑭运动、肌力、平衡训练用具，如训练和测力自行车、平行杠、站立架。⑮手指和手的练习器械，上肢和躯干练习器、斜板、运动、肌力、平衡训练、生物反馈装置。⑯训练用节制性助具，如节制用闹钟。⑰性活动辅助用具，如女性性器官按摩器、电动振动器、人工阴茎辅助器、男用器官刺激器。

（2）矫形器和假肢　上肢矫形器、下肢矫形器、脊柱矫形器、烧伤的矫形器等，以及上肢假肢和下肢假肢等。

(3)生活自理和防护辅助器　具这方面的辅助器具包括残疾人的衣帽鞋袜及穿脱辅助器具、双便(大、小便)收集器具,五官、四肢、躯干防护器具,洗漱浴、洁身护肤辅助器具及残疾人用来测量体温、体重、身高及计时的辅助器具等。

(4)个人移动辅助器具　这方面的辅助器具包括各种拐杖、助行器、轮椅、机动车和助力车及附件;各种翻身、升降辅助器具及附件和操作、导向辅助器具等。

(5)家务管理辅助器具　家务管理辅助器具包括饮食物品的准备、储存、进食特殊餐饮器具及其清洗存放问题;二是清扫房间及缝补衣物的有关问题。

(6)家庭及其他场所使用的家具及配件　家庭及其他场所使用的家具及配件是带有特殊界面/接口设备,适合残疾人用的桌、椅、床、柜、灯等家具和门、窗、梯、安全报警设施及其开关调控辅助器具。

(7)通信、信息及信号辅助器具　这方面辅助器具包括视、听、说、写、读辅助器具;计算机等信息处理系统;交通信号及报警装置;风、雪、雨、昼、夜等天气指示系统等,辅助患者参与社会交往。

(8)产品及物品管理辅助器具　这方面的辅助器具是为解决残疾人就业而建立的一些操作控制的特殊界面/接口设备,主要包括货物存放、搬运、拿取、操作控制、标识、测量机特殊机器人等工作所需要的辅助器具。

(9)环境改善辅助器具和设备、工具及机器　这方面的辅助器具主要是帮助残疾人改善、维护他们回归社会所遇到的空间及气候、震动、噪声、光线、空气等环境的修整、监测、调控等方面的特殊界面/接口设备。

(10)休闲娱乐辅助器具　残疾人回归社会(全面康复)平等参与的另一个方面是休闲娱乐,包括游戏、玩耍、嗜好、音乐、美术工艺、竞赛和体育运动等活动辅助器具。

综上所述,国际上残疾人辅助器具在生存和发展的10个方面已有100多类600多种产品,初步构成了全方位多层次的框架体系。随着社会的发展，在残疾人回归社会的界面/接口匹配理论及实践方面尚待充实和提高。总之，残疾人辅助器具作为一个新兴行业在中国正逐步形成。

3.3.4.3 假肢

假肢学和假肢技术是康复工程学和康复工程技术产品的重要内容和重要组成部分。假肢技术是用人造辅助器具来取代身体缺损部位的技术，以恢复原有四肢的形态或功能，使肢体缺损的患者恢复一定的生活自理和工作能力。

（1）残肢装配假肢的理想条件　①长度适当，以中长残肢为好；②残端有适度的软组织覆盖，突起骨应磨平，以有利于残端承重；③残肢无神经瘤、骨刺、残肢痛和幻肢痛，应耐压、耐磨，以利于残肢与假肢接受腔全面接触、全面承重；④残疾皮肤健康平整、瘢痕少、无粘连、无溃疡；⑤残肢关节功能和肌力良好，无挛缩畸形。

（2）残肢的处理

1）促进残肢修复

ⅰ.创面愈合迟缓、感染：应定时换药，抗生素药物治疗，采用紫外线照射治疗。

ⅱ.残肢肿胀：采用蜡疗、超短波治疗、序贯压力治疗、弹力绷带包扎法等。

ⅲ.残肢痛及幻肢痛：采用经皮神经电刺激疗法、共鸣火花治疗。

ⅳ.瘢痕及粘连：采用音频电疗、蜡疗、超声波治疗、压力治疗。

2）保持良好体位

ⅰ.残肢体位的正确摆放，防止关节挛缩。

ⅱ.小腿截肢患者（截肢后膝关节不能伸直），应使膝关节保持伸直位。

ⅲ.大腿截肢患者（关节不能后伸，不能内收），应使髋关节保持内收、后伸位。

ⅳ.其他部位的截肢，应尽量使残肢置于功能位。

3)保持残肢良好的形态

ⅰ.为减轻肿胀,促进残肢皱缩定型,应进行残肢加压包扎,如弹力绷带包扎、佩戴弹力袜套、硬敷料固定等,临床上常用方法是弹力绷带包扎法。

ⅱ.弹力绷带包扎残肢的基本要求是:远端压力要大于近端;残肢末端呈"8"字形缠绕;避免绷带打皱;残肢的绷带包扎。持续的包扎会使绷带弹力减弱,一般每 2 ~4 h 重新包扎一次,夜间应持续包扎。

ⅲ.理想的残肢近似于圆柱状,便于假肢穿脱,利于残端均匀受力。

4)残肢清洁

ⅰ.保持残肢皮肤清洁,无污垢、无水疱、无汗疹,每天清洗。

ⅱ.残肢内衬套要多次、及时更换,穿上内衬套一定要平整无皱褶。

ⅲ.防止擦伤、防止压疮、防止感染,如有损伤要定时换药,坏死组织必须清除干净。

5)残肢耐压耐磨训练

ⅰ.轻轻拍打或用掌心抚摩残端,使残肢皮肤增厚,提高耐受力。

ⅱ.用粗布、棉纱擦磨残端,增强对残端的感觉刺激,加强皮肤耐磨性。

ⅲ.早期可借助临时假肢,在站立、行走过程中对残肢施加压力。

(3)假肢的装配康复流程　截肢后患者将终身失去肢体的一部分,造成患者身体和心理极大的创伤,表现为全身功能下降、肌肉萎缩、肌力减退、残肢关节活动受限,甚至出现残肢关节挛缩畸形,残肢发凉、肿胀、痛觉敏感。为了截肢术后重建肢体的代偿功能,创造康复的佩戴假肢条件,截肢术后的早期康复治疗是非常重要的。截肢康复已成为一个系统工程,这一系统工程是以截肢康复协作组的形式来完成的(图 3.26)。

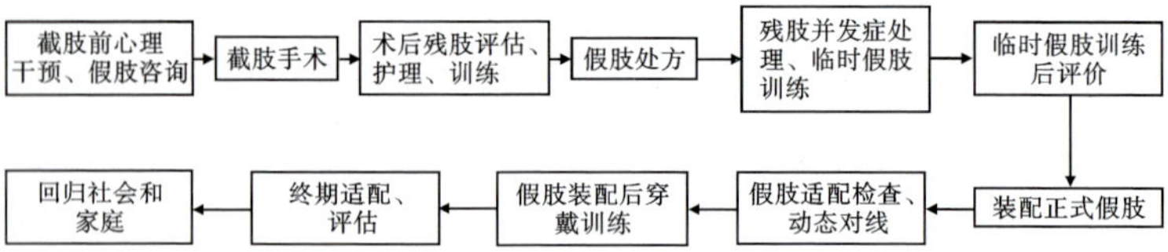

图3.26　假肢的装配康复流程

(4)假肢的种类

1)按截肢部位分类

ⅰ.上肢假肢:分为肩离断假肢、上臂假肢、肘离断假肢、前臂假肢、腕离断假肢、部分手假肢。

ⅱ.下肢假肢:分为髋离断假肢、大腿假肢、膝离断假肢、小腿假肢、赛姆假肢、部分足假肢。

2)按假肢的结构分类

ⅰ.壳式假肢:类似人体肢体形状的壳体承重,特点是结构简单、重量较轻。

ⅱ.骨骼式假肢:似骨骼的管状结构承重,特点是外观好,可根据需要配置组件,装配或更换十分方便。

3)按假肢的安装时机分类

ⅰ.临时假肢:采用临时接受腔和一些基本部件装配制成的简易假肢,如术后即装假肢、术后早期假肢等,目的是尽早促进残肢的适应性和早期康复训练。

ⅱ.长期假肢:残肢定型后安装的假肢称为长期假肢,又称正式假肢,是患者日常生活中长期使用的康复辅具。

4)按假肢的力源分类

ⅰ.自身力源假肢:由假肢佩戴者自身躯体的运动来操纵和控制假肢活动的假肢,目前有索控式上肢假肢和主动型工具假手。

ⅱ.体外力源假肢:采用电动、气动等体外动力装置来驱动上肢假肢功能部件的运动,如电动手(开关控制手、肌电控制手)和气动手等。

ⅲ.混合力源假肢:是由自身力源和体外力源共同发挥作用的

上肢假肢，如混合力源上臂假肢。混合力源上肢假肢主要用于上肢高位截肢患者。

5）按功能分类

ⅰ.日常生活用假肢：如被动型工具假手，是为了从事某种专业性工作或满足日常生活专用动作需要而设计制造的代手工具，对截肢者独立工作能力的恢复有很大的帮助。

ⅱ.运动专用假肢。

ⅲ.美容手：是一种用于装饰的上肢假肢，是为了弥补上肢外观的缺陷，以恢复人手外观为主要目标。这种假肢只起到注重肢体外观形状的逼真和平衡身体的作用，但不具备从事日常生活自理和劳动的能力。

（5）上肢假肢　上肢截肢者其功能的代偿主要靠安装假肢，其作用是代偿上肢和手部分功能及较好的外观，便于日常生活和工作，以获得生理上和心理上的满足和平衡。在上肢截肢后，用类似于上肢外观的假肢改善外观形象，并利用残存功能借助外力，代替手部功能。上肢假肢是由包括残肢的接收腔、代替关节功能的机械及电动关节、固定牵引装置、电动动力装置、各种假手头等四大部分组成，制作上假肢常用材料的皮革、金属、硅橡胶、专用假肢材料等，可根据实际情况与要求选择。

在上肢假肢的发展中，人们始终致力于设计功能完善、运动仿生、控制仿生和动作可靠的假肢。人手有 20 多个自由度，其运动远比下肢复杂，而且受到体积的限制，因此仿生上肢假肢的设计要比下肢假肢困难得多，目前只能做到局部仿生，即外观仿生、局部自由度及其控制仿生。现代上肢假肢发展的重点是功能型假肢，但至今肌电假肢在运动仿生上还只能做到上臂三自由度和前臂两自由度的运动仿生水平上。在假肢机械结构方面的一个突出矛盾，是在有限的体积内、微电机功率又很小的情况下，如何满足握力和手指开合速度的要求。

假肢更高层次的仿生，将涉及对手指精细动作的控制、感觉反馈和手对被握取形体的适应性问题。在控制方式中，能够按照人的意志来控制假手是一种最理想的方案。控制信号源的取出可能有3条途径:①直接把人的中枢神经系统中的指令取出来;②把通过运动神经系统的信号取出来;③把运动神经系统的脉冲到达肌肉所产生的肌电信号取出来。人们对肌电信号进行深入研究的同时,还将利用声波、脑电、脑磁等多种信息源来控制假手的动作。

(6)下肢假肢　人体下肢主要功能是站立、行走、跪、跳。目前下肢假肢仅能代偿部分功能。主要代偿下肢缺损或支撑能力,明显优于上肢假肢。

近几年在下肢假肢的研究中值得注意的是不满足于使患者站立和行走这2个基本要求,而且发展了适应不同需要的,具有各种功能的假肢。与此同时,围绕着改善患者步态、节省体力等要求,也进行了大量的工作。日本1987年报道了能上下楼梯的多功能膝上假肢。这种假肢采用液压系统实现了由站立相到摆动相平稳的转变,在一定范围内屈膝和踝背屈时,能承受人体重量以适应下楼梯需要,此外还能用交替步伐上楼梯。

研究假肢系统的动力学特性是改善患者步态、提高假肢性能的重要工作。近年来不少人对残端-假肢系统进行了动力学模拟,建立了系统分析的数字模型。在下肢假肢研究中一个重要的动向是对储能假肢的研究,并已有多种产品面世,在美国甚至有取代传统式骨骼假肢的趋势。最早的储能脚是美国的 Seatfle 脚,后来发展起来的是用碳素纤维复合材料的 Flex 假肢,它不仅脚部有储能作用,而且小腿也有储能功能,从而成为储能作用最大的假肢。此外还有英国的 Quantum 脚,其主要储能元件在脚部。这些新结构、新材料的储能假肢为残疾者适应不同的路面,不同速度的行走乃至于进行激烈的田径运动提供了更广阔的选择余地,被誉为新一代的假肢。

3.3.4.4 假肢训练

(1)佩戴假肢的康复训练　随着康复工程的日趋完善,工程技术、外科手术与康复治疗紧密联合,从患者的生理和心理要求以及对日后功能恢复影响的角度考虑,都应尽可能早的使用假肢。这项工作做得好,肢体残疾人可以终身受益,心理康复也可以获得切实保证。截肢后2～3周内装配用石膏或其他可塑材料制成接受腔的临时假肢并进行训练，既可以使患者获得心理上的安慰，又可以减轻残肢肿胀，加速残肢合理定型。

穿戴临时假肢的训练，主要包括假肢的穿戴、站立位平衡、迈步及步行等训练。以下为下肢穿戴临时假肢的训练步骤和方法及注意事项。

1）截肢假肢的穿戴：首先残肢要缠绕绷带，目的是预防残肢肿胀，减轻截肢术后创面的疼痛，固定残端组织，起到残端整形的作用。缠绕绷带时，以不影响血液循环为原则，方法是从末梢向中间做“8”字形缠绕，开始紧，越向上越放松。早期使用临时假肢时，可在治疗师帮助下，进行穿戴假肢练习，随着患者体力的和技能的熟练，可由患者独立完成。

2）体能的恢复：截肢患者使用假肢需要有较好的体力。可有针对性地对相应的肢体肌肉进行主动和被动训练，以增强截肢侧肢体的肌力。

3）站立平衡训练：对于下肢截肢的患者应主要训练站立位平衡，可以借助平行杠、助行架、腋杖等进行负重训练和平衡训练。在训练过程中，尽量让患者集中精力，体会关节及身体的位置及感觉。

4）迈步训练和步行训练：该训练需要在平行杠内进行，也可借助助行器如手杖、腋杖、助行支架等进行，使用步幅测定仪、摄放像机及步态分析系统等记录和评定步态。

5）训练时的注意事项：与行走功能的恢复相关的因素有很多，因此在行走训练中治疗师要及时做多方面的评定，如对假肢的评定、坐位评定、站立位评定、步态评定及行走能力评定等，尽早发现问题并解决，避免形成任何异常模式习惯。当有异常步态形成时需考虑假肢的长度、接受腔的合适度、关节的稳定性、对线、疼痛，患者的心理、肌力等因素，做到及早发现问题并予以纠正。

（2）穿戴永久性假肢的训练

1）上肢假肢的训练

ⅰ.索控假手训练：包括肩胛骨外移控制动作练习、抬肩控制动作练习、肩关节屈曲控制动作练习、肩关节后伸控制动作练习、前臂旋前、旋后控制动作练习等，待患者熟练地掌握了上述几个基本动作后，再针对患者实际的假手控制系统进行功能性活动的训练。

ⅱ.肌电假手训练：包括假手控制训练和综合活动训练，在不断重复的训练过程中增强控制的随意性。

2）下肢假肢的训练

ⅰ.小腿假肢穿脱训练：患者取坐位，在残肢上套上一层薄的尼龙或棉线肢套，再套上接受腔内衬套，膝关节屈曲套入接受腔内；患者站立，观察假肢对线是否正常；脱下假肢时患者取坐位，双手将接受腔往下拽，将残肢拉出来即可。

ⅱ.下肢功能活动训练：当残肢定型后，经过穿戴临时假肢训练，患者具备良好的平衡功能，并熟练掌握穿戴和脱摘技巧，具有一定的迈步和步行能力，可考虑换用永久性假肢，开展特殊应用动作的训练，包括上下台阶、上下斜坡、越过障碍物练习、站坐起、弯腰搬物体、摔倒后站起、跨过障碍等灵活性训练。

3）患者穿戴假肢注意事项：坚持残肢的日常护理，保持皮肤清洁；定期进行残肢的运动训练，维持正常的肌力和关节活动度；若瘢痕增生影响残肢与接受腔吻合度，必要时手术切除瘢痕并进行防止瘢痕增生的治疗；瘢痕有磨损和溃烂要暂时停止假肢的使用，及时治疗；做好假肢的保养，保持接受腔腔内的干燥、清洁，暂时不用时应放在安全的地方。

3.3.4.5 矫形器

矫形器（orthosis）是用于人体四肢和躯干，通过力的作用以预防、治疗或代偿由于骨骼、肌肉和神经系统病变所致的躯体畸形和功能障碍的辅助器具。矫形器技术常用于预防、矫正各种功能障碍以及代偿其失去的功能，加快康复进程，提高患者的生活自理能力。

（1）矫形器的功能　稳定与支持功能；固定和保护功能；辅助活动；减轻承重；预防和矫正畸形。

（2）矫形器的组成结构　关节、接触成分、组合（连接）成分。

(3)矫形器的应用

1)面部矫形器：需兼顾容貌外观和功能2个方面。

ⅰ.鼻部支架：需根据鼻中隔的宽度及鼻孔大小制备矫形支架，纠正狭窄至少需使用6个月。

ⅱ.耳部支架：因烧伤等原因导致的耳部畸形，常出现耳郭变形、耳轮缺损或萎缩等。热塑耳套或氧面罩耳保护器可以用来保护耳不受外力压迫。利用低温热塑材料制作耳支架可用来帮助移植皮片及其组织的塑形，同时保持耳处于中立位，也可预防耳与周围组织的粘连畸形；当出现外耳道闭合畸形时，可配合早期使用硅胶树脂扩张器或低温环形管支撑。

ⅲ.口部矫形器：面部或口周损伤时可出现小口畸形，可应用弹簧弹力的动态张口器进行口周肌群的动态训练。当有严重小口畸形时，可通过手术进行重建，重建术后尽早开始压力治疗和固定。

ⅳ.面部硬性面罩：面罩主要用于抑制面部的瘢痕增生。现有的面罩有透明材料和弹性面罩，前者更有利于动态观察面部受压情况。近年来，使用计算机扫描重建制备面罩技术日趋成熟，可以获得与患者个体面貌匹配度更好的面罩。

2)颈部矫形器：利用下颌与双肩三点支撑力，伤后尽早使用可有效防止瘢痕挛缩导致的颈部畸形。常用的有颈前的热塑板材颈托、全接触式颈部矫形器、弹性颈托、颈部术后固定、软性预制颈托等。若患者颈部前侧有瘢痕增生，则睡觉时使用颈部伸展位枕及颈前支撑。

3)腋部矫形器：腋部固定夹板，使上肢外展90°~120°，并保持6~12个月以防止挛缩的复发；可调节的外展支架，使肩关节固定于外展45°~90°。使用支架的同时，需配合体位、压力和功能训练的综合性治疗，以最大程度恢复肩关节部位的功能。

4)肘部矫形器：患者需要使用伸展位夹板，持续固定使用。

5)髋部矫形器：早期应使用髋矫形器将髋关节置于外展45°~60°位，以防止会阴部瘢痕挛缩。

6)膝部矫形器：使用矫形器时膝关节固定于屈曲90°位，或根据膝关节最大屈曲程度配置可调式矫形器，根据关节活动度改善情况,逐渐调整。

7)踝足部矫形器:创伤早期可将踝关节固定于功能位,已出现跖屈或内翻等表现时,可佩戴静态踝足矫形器,将踝足固定于最大矫正位,给予持续矫正力。足趾蹼的治疗可用泡沫填充物、硅胶和分趾足套、压力袜等进行矫正。

8)手部矫形器:分为固定性和动力性2种基本类型。

ⅰ.手指矫形器:受损伤后的手指畸形包括纽扣样畸形、鹅颈样畸形和槌状指,可以应用槌状指矫形器、鹅颈样矫形器、纽扣样矫形器进行矫正,还有使用弹簧或橡皮筋等制成的动态辅助矫形器,可以根据指间关节的伸展度进行调整。

ⅱ.手背侧矫形器:手背处损伤后出现的典型畸形有掌指关节伸直或过伸,近端和远端指间关节屈曲、拇指内收受限等。较常用的矫形器有静态手保护位矫形器、动态屈曲矫形器、掌指屈曲手套等。

ⅲ.手掌侧矫形器:手掌创伤后容易出现掌心瘢痕挛缩、伸掌受限、拇指内收、腕伸受限等,严重者呈握拳状,尤其在儿童中常见,可使用盘状伸展静态矫形器、动态牵伸矫形器进行干预治疗和矫正。

ⅳ.指蹼烧伤的矫形器:指蹼烧伤后易造成虎口挛缩畸形,在创面愈合或手术重建后必须尽早使用压力手套、填充物和活动训练,配合应用动态和静态矫形器,保证相邻手指的独立和功能恢复。

ⅴ.腕关节矫形器:腕关节需维持20°~25°腕背伸的功能性体位,有利于手的功能恢复和保持,手指和拇指的运动及掌指关节的活动不受限,并保持对掌功能,适用于腕扭伤、腕融合术后、Colles骨折的辅助治疗。

3.3.4.6 自助器具

自助器(self-help devices)是指利用患者残存的功能,帮助患者独立完成日常生活的活动的器具。自助器具根据其功能的不同可分为:①进食类;②梳洗修饰类;③穿着类;④淋浴类;⑤阅读与书写类;⑥通信交流类;⑦炊事类;⑧取物类;⑨文娱类;⑩其他。

在基础医学研究成果和现代科学技术发展的基础上,新型智能辅助器具逐渐出现,为残障者提供更高效的辅助设备。智能辅助器具产品不仅涉及智能假体、轮椅、家居，还有智能生活辅助器具及机器人、智能康复训练机器人，也包括正在研发并日渐成熟的感觉装置、神经控制和功能性设备。在辅助器具中植入“人工智能”，通过反复的学习、模拟人的正常肢体活动，可以更全面地补偿残肢的功能。相信通过各国科学家与临床医生、康复医师和患者的参与和不断探索，辅助器具可以最大限度地满足残障患者的康复需求，实现辅助器具的微型化、智能化、信息化和人性化，最终实现“人人享有康复”的目标。

（张利军）

3.4 新技术在创面康复中的应用

3.4.1 虚拟现实技术在康复中的应用

在康复治疗中，传统的方法是以治疗师的手法操作为主，或辅助一些简单的康复训练器械，通过被动运动、辅助运动、主动运动和抗阻运动来恢复运动系统功能。由于康复训练常常伴有剧烈的疼痛感，并且需要对某一部位的某一动作进行反复训练，过程单调、枯燥，患者往往承受着精神和肉体上的双重考验，患者很容易对康复训练产生抵触情绪，不能积极配合训练过程，不利于实现训练目的，降低了康复训练的效率。因此，如何调节患者对于训练的抵触情绪，关系到训练的效果。

作为一门新兴的人机交互技术，虚拟现实（virtual reality，VR）技术是由计算机硬件和软件模拟出一种人工的环境，使操作者沉浸于其中，使用者的触觉、听觉、视觉仿佛真正处于这种环境中，虚拟现实带给使用者的是一种三维的视觉体验，给使用者产生一种就真正处于现实世界中的印象。将虚拟现实应用于康复训练中，通过虚拟现实技术模拟真实环境，可以在有限的场地、器械条件下，实现多种训练科目，并且通过较好的音画体验，可以给患者积极的心理暗示，改善病痛中的患者情绪，例如，可以在步行训练中，模拟出在林中小路散步的情景，配以鸟鸣蝉叫，使得行走训练不那么枯燥。甚至可以将游戏与虚拟现实技术联用，提高康复游戏的逼真性、融入性，使得训练中的患者沉浸于训练游戏中，忘记训练的痛苦，提高康复训练的趣味，同时减轻了患者的痛苦。

虚拟现实技术的发展历史可以划分为 4 个阶段。第一个阶段是 1963 年以前，此间人们产生了用声形动态模拟现实的思想；1964—1972 年是虚拟现实的第二阶段，这一阶段中有关虚拟现实的思想持续萌芽；1973—1989 年，产生了真正的虚拟现实的概念以及相关理论；最后，在 1990—2004 年，虚拟现实理论进一步完善并投入应用。虚拟现实是多种技术的综合，包括了实时三维计算机技术、宽视野立体显示技术、对观察者的跟踪技术，以及触觉/力觉反馈、立体声、网络传输、语音输入输出技术等。至今，虚拟现实技术蓬勃发展，以及产生了一个庞大的并且依旧在高速增长的市场。2016 年，Digi-Capital 发布报告指出，在 2016 年仅 1、2 月份，虚拟现实和增强现实(augmented reality，AR)吸引的相关投资总金额达到了 11 亿美元，这一数据超过了 2015 年一整年 AR/VR 吸引的投资总额 6.86 亿美元，同时这也是 AR/VR 吸引的投资总额在 1 年时间内首次突破 10 亿美元，有关虚拟现实的关注及投资都在呈现着指数级的增长。

技术的高速发展带来了产业化的可能与应用性的成长，在医学领域，虚拟现实技术展现出了优秀的适用性。2016 年 4 月 14 日下午，英国医生莎菲·艾哈迈德在伦敦皇家医院手术室，为一名 70 多岁的结肠癌患者实施了肿瘤切除手术，并通过 VR 技术对手术全程进行了直播。47 岁的艾哈迈德是一名腹腔镜和结直肠癌外科医师，就职于伦敦的巴兹保健和国民信托基金会。艾哈迈德的手术要在腹部切开一个小口，从其直肠内取出肿瘤，然后将伤口缝合。手术的全部过程被 2 台 360°摄像机记录，然后利用 VR 和 360°影像制作公司 Mativision 的 360°VR 播放器进行了直播。艾哈迈德说：“患者已同意这次直播，愿意提供给学生们一次无可比拟的学习机会。”同年，上海交通大学医学院附属仁济医院直播了一台由副院长、肝外科主任夏强主刀的小儿活体肝移植手术。与以往传统的肝移植手术不同的是，这次直播采用了当前最为先进的 VR 来显示手术的全景画面。这也是全国首次采用 VR 技术直播的 3D 儿童肝移植手术。通过 VR 技术的现场直播，使得很多无法在手术室内亲眼观摩的年轻规培医生和医学生，只需打开手机的 APP，就可以观摩到清晰、立体的手术全程和关键细节。虚拟现实在外科学的应用比较偏近于教学，而在我们所关注的康复医学领域中，VR 技术得到了更为广泛也更有实战意义的应用，VR 技术已经在实践层面进入到了康复治疗中。发表于《科学报告》(*Scientific Reports*)的研究报道，通过 VR 技术的应用，6 名男性与 2 名女性完全失去下肢能力的患者，在经受治疗后病情均出现重大进步，其中的 4 例患者被主治医生评定状况提升至“部分瘫痪”。

烧伤患者往往面临着经济负担重、容貌改变、瘢痕增生挛缩、肢体关节功能障碍等困难，这些问题直接导致了患者工作、生活、学习能力下降，焦虑、恐惧、创伤后应激障碍等心理问题。美国烧伤学会统计，手部烧伤的发生率占所有烧伤的 39%，而手作为人体的一个精细器官，其功能占个体功能的 57%，人的大多精细动作主要由手来完成，手功能障碍易造成个体自理能力受限，生活质量低下。烧伤患者的康复是整个治疗过程中极为重要的一个环节，直接关系到患者愈后生活的质量。虚拟现实技术最早于 2000 年被 Hoffman 等用于辅助烧伤患者疼痛控制，随后澳大利亚、荷兰等国也开始将此技术引入烧伤领域，应用范围从最初的辅助疼痛控制慢慢扩展地更为广阔，包含了心理治疗和功能康复训练。在烧伤领域，各国学者主要关注物理治疗过程中的疼痛，没有重视各肢体关节训练效果的测量。Markus 等使用虚拟现实头盔和 Snow World 软件为 10 例烧伤患者进行物理治疗，收到了一定的治疗效果。大面积烧伤患者由于容貌的改变，往往会产生一定的心理障碍，他们惧怕与人见面，回避正常的交流，具有避世倾向，严重者甚至会罹患抑郁症。如何帮助烧伤患者回到社会中，重建正常的社交，一直是烧伤心理康复的重要命题。利用虚拟现实可以帮助烧伤患者重新适应与人接触。

通过虚拟现实技术，为烧伤患者重新构建一个虚拟的社交场景，患者在这个场景中，与虚拟的人物进行对话等互动，通过参与模拟出的面试、演讲、上课、相亲等生活中会遇到的社交活动，患者逐渐适应暴露于真实的社会环境。通过虚拟现实技术，减轻了患者在伤后的痛苦以及进入社会所产生的焦虑、恐慌情绪。我国目前护理人员配置普通病房床护比为1∶0.4，医护比为1∶1。随着人口老龄化发展，护理人员已远不能满足临床需求。应用虚拟现实技术辅助伤后康复，可以集约治疗所使用的医护人员数量，填补医务力量的缺口。

虚拟现实技术在康复治疗中扮演着日益重要的角色。随着技术的发展，虚拟现实将会拥有更多样更多元化的康复应用，具有光明的市场前景与应用价值。

（吴　军　张方樱楠）

3.4.2 游戏技术在康复中的应用

康复治疗往往伴随着训练部位的不适感，如何取得患者的配合是康复治疗中的一个问题。突出的例子是对于部分存在精神创伤的或精神障碍的患者，如脑瘫、智障儿童，这些患者本身不能很好地控制自身的行为，难以克服康复训练的不适感，因此需要通过激励或者转移注意力的方式配合进行康复训练。喜欢玩游戏是人的天性，游戏中的融入感和奖励机制，利于帮助患者完成康复训练。烧伤患者虽然具备正常的思维与理智，但是伤痛与拮抗性康复训练带来的双重痛苦，是烧伤患者进行康复的一大障碍，因此将游戏与康复结合也是适用于烧伤患者的一种治疗方法。

康复游戏的核心构成是“目标”与“奖励”，通过设定目标，降低患者心理上的负担和畏难情绪，通过“奖励”，激励患者在完成阶段性的任务后，能够坚持下一阶段的康复治疗。

传统的康复游戏多是设计一些与治疗师互动的小活动，但这些小游戏受限于场地或器材，往往不能覆盖全部的训练内容，或是你真诚度不够而不能很好地吸引患者的注意。如今随着计算机与电子机械技术的飞速发展,一些电子游戏也被应用于康复治疗中。很多反馈式的智能康复系统被成功开发。比如,可以通过视频游戏模拟开赛车,让需要进行上肢康复训练的患者控制方向盘,进行顺时针或逆时针转动以控制游戏中车辆的行驶方向,传感器收集到患者的动作信息后,反馈至屏幕中的车辆上,同时通过控制游戏中赛道的方向,实现对特定方向特定次数的上肢运动训练。类似的康复游戏系统不胜枚举,通过传感器模拟,患者操作的可以是方向盘,可以是门把手,可以是拧钥匙等,这使得可以在有限的场地上,进行多种生活中常用动作的恢复训练,同时,视频游戏的良好拟真音画效果可以给予患者良好的沉浸式康复训练环境。这大大降低了康复训练的痛苦以及患者的心理抵触,提高了康复的效果。

近年,虚拟现实技术日趋成熟,应用了虚拟现实技术的康复游戏其拟真程度比单纯的屏幕音画更进一步,将康复游戏的实用性与泛用性带到新的高度。

(吴　军　张方樱楠)

3.4.3 机器人技术在康复中的应用

随着机器人技术和康复医学的发展,在欧美日等国家和地区,医疗康复机器人的市场占有率节节攀升,仅日本机器人市场,2010年已达到105万美元,其增长率在所有应用机器人的领域中占据首位。服务于烧伤的康复机器人研究和应用有着广阔的前景。

康复机器人,主要分为辅助型康复机器人和康复训练机器人2种。其中,辅助型康复机器人帮助肢体运动有困难的患者完成各种动作,该类产品有机器人轮椅、机器人护士、机器人假肢和机械外骨骼等。康复训练机器人的主要功能是帮助患者完成各种运动功能的恢复训练,比如行走训练、手臂运动训练、脊椎运动训练等。

目前,康复机器人的研究主要集中于康复机械手和康复治疗机器人等。康复机器人的设计目的是在因伤或因病致残的人士和环境之间建立一个媒介,通过该媒介使得患者能够全部或部分恢复操作功能。机械臂作为康复机器人的一种，按照安装位置可以划分为3类。基于桌面工作站的机械手安装在一个彻底结构化的控制平台上，在固定的空间内进行操作。具有足够自由度的机器人配以适合残疾人使用的人机界面是这种机器人典型的模式。在实际应用层面，已经有多种产品面世，比如Tolfa Corporation开发的DEVAR系统，CEA公司开发的MASTRT系统等。基于轮椅的机械手安装在轮椅上，这使得相比较于第一类机械手，它的活动范围大大增加，利于患者在移动中使用，目前，这种机械手设计已经成为流行的趋势。像我国的863项目也有针对智能机器人智能轮椅的立项。随着控制论、人工智能领域的发展，越来越多的新理论新技术被应用于智能轮椅的研究和开发，使得当前的智能轮椅机器人有了更好的交互性、适应性和自主性。例如中国科学院自动化所就研制成功了一种具有视觉和口令导航功能并且能进行语言交互的智能轮椅。

部分严重烧伤的患者面临截肢，假肢可以用来替代部分肢体的功能。目前有至少5种方法可供选择以重建截肢患者的肢体功能：①装饰性假肢，这种假肢仅具有美观功能，但不具有实际操作功能；②传统的人体动力假肢，这种假肢由人的残肢控制，缺点是易引起使用者的疲劳；③肌电控制假肢，是目前最好的重建肢体功能的选择，缺陷是假肢的活动性和自由度较差；④人体动力和肌电控制混合假肢；⑤为特殊运动专门设计的假肢。假肢的研究已经成为国际上机器人领域的研究热点。虽然技术在不断进步，但是假肢的局限性依旧很明显，目前的假肢多数仅具有一至两个维度的活动能力。这不仅是限于假肢装备形制，同时也是限于人的残肢很难控制超过2个维度的假肢运动。目前仅有少数高于2个维度的智能假肢见诸报道。例如，英国南安普顿大学电子与计算机系通过模块化设计，开发了一个六自由度的假肢，该假肢的每个手指均具备活动能力。

康复治疗机器人是康复医学的新技术，它结合了机器人技术，使得计算机和机械成了提高临床康复效率的治疗工具。当患者遭受烧伤或手术等后，由于皮肤、肌肉、韧带等组织失去弹性而导致肢体运动的速度和范围受到限制，可以借助康复治疗机器人对患者的运动系统的功能进行治疗恢复。康复治疗机器人在临床上主要适用于生物力学或生物物理化学类型的问题或者进行运动学习。连续被动运动(continuous passive motion,CPM)机是目前唯一的机器人生物力学或生物物理化学类型的应用。20世纪60年代即有了此机器在大关节康复的应用,而到目前已出现了针对小关节的CPM机,但对于手指等小关节抓握功能康复的CPM机其精度依旧有待于提高。除此之外,大量针对下肢或躯干受损患者的步行康复机器人也已面世。例如,利用康复机器人进行减重步行训练。使用减重吊带减少患者步行训练时下肢所承受的负重,以运动平板来辅助步行。传统康复治疗时,一般需要2名治疗师辅助。一名帮助患者腿摆动,支撑期患足趾着地,防止支撑期膝过伸;另一名帮助患者进行身体重心转移,伸展髋,旋转骨盆,并保持患者躯干的直立。自20世纪90年代以来,大量以康复机器人代替治疗师进行步行康复训练的研究被开展。这些康复机器人不仅减轻了治疗师的工作,并且利用这些设备进行康复训练,重复性好,参数指标可以精确控制,利于康复进程的加快,提高治疗效果。

随着电子技术进步,大量新式传感装置被应用于康复机器人,安装了更精密传感器的康复机器人可以更精确地采集人体与环境输出的信号,更好地适应使用需求。Alirezaei等开发了基于压力敏感导电橡胶的触觉分布式传感器,可以应用于机器人的关节部位。陆伟等人开发了新型的柔性三维触觉传感器阵列,可以同时探测力度和温度的变化可以应用于机器人的手指等部位。

相比于传统的依赖治疗师进行康复治疗,使用康复机器人不仅节省大量的人力资源,同时可以通过精准的参数控制、实时的数据反馈,以及优秀的可重复性,显著提高康复治疗的效率和效果。

(吴　军　张方樱楠　张　逸　王　英)

3.4.4 烧伤深度诊断用医用光谱仪

近红外光是介于可见光和中红外之间的电磁辐射波,美国材料检测协会将近红外光谱区定义为780～2 526 nm的区域。红外光谱分析技术作为一种有效的分析手段在20世纪30年代就得到了认可，当时红外仪器主要用于分子结构理论的研究。近红外区的光谱吸收带是有机物质中能量较高的化学键（主要是—CH、—OH、—NH）在中红外光谱区基频吸收的倍频、合频和差频吸收带叠加而成的（表3.3）。由于近红外谱区光谱的严重重叠性和不连续性，物质近红外光谱中的与成分含量相关的信息很难直接提取出来并给予合理的光谱解析。而有机物在中红外谱区的吸收带较多、谱带窄、吸收强度大及有显著的特征吸收性，传统的光谱学家和化学分析家习惯于在中红外基频吸收波段进行光谱解析，所以近红外谱区在很长一段时间内是被人忽视和遗忘的谱区。

表3.3　各种含氢基团在红外光谱区内的倍频吸收谱带归属（nm）

基团	C—H	N—H	O—H
伸缩振动基频	3 300	2 940	2 740
弯曲振动基频	6 900	6 250	7 700
和频	2 300	2 200	2 000
一级倍频	1 745	1 540	1 450
二级倍频	1 210	1 040	960
三级倍频	934	785	730
四级倍频	762	-	-

直到20世纪80年代化学计量学的发展，掀起了采用化学计量法用于数据预处理以及实现近红外光谱解析和定标模型优化的高潮，近红外光谱解析和定标模型优化中样品物理和化学特性、样品制备、环境因素、各个光谱变量与待测成分之间的特征关系等疑难问题被一一解决，近红外分析技术才真正应用到各个领域，被誉为分析的巨人。

烧伤深度的判断是烧伤患者临床救治中最重要的第一步。有资料显示，世界上最有经验的烧伤科医生对烧伤创面深度的判断准确性在70%左右。烧伤创面中约有30%面积的组织可能在手术过程中被错误地保留，或被错误地切掉，前者可加重烧伤的深度，即由较浅转变为较深的创面，后者可将创面残留的极其宝贵的皮肤附件及其相关干细胞和其他正常组织连同坏死组织一并被清除，这都对创面愈合的速度和质量产生重要影响。研究资料表明，及时准确的判断和治疗可以阻止烧伤创面由浅度向深度转变的速度和程度，能有效挽救患者生命、减少并发症、促进创面愈合、加快患者康复。因此，烧伤创面深度的及时准确判断，为最大限度地保留皮肤附件及其相关干细胞和可逆转的变性组织提供了关键信息，为高质量的创面愈合、减少增生性瘢痕形成、并为烧伤康复奠定基础。

近红外漫反射技术为实现上述目标提供了可能性。其最大优势在于对组织的透过性好，能够进行在体的非破坏性、非介入性的检测，使过去无法开展的研究工作成为可能。近红外漫反射技术是利用光与生物分子相互作用时表现出的吸收、散射等行为的改变，进而通过分析漫反射光谱信息，进行生物分子的定性和定量分析，从而完成物质含量、结构组成等信息的获取，实现光谱检测和诊断。

由于不同烫伤程度的组织对近红外光具有不同的吸收和散射特性，首先收集烧伤部位反射的漫反射光谱信号（图3.27），根据光谱的信号强度和漫反射理论，通过机械学习法，建立组织的某些生理参数（如结构参数信息、成分组成信息等）和光谱数据的关系。根据得到的光谱信号强度与烧伤深度的回归模型，建立烧伤光谱数据库。临床应用时，采集患者目标区域光谱图像，计算机系统将光谱图像中每个像元对应的光谱反射率曲线与数据模块中烧伤坏死皮肤光谱数据库进行光谱匹配识别，得到目标区域的烧伤深度和烧伤面积，并合成目标区域的三维图像，显示烧伤深度和面积的精确范围及数值，为临床精确治疗和康复提供技术支持。

近红外漫反射光谱技术应用于烧伤深度检测具有分析速度快，测量过程大多可在1 min内完成、分析效率高，通过一次光谱测量，可同时完成成像范围内所有像元的深度测定、检测对象无须预处理、可

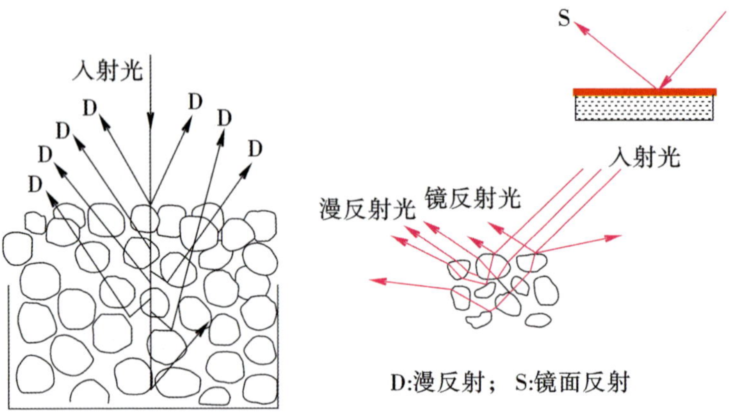

图3.27 光谱漫反射示意

实现在线分析、无创非接触检测等优点，但是在建立烧伤数据库时，标准数据量太少不足以反映被测样本的分布规律，直接影响分析结果的准确性。另外还要充分考虑患者肤色、年龄、烧伤部位等因素对漫反射光谱的影响，需建立特定的参数，进行多种分类，以提高烧伤数据库检验的准确性，使烧伤数据库具有广泛的应用范围。

随着近红外、计算机技术、化学计量法等不断发展，研究的不断深入，近红外技术有望在疾病预防、诊断、处理上实现更多的实际应用，将在生物医学领域中发挥出巨大潜力。

成像仪数据采集视频

（吴 军 尹美芳）

3.5 瘢痕防治

瘢痕(scar)是正常皮肤组织在受到外界伤害后的自我修复过程中,胶原纤维合成与代谢无法被机体自身控制,使其处于一个类似正反馈的状态,以致胶原纤维大量增生,形成局部的结缔组织大量堆积,主要临床表现为隆起于正常皮肤上的、形状各异的、颜色偏红色、质地硬韧的良性肿物。通常我们所说的瘢痕指的是病理性瘢痕(pathological scar)。病理性瘢痕包括增生性瘢痕、瘢痕疙瘩、萎缩性瘢痕、瘢痕癌,这里主要探讨病理性瘢痕中常见的增生性瘢痕及瘢痕疙瘩的治疗研究现状。

增生性瘢痕(hypertrophic scar,HS)主要表现为皮肤真皮层胶原纤维排列紊乱,过度的成纤维细胞增生,过度的胶原沉积,是创伤后,尤其是深度烧伤后常见的创面愈合结局。创面愈合过程中,创面成纤维细胞产生新的细胞外基质蛋白,主要包括Ⅰ型及Ⅲ型胶原蛋白、纤维连接蛋白、蛋白聚糖等,最终形成组织重构,并形成瘢痕,完成创面修复。增生性瘢痕主要临床表现为瘢痕病变高于周围正常皮肤,局部质地变硬,增厚,边界一般不超出原病变部位。在早期主要表现为痛和痒的症状,甚至因搔抓导致皮肤破溃。经过一段时期后,瘢痕逐渐退化,表现为充血减轻,颜色变淡,逐渐变平坦、变软,痛痒症状减轻,因人和病变部位不同,这个过程长短有很大个体差异。

瘢痕疙瘩是整形外科常见的疾病之一,其发病机制错综复杂,主要与成纤维细胞的增殖与凋亡失控及胶原的过度沉积和排列紊乱有关,其临床表现主要为瘙痒疼痛,超出原损伤部位的持续性生长肿块,常常呈蟹足状向周围皮肤浸润性生长。瘢痕疙瘩和增生性瘢痕有类似的组织学特征,但瘢痕疙瘩生长特点是病变超过创面边缘,呈持续性增生,一般不出现自行消退。瘢痕疙瘩的免疫学表型研究提示:活化的肥大细胞和巨噬细胞的数量增加,并参与到瘢痕疙瘩纤维化过程中的炎症反应,瘢痕疙瘩的相关的淋巴样聚集,类似黏液相关淋巴样组织，它可能长期产生炎症刺激，促进瘢痕疙瘩的生长。组织学证据显示增生性瘢痕和瘢痕疙瘩是同一病理本质的不同形式，而不是单独的。Huang 等研究瘢痕疙瘩样本中央和边缘，评估细胞和基质胶原的比例及分布情况的试验中发现，透明化的胶原蛋白和真皮结节共存是瘢痕疙瘩的特征，真皮结节是增生性瘢痕的重要特征。而从瘢痕疙瘩的边缘到中央，主要的炎症表现如微血管、成纤维细胞、炎症细胞是逐渐减少的，在瘢痕疙瘩的中心，炎症反应是降低的，这些都说明增生性瘢痕和瘢痕疙瘩是同一种皮肤纤维增生性紊乱的连续不同阶段，而伴随的不同程度的炎症反应也许是受遗传因素的影响。

这 2 种瘢痕的治疗方法研究较多，目前临床上主要的治疗方法有手术切除、压力疗法、药物治疗、支具治疗、光电技术治疗、有氧/无氧功能治疗、放射治疗、心理康复治疗等。

3.5.1 压力治疗

3.5.1.1 概念及历史

压力治疗(pressure therapy)又称为加压疗法，是指通过对人体体表施加适当的压力，以预防或抑制皮肤瘢痕增生，防治肢体肿胀的治疗方法，是经证实的防治增生性瘢痕较为有效的方法之一，常用于控制瘢痕增生、防治肢体肿胀、预防深静脉血栓和促进截肢残端塑形。

压力疗法用于康复治疗具有相当悠久的历史。早在 1607 年 Fabricine 就提出持续对手瘢痕加压可促进手功能的恢复。1835 年 Rayer 成功应用压力疗法治疗瘢痕疙瘩。1881 年 Unna 将压力治疗用于烧伤后瘢痕康复治疗。1968 年 Larson 等也探索将压力疗法用于烧伤后瘢痕的康复治疗，取得了良好的临床效果。1971 年 Silverstein 及 Larson 发现压力衣及压力性支架会减少瘢痕产生。随着制作工艺及材料的不断改进，压力疗法也得到了很大发展，由最初的单纯应用弹力绑带、弹力套或弹力衣发展到目前多种方法。国内最早于 20 世纪 80 年代开始应用压力治疗控制烧伤后瘢痕。

3.5.1.2 压力治疗的种类

压力治疗常用的方法包括绷带加压法和压力衣加压法，一般在使用压力衣加压之前，先使用绷带进行加压包扎。另外，在工作中常需配合压力垫、橡筋带和支架等附件以保证加压效果。

(1)绷带加压法　根据使用材料和方法的不同，绷带加压法包括弹力绷带加压法、自粘贴绷带加压法和筒状绷带加压法等方法。

1)弹力绷带加压法：弹力绷带为含有橡筋的纤维织物，可按患者需要做成各种样式。其作用是能有效控制水肿，促进静脉及淋巴回流，对新愈合创面及移植物提供血管保护。弹力绷带加压法优点是价格低廉，清洗方便，易于使用；而缺点是压力大小难以准确控制，可能会导致水肿、影响血液循环和引起疼痛或神经变性。

注意事项：使用时根据松紧情况和肢体运动情况往往需4～6 h更换1次。开始时压力不宜过大。待患者适应后再适当加压，至患者可耐受的最大限度。治疗初愈创面时，内层最好垫1～2层纱布，以减轻对皮肤的损伤。

2)自粘贴绷带加压法：自粘贴弹力绷带是由纯棉或弹性无纺布喷涂天然橡胶复合而成的一种弹力绷带。主要用于衣服外面或不能耐受较大压力的脆弱组织。自粘贴绷带可用于手部或脚部早期创面愈合过程中。可在开放性创面上覆盖一层薄纱布后使用。

3)筒状绷带加压法：筒状绷带为长筒状。根据尺寸不同有不同规格，压力分为低压力[0.67～1.33 kPa(5～10 mmHg)]、中等压力[≥1.33～2.67 kPa(10～20 mmHg)]和高等压力[≥2.67～4.00 kPa(20～30 mmHg)]。单层或双层绷带配合压力垫使用可对相对独立的小面积瘢痕组织提供较好压力。其具有使用简便、尺寸易于选择等特点。在创面表面可承受一定压力时应用，尤其适用于3岁以下生长发育迅速的儿童。

4)硅酮弹力绷带法：硅酮和压力治疗是目前公认的烧伤后瘢痕康复治疗的有效方法。国内有学者报道将两者联合使用比单独使用有更好的效果，能明显缩短疗程。但中国香港及国外一些研究尚未发现两者结合使用优于单一疗法的临床证据。

(2)压力衣加压法 利用专门的压力衣布料，根据患者需加压的部位及肢体形状，量身定做压力衣。其优点是压力控制良好、穿戴合适、能实现个体化治疗。目前港台地区有智能压力衣应用于临床。其本质也属于压力衣的一种，但制作工序智能化，应用专门的制作软件及硬件进行制作。其具有制作方便、节省制作时间、外形美观、合身性更佳等优点。当然也存在制作成本昂贵的缺点。

(3)附件 在进行压力康复治疗时往往需要配合使用一些附件以保证加压效果，同时尽量减少压力治疗带来的不良反应。常用的压力治疗附件包括压力垫、橡皮筋和支架。

1)压力垫：由于人体外形不规则，为了保持凹面或平面瘢痕康复过程中均匀受压或增加局部压力，需要穿压力衣时配置压力垫。压力垫常用的材料有海绵、泡沫、塑料胶、合成树脂、合成橡胶、热塑板等。

2)橡筋带：置于压力衣外，用于保证指蹼及关节部位的压力及在活动过程中保持合适的压力。

3)支架：支架也常用于配合压力衣使用，以保护鼻部、前额、双颊、耳郭、鼻孔、掌弓等易受损或易变形的部位。支架常用材料为低温热塑材料。

3.5.1.3 压力治疗的作用及机制

(1)压力治疗的作用

1)预防和治疗增生性瘢痕：通过持续加压使局部毛细血管受压萎缩，数量减少，内皮细胞破碎，从而造成瘢痕组织局部的缺血、缺氧。进一步抑制胶原纤维的产生，加速胶原纤维的降解，使胶原纤维结构重组而平行排列，从而抑制瘢痕增生和促进瘢痕成熟。

2)控制肢体水肿：加压可促进血液和淋巴液回流，从而减轻水肿。

3)促进截肢残端塑形：适当的压力使截肢后残肢尽早塑形，以利于假肢的装配和使用。

4)预防深静脉血栓：压力治疗可预防长期卧床者下肢深静脉血栓的形成。

5)防治下肢静脉曲张:压力治疗可预防从事久坐或久站工作人群下肢静脉曲张的发生,当出现下肢静脉曲张时也可通过压力治疗改善症状。

6)预防关节挛缩和畸形:通过控制瘢痕增生可预防和治疗因增生性瘢痕所导致的挛缩和畸形。

(2)压力治疗的作用机制　压力疗法治疗瘢痕的机制尚不清楚。目前普遍认为压力康复治疗瘢痕的关键在于通过续加压使局部毛细血管受压萎缩,数量减少,内皮细胞破碎,从而造成瘢痕组织局部的缺血、缺氧,进而导致一系列变化。

1)在缺氧状态下承担细胞氧化功能的线粒体形态学发生变化,如肿胀、空泡化等,其功能明显减退甚至停止,从而使成纤维细胞增生受阻及合成胶原等细胞外基质障碍,产生胶原纤维的能力大大降低,进而抑制瘢痕的生长。

2)肌成纤维细胞发生退行性变,释放出的溶酶体酶水解包绕在胶原结节外的异常黏多糖,使胶原结节能被组织中的胶原酶水解,从而使螺旋状胶原变为平行排列。

3)缺血后 α 巨球蛋白(α-macroglobulin,α-MG)减少,对胶原酶的抑制作用减弱;利于胶原酶的出现,从而破坏胶原纤维。

4)缺血后合成黏多糖的酶减少,水肿减轻,减少了黏多糖的沉积与合成,使胶原生成减少,瘢痕减轻。

5)加压可减轻局部的水肿,减弱葡萄糖氨基淀粉酶的水合作用,减少黏多糖的沉积与合成,也可抑制瘢痕的增生。

3.5.1.4 压力疗法临床应用

(1)压力治疗原则　伤后压力康复治疗基本原则是早期应用,持之以恒,压力适中,防治并重。

1)早期应用:压力疗法应在烧伤创面愈合后尚未形成瘢痕之前开始。有研究指出,加压治疗开始时间越早,其治疗和预防效果越好。一般 10 d 内愈合的烧伤不用压力疗法,10 ~ 21 d 愈合的烧伤应预防性加压,21 d 以上愈合的烧伤必须预防性加压,已削痂植皮的深二度、三度烧伤应预防性加压。

2)持之以恒:为保证压力治疗效果,压力治疗应用时间应该足够长,每天应保证23 h以上进行加压,只有在洗澡或特殊治疗需要时才解除压力,且每次解除压力的时间不应超过30 min。对于可能增生的瘢痕,需要从创面基本愈合开始,持续加压至瘢痕成熟,通常需要1年左右,有的需要1~2年,甚至3~4年。

3)压力适中:有学者认为,压力治疗的理想压力为3.20~3.33 kPa(24~25 mmHg),接近皮肤微血管末端压力,有效压力为1.33~5.33 kPa(10~40 mmHg)。若压力过大,皮肤会缺血而发生溃疡。躯干加压过大会抑制肺扩张,影响呼吸。头面部加压过大可能会引起头晕或不适感。

4)防治并重:深度烧伤后瘢痕的增生是个必然的过程,因此预防和治疗同等重要,对于可能增生的瘢痕,要在增生前就开始应用,而不能等到瘢痕增生甚至明显增生时才应用。

(2)压力治疗适应证

1)增生性瘢痕:适用于各种原因所致的瘢痕,包括外科手术后的瘢痕和二度及以上烧伤后的增生性瘢痕。

2)水肿:适用于各种原因所致肢体水肿,如偏瘫肢体的肿胀、淋巴液回流障碍的肢体肿胀、下肢静脉曲张性水肿、手术后上下肢肿胀等。

3)截肢:用于截肢残端塑形,防止残端肥大皮瓣对假肢应用的影响。

4)预防性治疗:可用于预防烧伤后21 d以上愈合的创面发展成增生性瘢痕及预防瘢痕所致的关节挛缩和畸形。对于长期卧床者,可有效预防下肢深静脉血栓的形成。对于久坐或久站工作者,可预防下肢静脉曲张的发生。

(3)压力治疗禁忌证

1)治疗部位有感染性创面:此时加压不利于创面的愈合,甚至可能导致感染扩散。

2)脉管炎急性发作:因加压加重了局部缺血,使症状加重,甚至可能造成坏死。

3)下肢深静脉血栓:加压有使血栓脱落的危险,可能造成严重后果。

3.5.1.5 不同部位烧伤压力疗法

(1)头面部　头面部瘢痕增生是影响烧伤患者容貌和心理的重要因素,因此瘢痕的控制和压力治疗的有效实施是头面部烧伤康复治疗的重要组成部分。因头面部是人体最不规则的部位,须量身定做压力头套,目前最为常用的是头部加压方法。

1)头部压力套:包括压力头套、颌颈套、下颌套等。压力头套适用于头面部及下颌部较大面积烧伤所致瘢痕。颌颈套适用于面部外侧、颈部、下颌部烧伤瘢痕加压治疗。下颌套适用于面部外侧、下颌部烧伤、小范围烧伤。

2)透明压力面罩:由于眼、鼻、口、耳附近需留出该部位的开口,造成开口附近压力的降低甚至丧失。1979 年 Rivers 等人报道利用透明塑料面罩治疗头面部瘢痕,它提供全面部接触的压力,使得患者或医务人员可以清楚地看到压力的效果,并易检测面罩的服帖性。目前已在部分地区推广使用。

3)Watusi 项圈(压力项圈):由圆形塑料管逐层围绕颈部而成,主要用于提供一定的压力,防止瘢痕形成,并可维持颈部于伸展的位置,防止侧偏。其特点是容易使用和调整。缺点是层与层之间压力不足而易形成褶皱。另外由于是闭合的,可能导致颈部皮肤的破损和创面恶化。

4)压力垫:头面部由于形状不规则,要对需要的部位提供良好的压力,并减少对鼻子、耳朵的压力,压力垫使用十分普遍。常见压力垫有面部压力垫、鼻部压力垫、下颌部压力垫、耳部压力垫、颈部压力垫。

5)支架:主要用于防止耳部变形和避免耳郭粘连于头部。常见的支架有鼻部支架、耳部支架、下颌支架、口部支架。

(2)躯干上部(腰部以上)　躯干烧伤虽不如肢体烧伤和面部烧伤常见,但面积往往较大,需进行加压治疗。躯干大体呈椭圆形,加之软组织丰富,压力治疗效果不如肢体治疗效果好。根据烧伤部位可使用长袖、中袖、短袖、无袖压力上衣。对于心窝部及乳房间部位,由于为凹陷部位,该处存在瘢痕时应先填平凹陷部位,再稍高出周围皮肤,以增加局部压力。对于腋部烧伤,可在压力衣外加“8”字形包扎,以确保在上肢活动时腋部能够施加有效的压力。

(3)上肢 上肢是较易遭受烧烫伤和其他外伤的部位。上臂和前臂因形状较规则,呈圆柱形,是最易加压的部位,也是压力容易控制且治疗效果较好的部位。压力臂套包括上臂套、前臂套和全臂套。也可使用弹力绷带加压法。

(4)手部 手部烧伤是发生率最高、畸形率最高、对功能影响最大最直接的烧伤,早期处理不当会遗留严重的功能障碍。手部烧伤治疗最重要的是防止和治疗水肿、瘢痕增生、挛缩、脱位等并发症的发生。

1)有指手套:适用于手部(含手指)烧伤瘢痕、手部肿胀。压力手套由手背、手掌、拇指以及手指侧面的贴组成,常需要加拉链。使用时注意露出指尖部以便观察血运情况。

2)无指手套:用于手掌和(或)手背烧伤而手指无受伤者。由手背、手掌、拇指3个部分组成。

3)压力指套:用于单纯手指烧伤(不含近指根部及指蹼部烧伤,如含则需使用压力手套)。

4)压力垫:分为单纯手背部压力垫、单纯手掌部压力垫、腕部压力垫、指蹼部压力垫、虎口部压力垫。

5)橡筋带:用于指蹼部瘢痕增生,施加外部向指蹼方向的压力,注意避免引起手指肿胀。

6)手部支架:主要用于保护掌弓。

(5)下部躯干及下肢 会阴部及下肢烧伤亦较常见,多见于全身大面积烧伤及跌坐于热液体中。会阴部烧伤容易发生瘢痕增生且对日常生活影响较大,压力治疗应尽早开始。

1)压力长裤:用于躯干下部、臀部、会阴部合并下肢瘢痕加压。臀部应根据体形进行恰当调整,尤其是女性,避免压力导致臀部下垂。

2)压力短裤:用于躯干下部、臀部、会阴部及大腿根部烧伤。

3)单腿长(短)裤:用于一侧躯干下部、一侧下肢烧伤。

4)会阴部压力垫:多用于腹股沟等凹陷处,需先填平凹陷处。

5)橡筋带:用于会阴部,保证活动时维持有效压力。

(6)下肢　下肢烧伤多见于爆炸等大面积烧伤、掉入热液或热液洒到下肢等原因所致烧伤。与上肢一样,腿部也是易于进行压力治疗的部位。常用压力腿套进行加压,压力腿套包括大腿套、小腿套和全腿套。也可使用绷带加压法。

(7)足部　足部是烧伤的好发部位之一,也是下肢烧伤后肿胀最易发生的部位。

1)压力袜:包括分趾袜和不分趾袜。分趾袜适用于足部及足趾烧伤,不分趾袜适用于足部烧伤。

2)足背压力垫:用于足背烧伤,需考虑不影响足部活动及服帖性。

3)足跟压力垫:需先填平凹陷部位,打磨成形者为佳。

(张　逸　蔡瑞昭　王　英)

3.5.2　药物治疗

近年来对病理性瘢痕药物治疗发展较快。本书对相关研究进展做简要的总结,包括激素类药物、抗肿瘤药物、免疫抑制剂、A 型肉毒毒素、P 物质抑制剂、细胞因子、胶原酶、硅酮制剂、中草药中有效成分及提取物等药物的治疗研究及其分类和使用方法。

3.5.2.1　激素类药物

激素治疗在增生性瘢痕(HS)和瘢痕疙瘩的康复治疗中发挥着十分重要的作用。糖皮质激素是目前药物治疗病理性瘢痕的首选。通过瘢痕内局部注射,可使瘢痕组织变软变平,颜色由红色逐渐接近周围正常皮色,同时患者的痒、痛等症状减轻或消失。糖皮质激素主要通过影响胶原的重塑和抑制炎症反应来阻止瘢痕形成;同时,激素明显抑制瘢痕成纤维细胞的体外增殖以及转录因子基因的表达，从而导致前胶原基因表达抑制，造成瘢痕成纤维细胞的Ⅰ型、Ⅲ型胶原合成减少，引起瘢痕组织中 *C-myc* 和 *p53* 基因表达增高，进而诱导成纤维细胞的凋亡。

目前临床应用的激素类抗瘢痕药种类繁多。临床上以曲安奈德、得宝松等长效激素类药最为常用，其有效率为 50% ~100%，复发率为 9% ~50%。对于难治性瘢痕，可将利多卡因与激素混合使用以减轻疼痛。治疗周期为 4 ~6 周。激素局部注射的主要不良反应有皮肤萎缩、色素脱失、毛细血管扩张、注射部位局部破溃或坏死等。一般情况下激素类药物只能局部应用，不能全身使用，局部瘢痕内注射是其主要方法，需要医务人员进行操作，限制了其使用的方便性。当治疗瘢痕面积过大时，全身不良反应较明显。因此，要密切观察患者的情况，适时调整用药剂量和用药面积。皮质类固醇激素是最为经典的药物，但其治疗有一定的失败率和不良反应，需要其他药物联合应用或替代以减轻不良反应，达到更为满意的治疗效果。

3.5.2.2 抗肿瘤药物

瘢痕的生长方式类似于肿瘤样生长，尤其是瘢痕疙瘩，引发了人们研究抗肿瘤药物来治疗瘢痕的兴趣。该类药物通过在细胞周期的不同阶段干扰细胞的有丝分裂来抑制细胞的分裂和增殖，从而达到治疗瘢痕的目的。临床常用的药物有 5-氟尿嘧啶（5-fluorouracil，5-FU）、他莫昔芬、丝裂霉素 C、秋水仙碱和博来霉素。

（1）5-FU　5-FU 是具有抗代谢作用的氟化的嘧啶类似物，被广泛用于各种癌症的抗代谢活性治疗。因其可抑制成纤维细胞的增殖，被用于瘢痕的局部注射且疗效显著。可降低胸苷酸合成酶活性，耗竭胸苷酸，抑制 DNA 合成而使成纤维细胞（Fb）凋亡。此外，它还对转化生长因子-β（TGF-β）诱导的Ⅰ型胶原基因表达有抑制作用。有学者单独用 5-FU（50 g/L）予 28 例瘢痕疙瘩内注射，1 次/周，共 7 周，并进行 24 周的随访，未发现有患者治疗失败或复发，且 78.5% 的患者瘢痕改善在 50% 以上。研究表明，5-FU 显示出比曲安奈德更好的疗效，5-FU 联合激素、硅胶治疗瘢痕有更大的优越性。常见的不良反应有注射部位的疼痛、溃疡、烧灼感、色素沉着和皮肤萎缩。

(2)他莫昔芬　他莫昔芬(三苯氧胺)是一种非甾体雌激素受体拮抗剂,通常用于雌激素受体阳性的乳腺癌和子宫内膜癌的治疗。他莫昔芬诱导改变了相关 RNA 的转录,通过一系列机制,降低细胞增殖,延迟或使细胞停滞在细胞周期的 G_1 期,干扰各种生长因子,如 TGF-β 和胰岛素样生长因子;TGF-β 有 3 种异构体即 $TGF\text{-}\beta_1$、$TGF\text{-}\beta_2$、$TGF\text{-}\beta_3$,在胎儿创面无瘢痕愈合中,胎儿成纤维细胞 $TGF\text{-}\beta_1$的表达低于正常皮肤成纤维细胞。他莫昔芬能通过降低 $TGF\text{-}\beta_1$ 的表达,促进创面愈合;同时抑制成纤维细胞的增殖及胶原合成,局部应用可减少瘢痕形成。另外,$TGF\text{-}\beta_2$ 可促进体外的增生性瘢痕和瘢痕疙瘩的成纤维细胞增殖,而他莫昔芬可诱导 Cre 重组酶,删除成年小鼠皮肤成纤维细胞的转化生长因子-β Ⅱ型受体(TGF-β Ⅱ R),影响 $TGF\text{-}\beta_2$ 的作用,表现为真皮再生能力缺失,细胞外基质沉积降低,再上皮化和上皮分化过程延迟,成纤维细胞表现出不正常的迁移能力,TGF-β 介导的肌成纤维细胞分化受影响,使创面丧失收缩性,这可能与他莫昔芬影响瘢痕的收缩有关。

(3)丝裂霉素 C　丝裂霉素 C 可使 DNA 中的腺苷和鸟嘌呤烷基化、交联,从而使 DNA 解聚,阻碍 DNA 的复制,抑制 DNA、RNA 和蛋白质的合成。有研究认为,短期使用丝裂霉素 C 能够抑制 Fb 增生、降低 Fb 的密度,瘢痕疙瘩切除后局部应用丝裂霉素 C 可降低复发率。但是,Sanders 等的研究与此相反,认为瘢痕疙瘩切除后局部应用丝裂霉素 C 不能防止复发。而 Seo 和 Sung 研究发现应用丝裂霉素 C 局部注射治疗瘢痕后,瘢痕局部出现严重的红斑、水疱、坏死和溃疡,故其应用有待研究。

(4)秋水仙碱　秋水仙碱是一种抗有丝分裂药物,用于痛风和抗癌症的治疗,在瘢痕的防治和研究应用方面较久远,通过破坏有丝分裂纺锤体的活动,而干扰细胞分裂,呈剂量依赖性的抑制胶原的合成和成纤维细胞增殖,增加胶原酶活性加速胶原退化,减少胶原合成。

(5)博来霉素　博来霉素具有抗肿瘤、抗菌、抗病毒的特性，还可以用来治疗瘢痕疙瘩和增生性瘢痕。有研究认为博来霉素可抑制培养的人类皮肤 Fb，减少胶原蛋白合成，即使是加入 TGF-β_1 也有此作用。博莱霉素可致培养的 Fb 中赖氨酰氧化酶水平的降低，赖氨酰氧化酶是胶原蛋白成熟过程中的交联酶，其浓度在病理性瘢痕中可能正常或增高。目前，已有研究表明博来霉素局部注射治疗瘢痕疙瘩和增生性瘢痕是安全、有效的，无复发。而 Espana 等研究中 13 例患者有 2 例复发。博来霉素局部注射治疗病理性瘢痕的不良反应有注射局部疼痛、溃疡、皮肤萎缩及色素沉着。

3.5.2.3 免疫抑制剂

临床常用的免疫调节剂是 5% 咪喹莫特，是一种免疫反应调节剂，其可通过激活 Toll 样受体（Toll-like receptor，TLR）-7 诱导机体产生 α 干扰素（interferon-α，IFN-α）、肿瘤坏死因子-α（tumor necrosis factor-α，TNF-α）、白细胞介素-12（interleukin-12，IL-12）等细胞因子，刺激机体免疫系统识别病毒感染和肿瘤的存在，最终消除相关病损。建议在瘢痕术后 4～6 周使用 5% 咪喹莫特。Berman 等对 11 例患者瘢痕疙瘩切除术后 8 周外用 5% 咪喹莫特乳膏，24 周内均无复发，有一半的患者出现色素沉着。Martin-Garcia 等成功应用 5% 咪喹莫特乳膏预防耳垂瘢痕疙瘩切除术后瘢痕的复发。由此可见，瘢痕疙瘩切除术后外用 5% 咪喹莫特乳膏似乎是安全的，或可有效防止瘢痕疙瘩复发。

3.5.2.4 A 型肉毒毒素

A 型肉毒毒素（type A botulinum toxin，BTXA）是一种神经毒素，来自于肉毒梭状芽孢杆菌，有很多血清型，其中 A 型肉毒毒素已经在很多国家长达 20 年临床安全使用，被广泛用于眼睑痉挛、面部肌肉痉挛和肌张力障碍等。A 型肉毒毒素通过阻滞乙酰胆碱在神经肌肉接头的释放，发挥暂时性的去神经支配作用来控制增生性瘢痕，影响了肌肉张力，而降低瘢痕周围组织的张力。

BTXA 一般在 2～6 个月的时间可产生迟缓性横纹肌麻痹的作用，可能改善瘢痕的症状。同时 BTXA 可能参与增生性瘢痕成纤维细胞的细胞周期的调节和降低 TGF-β_1 的表达，还影响 TGF-β_1 信号通路下游的结缔组织生长因子的表达，当 BTXA 的使用浓度为 1.0 U/10^6 和 2.5 U/10^6 个细胞时，即可抑制成纤维细胞增殖和减少胶原沉积。Zhibo Xiao 等研究显示在兔耳瘢痕模型中，使用 A 型肉毒毒素治疗后，逐渐改变了局部的成纤维细胞生物学行为，比如减少成纤维细胞的增殖，减少胶原纤维的分泌，降低了增生性瘢痕的厚度，减轻了胶原纤维排列的紊乱程度。另外，Jablonka 等研究 BTXA 几乎可以完全消除肌肉对创面产生的牵拉，通过消除愈合组织的动态张力，减少瘢痕形成，来提高面部皮肤创面愈合的效果。

3.5.2.5 P 物质抑制剂

神经肽 P 物质（substance P，SP）是由 SP 阳性的神经纤维末梢和局部成纤维细胞分泌的，作用于靶细胞的神经激肽 1 受体发挥生物学作用。它是通过中性肽链内切酶的酶促降解作用来调控的。中性肽链内切酶（neutral endopeptidase，NEP）的表达存在于角质形成细胞、真皮中的上皮附属器和皮肤微血管，当皮肤严重受损修复后再次获得神经支配时，没有足够的上皮组织重建，导致缺乏 NEP 的调节，SP 过度产生，上调成纤维细胞增殖，促进瘢痕形成。陈静等在动物研究中提出：创伤修复过程中神经肽 P 物质起着双重作用，早期促进创面愈合，后期促进创面成纤维细胞增殖，抑制其凋亡，通过调节凋亡相关基因表达而参与病理性瘢痕的形成。由此可见，早期应用外源性的神经肽 P 物质可以促进创面愈合，创面愈合后期可以抑制 SP 样效应（影响神经源性炎症反应和成纤维细胞增殖），防止和减少瘢痕过度形成。在创伤愈合后期应用 SP 等的拮抗药物如 Spantide（一种神经激肽-1 拮抗剂），完全阻断增生性瘢痕的神经肽类物质作用于神经激肽-1（neurokinin-1，NK-1）受体，抑制其效应，可能达到防治增生性瘢痕形成的目的。

3.5.2.6 细胞因子

在创面愈合过程中，由于大量细胞因子参与到创面的组织再生修复过程和瘢痕的形成中，因此细胞因子对瘢痕的治疗也有重要的作用。Tziotzios 等最近研究：重组转化生长因子-β_3（TGF-β_3）、人类重组白细胞介素-10（IL-10）、甘露糖-6-磷酸、胰岛素等，对瘢痕有一定的预防和治疗作用。其中 TGF-β_3 局部注射可快速且永久性减轻瘢痕形成，无不良反应产生；人类重组 IL-10 作为抗炎因子局部注射，能较好地减轻瘢痕形成；人分层蛋白（human stratifin）、松弛素、信号转导和转录激活因子 3（signal transducers and activators of transcription 3，STAT3）肽抑制剂、IL-18 的抑制剂、腺苷酸 A2A 受体抑制剂、JAG-1 抗转录和 γ 分泌酶抑制剂等都是潜在的治疗瘢痕的药物。

外源性的 TGF-β_3 在创面愈合的早期应用，能改变 TGF-β_3 与 TGF-β_1 和 TGF-β_2 的比例，类似胎儿无瘢痕愈合创面中 TGF-β 异构体的比例。由于 TGF-β_3 的存在使成纤维细胞不表现出肌成纤维细胞的表型，成纤维细胞以随机方式大量迁移至创面周围，以非平行的方式聚集细胞外基质分子，形成网格状非平行排列的胶原和细胞外基质结构，接近于正常真皮，从而减少瘢痕形成。

3.5.2.7 胶原酶

有研究显示，外源性的胶原酶对瘢痕的成纤维细胞合成分泌的胶原有明显的降解作用。木瓜蛋白酶是从番木瓜乳液中提取的一种蛋白酶，有很强的生物活性和蛋白的消化能力，参与了肌原纤维蛋白和胶原的退化过程，因为其具有溶胶原活性而应用于瘢痕的治疗。木瓜蛋白酶是由 212 个氨基酸组成的高分子，分子量为 23 500，局部表面应用时，很难透过角质层的屏障发挥作用。Manosroi 等研究比较了木瓜蛋白酶凝胶的类脂质体和纳米微球这 2 种载体的渗透性，木瓜蛋白酶胶体通过弹性类脂质体作为载体，比纳米微球作为载体，更能明显地减少增生性瘢痕的形成。萃取的木瓜蛋白酶通过弹性类脂质体作为载体表现出低细胞毒性和高的基质金属蛋白酶-2(matrix metalloproteinase 2,MMP-2)刺激性,同时类脂质体能增强木瓜蛋白酶的稳定性。故木瓜蛋白酶的类脂质体能明显减少瘢痕形成。

3.5.2.8 硅酮制剂

硅酮制剂现在已做成多种外用剂型被广泛应用,主要有膏剂、霜剂、硅胶膜、硅酮凝胶、硅胶喷剂等。硅胶膜可保持瘢痕的温度、水合、氧张力,使瘢痕变软、变平。硅制剂对瘢痕的作用机制为:以硅酮凝胶的半闭塞状态,允许氧气通过和减少水分蒸发,不形成皮肤浸渍,模拟成熟角质层结构,提供完整的角质层厚度,恢复体内平衡,减少了刺激导致的表皮细胞增殖,同时可提高表皮的水合状态,改变角朊细胞的行为,包括角蛋白的表达。细胞实验显示角朊细胞的水合作用可抑制成纤维细胞的代谢,减少胶原蛋白的沉积,减少真皮的厚度,从而减少瘢痕的增生。除此以外,表皮角质形成细胞的水化,减少促炎症细胞因子如白细胞介素-1(IL-1)的表达,增加抗纤维化细胞因子肿瘤坏死因子-α 表达,这些信号的改变与真皮成纤维细胞激活的状态改变相关,以减少细胞外基质合成,减少瘢痕形成。

3.5.2.9 中草药中有效成分及提取物

(1)积雪草　积雪草是伞形科植物,多年来被用于治疗皮肤病变、静脉功能不全和微血管病变。积雪草苷是从中药积雪草中提取物。谢举临等在兔耳瘢痕模型的研究中,积雪草苷通过改变 Smad 参与了抑制 TGF-β 的活性,阻滞信号通路,下调 Smad 2 或 Smad 3 受体的表达,同时上调 Smad 7 的表达,Smad 7 可以和 R-Smads 形成复合物,阻止其进入细胞核,抑制靶基因的转录,反馈性地抑制 TGF-β 信号转导,从而减轻瘢痕的增生,并且呈剂量依赖性,尤其是 1% :0.5% 浓度的积雪草苷明显的改变瘢痕的厚度、颜色、红斑和微血管、炎症细胞、胶原纤维的数量。在蛋白印记分析中羟基积雪草苷明显减弱了切丝蛋白(cofilin,CFL)的磷酸化抑制作用,从而抑制瘢痕疙瘩成纤维细胞的迁移,抑制 p38MAPK 和磷脂酰肌醇-3-激酶

PI3K/AKT 信号通路，从而抑制瘢痕疙瘩成纤维细胞的增殖，并影响 MMP13，但对 ERK1/2 磷酸化影响不大，在一定程度上羟基积雪草苷可应用于治疗和预防增生性瘢痕和瘢痕疙瘩。川芎也是伞形科植物，川芎脂质体包裹的精油能保护细胞 DNA，对抗 DNA 损伤和紫外线诱导的细胞凋亡。Hong Zhang 等研究川芎脂质体包裹的精油在兔耳模型实验中能明显降低 TGF-β_1、MMP-1、Ⅰ和Ⅲ型胶原水平，同时明显增加瘢痕组织中 Caspase-3 和 Caspase-9 水平，在瘢痕组织中细胞凋亡明显增加，减轻增生性瘢痕，在瘢痕的治疗中有一定积极作用。

(2)齐墩果酸　齐墩果酸(oleanolic acid，OA)是天然的三萜系化合物，具有很强的药理学活性，不仅能保护肝避免化学药物导致的肝损伤，而且可以防护慢性肝脏疾病导致的肝纤维化和肝硬化。OA 在兔耳瘢痕模型中明显缓解增生性瘢痕，能明显降低 TGF-β_1、MMP-1、TIMP-1、Ⅰ和Ⅲ型胶原蛋白的表达水平，在瘢痕组织中，细胞凋亡的数量和 MMP-2、Caspase-3、Caspase-9 的 mRNA 表达明显增加，可能的作用机制是通过降低 *p*311 基因表达和 TGF-β_1 产物，抑制 TIMP-1 的分泌，增强了 MMP-2 的活性，有利于Ⅰ和Ⅲ型胶原蛋白的退化，而降低增生性瘢痕成纤维细胞的增殖和增加成纤维细胞的凋亡。

(3)水竹提取物　通过简化筛选方法发现水竹提取物是一种新型的 TGF-β 信号阻滞剂，Kim 等研究发现水竹提取物可以通过降低 Smad 2 水平，而影响 TGF-β/Smads 信号通路。通过降低 Smad 2 水平明显改变了瘢痕疙瘩成纤维细胞的生长、迁移和胶原合成，可能在瘢痕疙瘩的治疗上发挥作用。

(蔡瑞昭)

3.5.3 支具治疗

3.5.3.1 概述

瘢痕挛缩是创面康复治疗过程中的严重并发症，其导致的外形、功能损害及心理障碍严重影响患者生存质量。现阶段瘢痕防治方法层出不穷，手术松解植皮或皮瓣移植仍是治疗瘢痕主要手段，辅助手段有压力治疗、支具治疗、药物治疗、光电技术治疗等，这些方法在一定程度上可以帮助患者重获组织功能、修复外观，减少瘢痕复发率。支具治疗是康复治疗的重要组成部分，在预防或治疗瘢痕挛缩方面起着至关重要的作用。

(1)支具治疗的历史　支具治疗应用于创面治疗已有100多年的历史。最早的报道在于150余年前，军医已经将支具和绷带固定应用于战场上创面的处理。1878年，英国阿伯丁郡军医少校Peter Shepherd以及上校Francis Duncan将战场上的支具固定等急救技术向民间推广。临床应用上，早期用于骨折外固定，脊柱侧弯矫形，后来逐渐应用于创面康复，肢体功能锻炼。在支具治疗的发展过程中，为适应不同时期的功能障碍和治疗目的，支具的种类越来越多，支具的定位、设计、制作及使用等也进行了一系列的调整。支具治疗到现在已经成为创面康复过程中重要的一部分。

(2)创面康复支具治疗与骨科支具治疗比较　首先，治疗目的不同，支具创面康复治疗通过固定或牵引，拮抗或松解瘢痕等组织粘连。骨科支具一般用于骨折、关节脱位复位后的制动。其次，治疗要求不同，支具创面康复治疗一般不合并骨折、脱位，对位、对线要求不高，对制动的要求也不高；但烧/创伤患者皮肤条件差，对支具舒适合体性的要求高于骨科患者。最后，支具用法不同，骨科支具一般用于制动，使用过程中无须太多调整；支具创面康复治疗一般需要随创面的各个阶段做调整。

3.5.3.2　原理

支具治疗的原理是基于解剖和生物力学作用，组织可以适应外界的作用力，从而使组织形态发生改变。压力过大会导致组织损伤，压力过小则不足以引起组织的形变。在创面康复过程中，使用支具治疗需要寻找软组织压力的平衡点，从而达到良好的治疗效果。

(1)瘢痕挛缩形成机制　在正常皮肤的细胞外基质中，胶原纤维和弹性纤维分别为组织提供完整性和弹性，这些成分相互作用，提供一定的组织延展性和组织回缩力。而瘢痕组织的细胞外基质环境改变,仅由胶原纤维和硫酸软骨素A组成,缺乏弹性纤维,这种生物组成被认为是造成瘢痕延展性差的主要原因。瘢痕挛缩是瘢痕过度增生和瘢痕持续病理性收缩的结果,导致关节活动度(range of motion,ROM)的损失。

(2)生物力学基础　随着关节的运动,组织需要适应肢体长度的变化。随着肢体长度的增加,胶原纤维会展开。基质会随胶原纤维的移动而移动,反复拉长组织,直到达到安全的最大长度(图3.28),这称为连续长度诱导(successive length induction,SLI),也被称为组织伸展运动。正常组织反复拉伸可达到组织最大长度(图3.29)。然而,在实际情况中,由于患者疼痛或者全身情况不允许,很少可以达到组织最大长度。当患者的关节活动度不随重复拉伸次数的增加而增加时,可以达到组织安全范围内的最大长度。此时组织承受的张力较大,当张力消失时,组织会自然地回缩到静息长度。由于基质的重新分布,在应力应变曲线上绘制组织的伸缩会产生一种滞后现象。应用支具于创面康复治疗时,了解基本的生物力学原理有助于更好地理解治疗的预期效果。应力松弛的生物力学原理(图3.30)是纤维组织被拉长后,为保持该长度不回缩,内部张力会逐渐下降,从而达到更舒适的水平。系列静态支具和静态渐进式支具就是反复利用应力松弛原理进行调整,其不同在于调整的间隔时间。

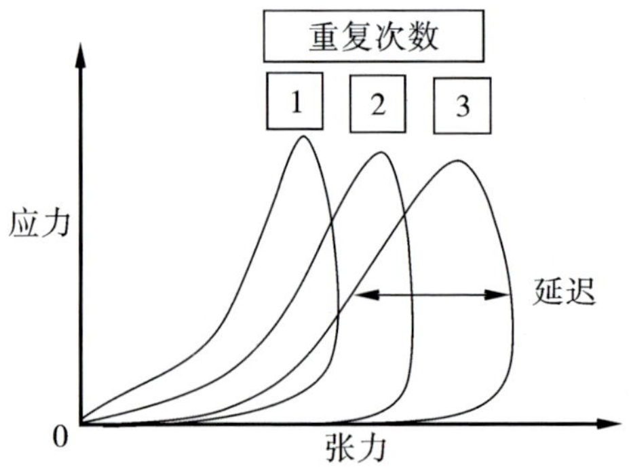

图3.28　连续长度诱导和迟滞现象

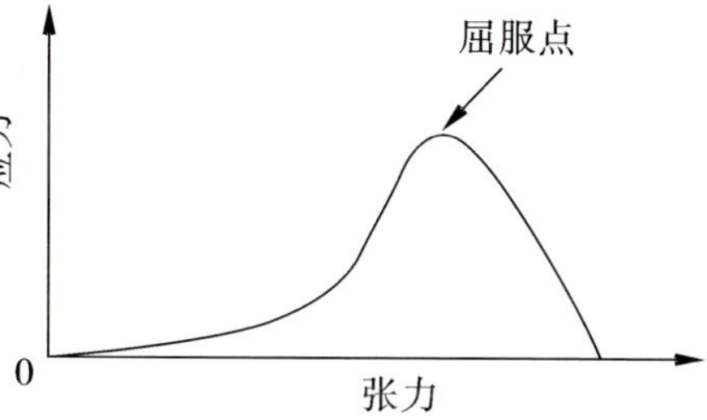

图 3.29 应力–张力曲线

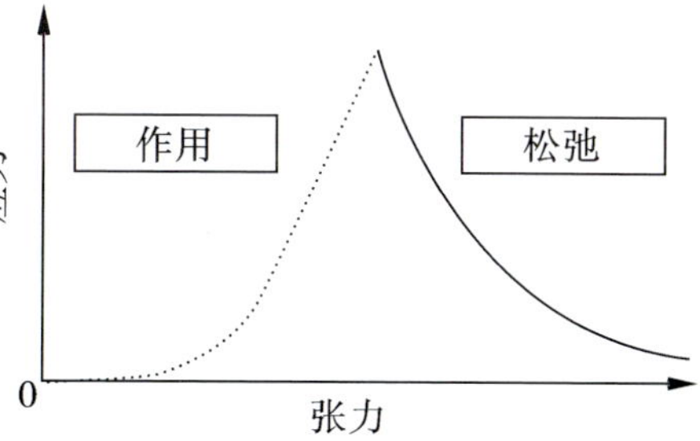

图 3.30 应力松弛

(3)组织蠕变原理 组织蠕变是动态支具的生物力学原理。与应力松弛原理不同,组织蠕变原理是组织在一定应力牵拉下延长,保持应力不变,组织继续随时间缓慢延长(图 3.31)。

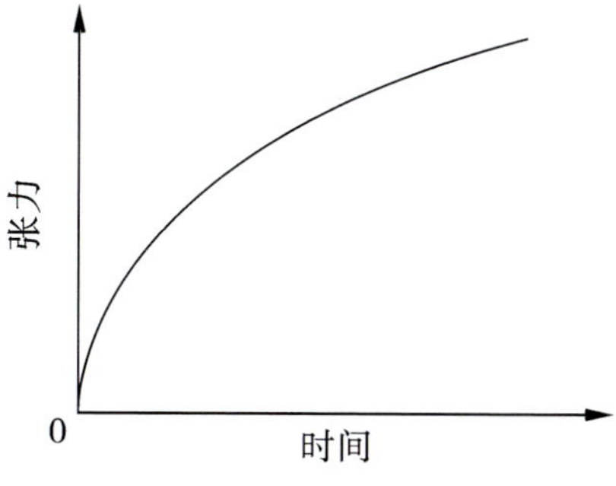

图 3.31 组织蠕变

3.5.3.3 应用

支具治疗应用越来越广泛，种类也随着治疗的需要增加了许多。在创面康复治疗中有着重要作用，尤其是抗瘢痕挛缩治疗，从早期关节的定位到后期关节活动度的维持大大地改善了肢体功能，减少了外观对心理造成的影响。在临床应用中，为了保持组织张力同时增强关节的灵活性和肌肉力量，常交替使用静态支具和动态支具。

(1)支具治疗在创面康复治疗的适应证和禁忌证

1)适应证：一般而言，支具治疗的适应证广泛。①烧伤/创伤后瘢痕挛缩；②手术后对软组织保护和植皮后保护；③关节制动，稳定关节；④矫正畸形，改善步态；⑤减少术后肢体承重；⑥减少长期卧床导致并发症；⑦肌腱或神经损伤。

2)禁忌证：支具治疗也有一些相对的禁忌证。①孕妇；②皮肤病(皮肤过敏)；③外伤，局部溃烂，压疮；④肌张力过高；⑤血液循环障碍；⑥关节炎患者。

(2)支具治疗的临床应用

1)支具的种类：一般来说，常用的支具有3种，即静态支具、静态渐进式支具和动态支具。静态支具和静态渐进式支具是应用应力松弛原理，将挛缩关节的两端保持在一定角度，随时间延长，关节周围软组织内承受的应力逐渐减小，挛缩的软组织出现可塑性变形，不断增加关节活动度。动态支具应用人体软组织蠕变原理，对挛缩关节肢端施加弹性应力，使得关节周围的挛缩组织发生有时间依赖关系的伸长形变，结缔组织中胶原纤维的生长方向与其受力方向一致，从而对挛缩关节起到治疗作用。

2)静态支具在创面康复中的应用

ⅰ.定义：由静态结构部分组成，没有弹性装置，可以休息、制动或保护一个关节，减轻疼痛、水肿并预防软组织短缩或挛缩(图3.32)。

ⅱ.适应证：预防瘢痕挛缩，创面康复治疗的急性期。

ⅲ.注意事项：①需要反复调整；②不能获得足够的ROM，可使用静态渐进式支具或者动态支具；③可能会对创面造成损伤，需做好创面保护。

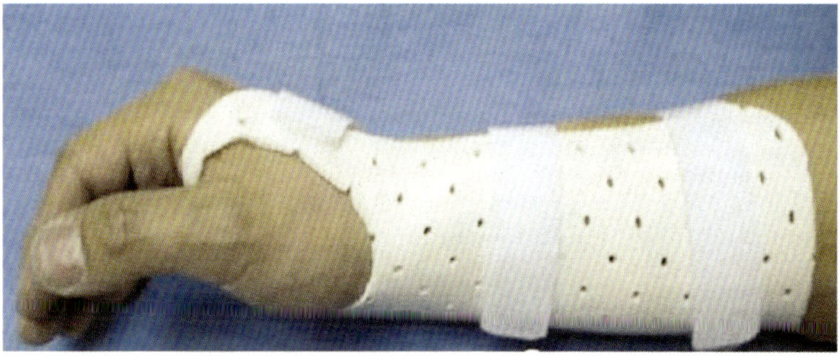

图 3.32　手部静态支具展示

3)静态渐进式支具在创面康复中的应用

ⅰ.定义:静态渐进式支具是使用非弹性组件如钩和环磁带,固定拉绳、铰链、螺丝扣、螺钉和齿轮组装固定于关节适当位置,尽可能增加关节活动度(图 3.33、图 3.34)。这些组件允许随着 ROM 的改变逐渐改变关节位置,而不改变支具的结构。

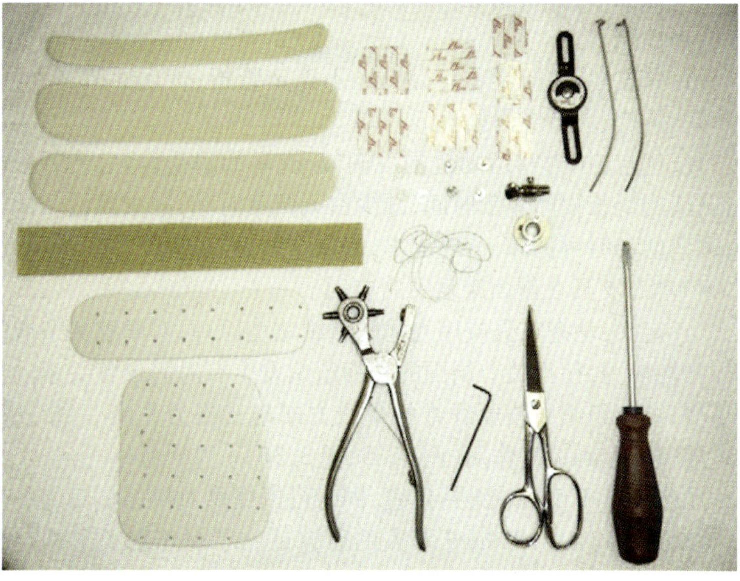

图 3.33　静态渐进式支具的组装材料

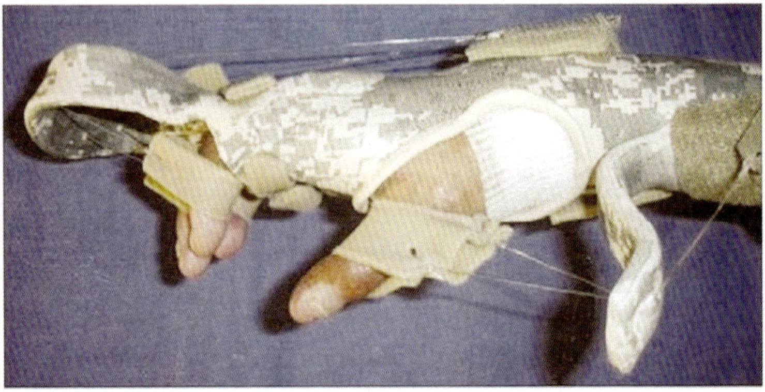

图3.34　静态渐进式支具展示

建立静态张力，使组织处于最大长度，但不会超出最大长度。组织重塑后，可以立即调整支具以适应增加的组织长度，从而增加被动活动范围。

ⅱ.适应证：术后软组织保护和植皮后保护，创面康复治疗的中间期、慢性期。

ⅲ.并发症：关节不稳定、感染、不稳定骨折、骨化性肌炎、异位性骨化、骨疣、关节应力松弛。

ⅳ.优点：拉力和运动范围可调节，支具的耐受性好，患者依从性佳，适当延长夜间佩戴时间，减少白天佩戴时间，减少对活动的限制；关节活动时可拆卸；节约成本，制作高效，性价比高。

4）动态支具在创面康复中的应用

ⅰ.定义：动态支具应用人体软组织蠕变原理，对挛缩关节肢端施加弹性应力，使得关节周围的挛缩组织发生有时间依赖关系的伸长形变，结缔组织中胶原纤维的生长方向与其受力方向一致，从而对挛缩关节起到治疗作用（图3.35、图3.36）。

动态支具不仅可以维持位置，同时可以提供对抗瘢痕挛缩的应力，逐渐延长组织。Richard等人的研究证实了对于肘关节的烧伤后屈曲瘢痕挛缩，使用动态支具比静态支具更能增加ROM。

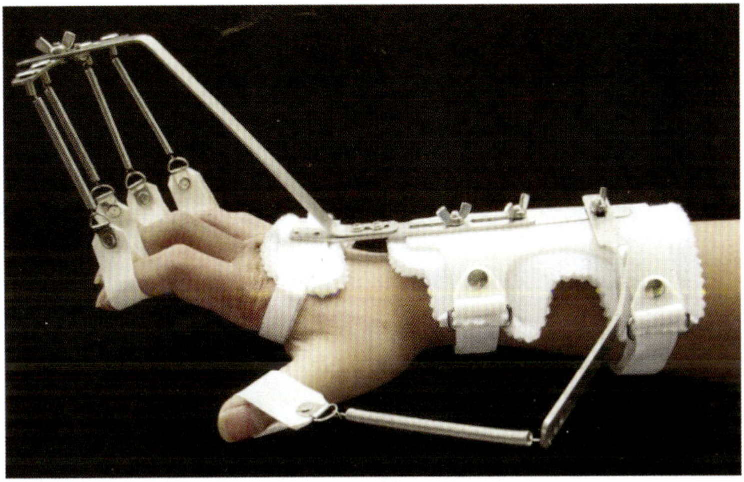

图 3.35　掌指关节抗瘢痕动态支具展示

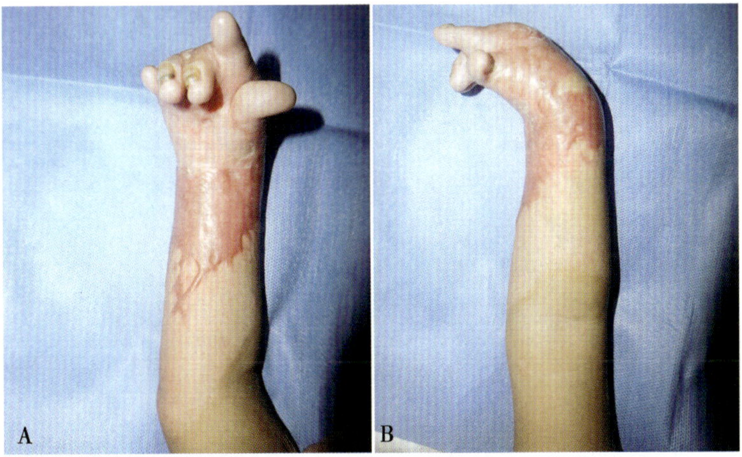

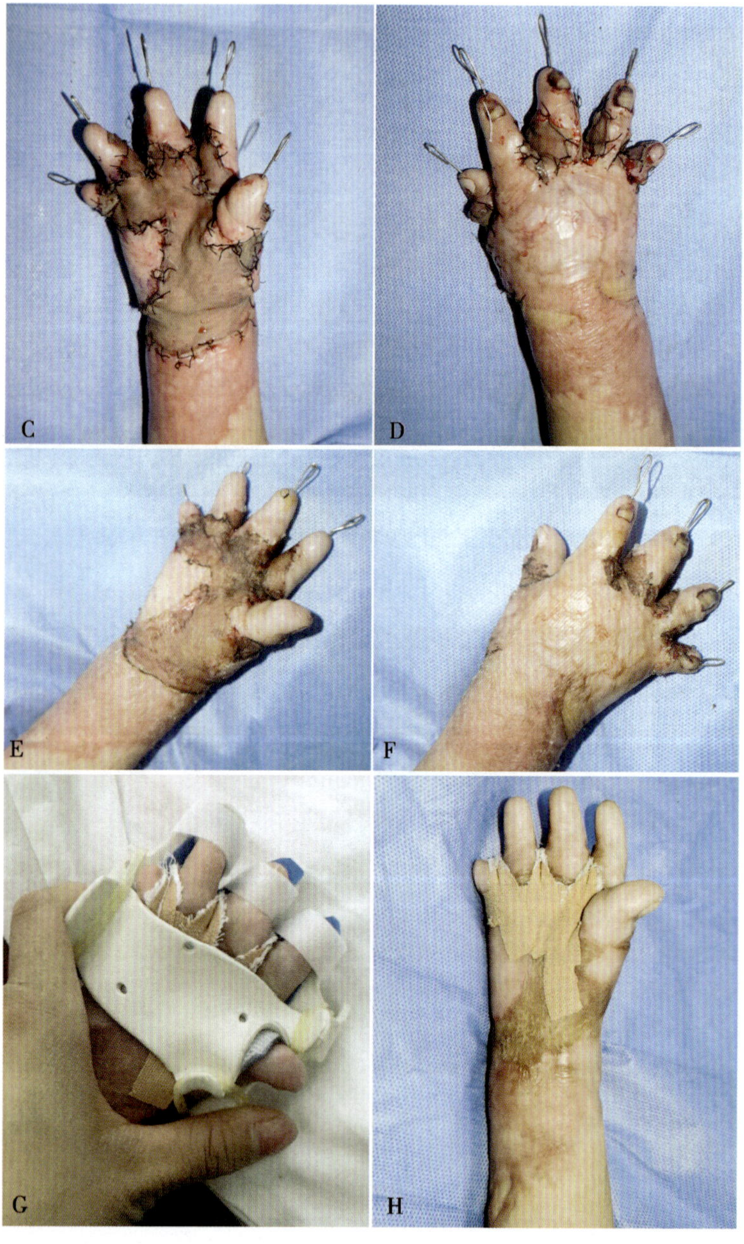
C
D
E
F
G
H

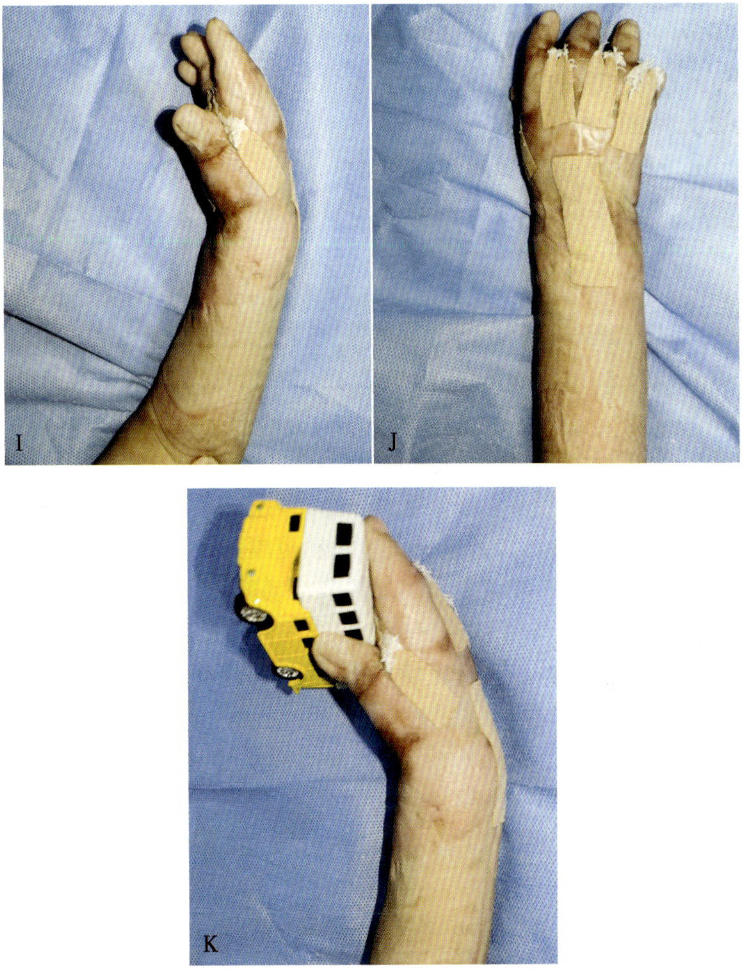

图3.36　使用支具治疗手部瘢痕挛缩案例

A、B.术前外观　C、D.手瘢痕切除松解,植皮术后　E、F.植皮术后1周,皮片成活　G、支具固定　H~J.术后6个月的外观　K.手功能恢复

动态支具能够产生重塑成熟瘢痕所需的力的弹性组件，将关节拉伸到超出其最大长度。这种过压最初可能看起来是一种理想的、合乎逻辑的延长组织的方法，但它可能导致进一步的损伤、疼痛，最终导致撕裂和瘢痕形成。随着新瘢痕的成熟，它会收缩，进一步限制被动活动的范围。

ⅱ. 适应证：创面康复慢性期。

ⅲ. 注意事项：瘢痕成熟期为伤后 12～24 个月，因此支具治疗至少需要 2 年。

(3) 系列支具在创面康复中的应用　系列支具的使用根据患者受伤时间、受伤原因、部位、深度及关节活动度、肿胀程度、创面愈合情况、是否瘢痕体质等相关因素，在不同治疗阶段选用不同类型的支具。

在烧伤后治疗早期是水肿阶段，可使用保护位支具以维持抗畸形功能位，水肿消退后（愈合期和手术后期），应以减少瘢痕挛缩、缓解关节僵硬或畸形以及增加关节活动范围为目的，选择不同支具持续牵拉瘢痕组织，最大限度增加关节活动度。

(4) 支具在烧伤创面各个时期的应用　在临床应用中，根据创面康复各个时期的特点，相应使用不同的支具。烧伤后创面康复可以简单分为 3 个阶段：急性期、中间期以及慢性期。急性期指入院后到 50% 创面闭合或开始植皮前；中间期是指从创面开始闭合到创面完整闭合阶段；慢性期是指从创面闭合到患者从烧伤后康复治疗（包括重建手术）后获得最大收益的阶段（表 3.4，图 3.37）。

表 3.4　烧伤后创面康复各时期支具治疗的主要目标

康复治疗的阶段	目标
急性期	控制水肿，减轻创面压力
中间期	组织延长和植皮区域保护
慢性期	组织延长

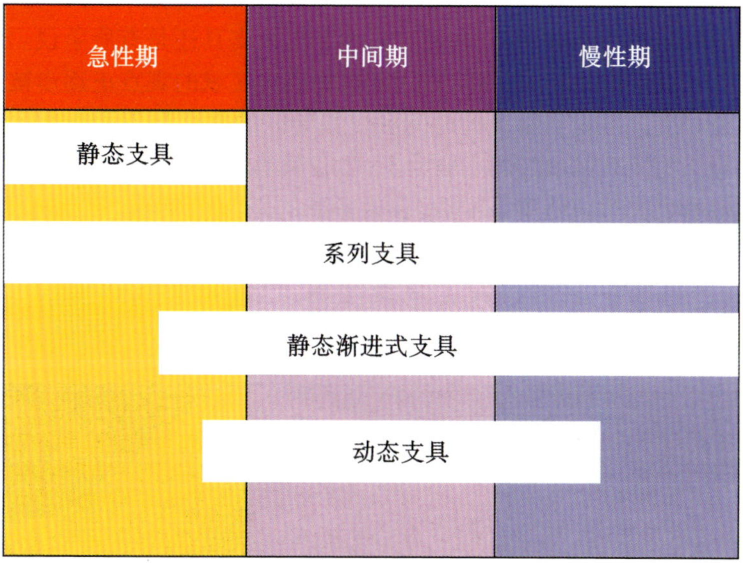

图 3.37　支具在各个阶段的应用

1）支具在创面康复急性期的应用：此期目标在于控制水肿，减轻创面压力。水肿在烧伤后 12～48 h 达到高峰期，肢体水肿会减少关节活动度（ROM），影响创面愈合，也会引起血管损伤。因此，将患肢摆放合适的体位同时予以支具治疗可以减轻患肢的水肿，通常，在烧伤急性期，抬高患肢可以有效减轻肢体的水肿。支具的使用可以有效对抗水肿导致的使肢体畸形的应力，从而预防肢体挛缩。但我们也要留意，急性期使用支具治疗可能会导致肢体缺血的风险。因此，我们并不推荐在急性康复阶段使用支具联合限制性绷带。合适的体位和支具治疗在急性期也可以减轻组织压力，从而减少皮肤破裂的发生。

2）支具在创面康复中间期的应用：此期目标在于保护植皮区域，促进创面愈合，同时延长组织。对于取皮区域，合适的体位和支具治疗可以通过抬高术区减少创面受压。对于植皮区域，静态支具可以制动，减少植皮区域的剪切力同时维持肢体的姿势。但也有人认为,在新鲜植皮区域创面上放置可能会增加植皮区域的压力,从而导致植皮的失败,所以在植皮创面上安放支具还是有所争议。随着医疗技术的发展,支具治疗用于保护植皮区域的观点正逐步被人们所接受。植皮后制动的时间和支具治疗的方法在不同中心也有差异。植皮后制动时间一般为3~7 d,制动的位置取决于植皮的位置和所处关节。植皮手术后,首要考虑的是皮片的存活,也要考虑维持组织足够的长度。通过支具将植皮区域固定于抗瘢痕挛缩体位,可以减少挛缩的发生从而增加术后关节活动度(ROM)(图3.38)。

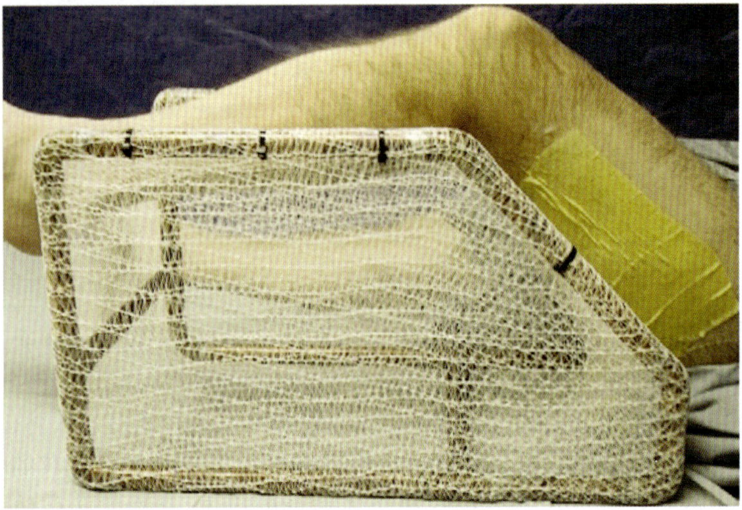

图3.38 下肢定位装置(保护植皮区域和取皮区域)

3)支具在创面康复慢性期的应用:此期目标在于组织延长,促进肢体康复锻炼。慢性期是烧伤后康复期中时间最长的时期。这个时期从创面关闭开始到恢复的平台期。这个时期的重点在于预防、减少以及纠正挛缩。由于在这个恢复阶段,瘢痕已经成熟,关节活动度(ROM)的恢复可以通过组织延长来获得。支具治疗提供了长时间而且低负荷的应力,促进瘢痕组织的延长。早期延长瘢痕组织减少了关节囊紧张或其他软组织挛缩的可能性。由于本阶段恢复时间长,因此经常根据 ROM 以及重建手术需要轮换使用静态支具,静态渐进式支具以及动态支具来辅助治疗。使用过程中需要反复评估支具治疗的有效性以达到最大的治疗效果。

(5)支具在儿童瘢痕的应用　瘢痕挛缩治疗的基本原则适用于各个时期不同年龄的患者。然而,对于儿童患者,由于在生长发育阶段,其身体、认知、情绪、心理社会发展是个连续的过程,需要我们特别关注。对于患儿,有以下几点可能会影响患儿的康复:首先,患儿认知功能尚未发育完全,无法理解治疗措施,支具治疗可能会导致患儿焦虑,依从性较差;其次,患儿的身体较成人小,活动范围大,注意力无法持续,无法配合,使得支具在佩戴、定位的过程中比较困难。一般而言,患儿对于家庭成员会有身体上和心理上的依赖,因此在治疗过程中需要患儿家长的配合。儿童的支具设计首先应匹配患儿的肢体,达到其治疗的目的。动态支具由于包含了较多的细小且突出在外面的部件,对患儿来说存在安全隐患,因此较少使用。此外,由于支具较小,动态支具可以移动的部分难以锚定在小的杠杆上,患儿的认知水平也不能理解如何正确佩戴,同时,患儿家长也比较难以一直监测支具佩戴情况。因此,静态支具和静态渐进式支具更适用于患儿,给瘢痕组织提供了低负载、长时间的应力。同成人一样,静态支具的使用需要在连续长度诱导之后维持被动 ROM,然后重塑和适应被动活动。

支具治疗的方案制订:支具治疗实际上是维持各个部位的抗瘢痕体位,从而减少瘢痕挛缩的发生。烧伤后的舒适体位是典型的促进关节畸形的体位,因此应尽量避免舒适体位。常见的抗瘢痕挛缩定位建议如下:颈部伸直,肩关节外展至90°~110°,水平内收15°~20°或者平肩胛骨水平;肘关节伸直,前臂旋后;腕关节背伸 15°~25°往中立位偏移;指间关节伸直;拇指外展;髋关节伸直外展 20°,没有外旋;膝关节伸直;踝关节中立位跖屈。好的定位可以控制水肿,促进关节功能的恢复,同时预防周围神经损伤。

在使用和制作支具的过程中，有以下几个原则需要我们考虑：①支具设计应当简单易行可操作，成本低；②需要考虑到创面的深度以及受累肢体的活动范围（ROM）；③支具需要与“皮肤功能单元”相适应。

在设计支具并指导患者使用时，必须考虑损伤的剧烈程度，手术时间，创面情况，创面愈合阶段，水肿，疼痛，感觉，一般健康状态，认知状态，支具的易用性、成本、重量、体积，肢体的稳定性，材料的耐受性、依从性。

（6）注意事项

1）支具装配、穿戴等注意事项：一般而言，支具治疗需要注意的事项如下。①明确支具使用的适应证，注意事项，穿戴时间表以及合适的匹配方式；②支具是否合适需要反复评估；③由于手部解剖结构复杂，手部支具需要特殊制作；④支具的穿戴时间需要根据患者情况随时调整。

2）支具设计：支具只有在制造和使用得当时才有效。虽然支具累及多关节会使得支具使用比较复杂，但仍需要确保患者和（或）护理能够正确地使用支具。一般在使用更复杂的动态或静态渐进式支具前应先尝试静态支具疗法。

3）创面深度和ROM：浅表烧伤通常无须支具，而深度烧伤患者如不能达到满意ROM，或意识受损，不能按照要求完成康复锻炼，强烈建议使用支具治疗。

4）支具和皮肤功能单位：支具治疗必须考虑所累及关节的相应皮肤功能单位。随着ROM的增加，皮肤功能单位也增加。当相邻的关节活动拉长软组织时，该关节的ROM会受到限制，那么支具治疗就应该将这2个关节固定在使组织延长最明显的位置，以提供最佳的组织应力。

5）定期重新评估支具：合适的支具才能发挥作用。烧伤早期通常会包扎创面，这会影响支具的匹配情况。在烧伤后期恢复阶段，支具不匹配也可能使活动时或者材料本身容易滑脱。

治疗过程中，随着组织的延长，支具需要进行相应的调整，比如静态支具的重新定位、静态渐进式支具或动态支具角度的改变。如果发生水肿,支具的尺寸也需要做出相应的调整。

6)支具治疗时间表:理想的支具佩戴时间表尚未明确,烧伤康复的生物力学模型表明,支具戴得越久,组织拉伸的可能性越大。有些经验使用间隔 2 h 佩戴的方案,有些提倡只在夜间佩戴支具。需要定期评估 ROM,以确定患者最理想的支具佩戴时间表。

(7)支具治疗的并发症防治

1)血管压迫损伤:如果血管受压,可产生循环障碍。必须随时注意肢端皮肤的颜色、温度、感觉,运动功能及有无发生坏死等,并及时减压处理。

2)神经损伤:支具不合适,可使某些重要的表浅神经受压。神经受压的症状是感觉运动障碍,例如腓总神经就是围绕在腓骨颈的表浅神经,如不注意保护,很容易受压而发生足下垂畸形。

3)压疮:支具不合适导致局部皮肤因受压磨损而破溃,营养不良、瘦弱、贫血的患者容易发生压疮。瘫痪患者因不能自己随意活动体位,同时皮肤的抵抗力也差,也容易发生压疮。因此,必须注意及时评估支具是否合体,或者予以棉垫保护皮肤,及时发现皮肤问题及时处理。

4)继发畸形:由于支具不合适,患者采取了适应性的、不正确的姿势,长时间可发生畸形,必须随时注意观察,及时纠正。

3.5.3.4 总结与展望

支具治疗在创面康复治疗中起着重要作用,主要体现在对瘢痕挛缩的防治,系列支具治疗可以贯穿烧伤创面康复整个过程:急性期使用静态支具进行抗瘢痕挛缩定位,预防瘢痕挛缩,减轻水肿和疼痛;中间期可选用静态渐进式支具保护术后软组织及植皮区,适当延长组织;慢性期使用静态渐进式支具或者动态支具延长组织,促进肢体康复锻炼,改善关节活动度。在使用支具治疗时,注意把握使用适应证及禁忌证,关注使用注意事项,防治并发症,将支具治疗的效果发挥到最大。目前临床上支具的应用也较广泛,治疗效果也比较明显,但仍需要强有力的临床试验证据支持。随着创面康复支具的推广应用，支具治疗有望成为创伤后复杂畸形的常规疗法。

（于家傲　刘以玲　张楚薇　彭　英）

3.5.4　光电技术治疗皮肤创伤性瘢痕

光电技术是利用能量源与组织间产生的光物理学作用（如热、机械、电磁作用）和光生物学作用（如光化学、光生物调节作用）进行医学诊断及治疗的技术和方法。瘢痕治疗常用的光电技术主要有激光、光子、射频（微等离子体）等技术。由 Rox Anderson 提出的 2 个激光医学发展史上的里程碑理论，即选择性光热作用和点阵光热作用，奠定了激光技术在皮肤治疗领域中应用的基础，也是指导光电技术应用于瘢痕治疗的关键性工作原理。随着选择性光热作用及点阵光热作用理论和实践的发展，光电技术为创伤性瘢痕的防治与康复带来了突破性进展。

3.5.4.1　光技术

光技术是作用于瘢痕组织的血管，以减少血供为主要结局（“褪红”）的康复治疗。以下几种光/激光因作用于瘢痕组织的血管常用于临床。

（1）强脉冲光　强脉冲光是一种连续、多波长的非相干性光，其治疗瘢痕的机制是选择性光热作用，具有与激光相似的生物学特性。临床上常采用输出波长为 540 mm/（560 ~ 1 200）nm 的强脉冲光（intense pulsed light，IPL）或 500 ~ 600 nm 的窄光谱染料强脉冲光（dye pulsed light，DPL）等，其均选择性作用于血管中的血红蛋白。强脉冲光穿透皮肤后可被瘢痕中血红蛋白选择性吸收，热损伤血管内皮细胞，从而引起血管闭塞起到使瘢痕组织“褪红”的效果，减少瘢痕的营养供给。强脉冲光还可以通过光热作用，导致胶原损伤、促进胶原重塑，并具有波段可选、脉冲宽度可调、能量较脉冲染料激光（pulsed dye laser，PDL）低等特点。由于红斑性瘢痕表皮薄，且其中血管管径微小、弥漫、浅表，因此，IPL 和 DPL 适合作为“褪红”设备对早期红斑性（充血性）增生性瘢痕进行干预，间隔 1 ~

2 个月可重复多次治疗。IPL 可治疗由光老化引起的皮肤皱纹、色素沉着、毛细血管扩张症等，即常说的光子嫩肤。强脉冲光能级较低，不易引起局部皮肤损伤。但需要注意，如治疗间隔太短、频率太高可导致局部色素减退。此外，如果使用能量过高也可造成皮肤损害。

（2）脉冲染料激光　脉冲染料激光常用波长为 585 nm 或 595 nm，同样基于选择性光热作用，常用于血管性疾病的治疗。一般认为，PDL 治疗瘢痕的机制主要是以血红蛋白为靶基、选择性破坏瘢痕组织中的微血管，使血管闭塞、内皮细胞变性坏死，从而使瘢痕组织缺血、减少瘢痕的营养物质供给。此外，还可抑制 Fb 增殖，下调结缔组织生长因子的表达。PDL 可用于治疗早期红斑性（充血性）瘢痕，改善瘢痕色泽、厚度及柔韧性，有利于功能及外观的康复，PDL 波段同时包含了黑色素及血红蛋白的吸收峰值，治疗能量更精确，超越了光子嫩肤，被誉为划时代的光子嫩肤技术。PDL 最常见的不良反应是紫癜，术后即可出现，7 ~ 10 d 消退。水肿也较常见，一般持续不超过 48 h。PDL 治疗瘢痕应采用中、低能量治疗，间隔 1 ~ 2 个月可重复多次治疗。应注意较高能量时易造成瘢痕表皮损伤形成新的瘢痕；治疗频率过高时瘢痕易发生色素脱失。

（3）可变脉冲宽度倍频掺钕钇铝石榴石激光　波长 532 nm 掺钕钇铝石榴石（neodymium-doped yttrium aluminium garnet，Nd：YAG）激光或长脉冲宽度 1 064 nm 的 Nd：YAG 激光，波长位于血红蛋白吸收峰值附近。这种激光利用血管中的血红蛋白选择性吸收特定波长的激光所释放的能量，造成血管的损伤和破坏，使得病变部位的血管逐渐消退。因此，以上 2 种激光也可用于瘢痕“褪红”的治疗，适用于血管性损害（血管纤维瘤、蜘蛛痣、浅表局限性的海绵状血管瘤等）、细胞痣、文身、雀斑等。应用禁忌：光敏性疾病、瘢痕疙瘩、恶性肿瘤等。但由于是非高特异性作用，能量较高时可使皮肤组织受到损害。532 nm 激光毫秒级脉冲宽度可治疗较大管径的血管，但治疗深度受限；长脉冲宽度 1 064 nm 的 Nd：YAG 激光对血红蛋白产生非特异性热凝固作用，易造成皮肤损伤。因此，该 2 种激光使用时须采用中、低能量，避免因较高能量造成皮肤损伤而产生新瘢痕。

（4）点阵激光　点阵激光是直接作用于瘢痕组织的激光，是由激光器传递激光束的一种工作模式，是一种微创治疗方式。传统激光的作用目标是片状的皮肤，造成片状热损伤可形成瘢痕。点阵激光可将片状损伤区分解成数个微小三维的热损伤区域，用激光在皮肤上有规则地均匀排列成阵列打上微细的小孔，即微治疗区。通常来说，在正常皮肤上，当微治疗区的直径小于500 μm时，可刺激损伤区域通过再生而不是修复的方式完成愈合，因此可避免热损伤所致瘢痕。点阵激光通过部分剥脱气化、热凝固、热刺激诱导瘢痕重塑，可松解粘连，改善瘢痕的弹性、功能、平整度和色差。点阵激光传输点阵的密度和深度可控，微治疗区在皮肤中形成微柱状热凝固坏死带，因每个微治疗区周围有大量正常组织包绕，形成修复储备库，愈合快，且治疗后通过组织再生过程完成损伤愈合，增加安全性，促进了瘢痕的康复，从而广泛应用于瘢痕治疗。点阵激光分为剥脱性点阵激光（ablative fractional laser，AFL）和非剥脱性点阵激光（non-ablative fractional laser，NAFL）。

1）AFL：常见有波长为10 600 nm的点阵二氧化碳激光和波长为2 940 nm的铒（Er）：YAG点阵激光。AFL作用于组织可使组织即刻气化，并引起气化区周围的真皮层受热后胶原收缩，最终可使Ⅰ型胶原和弹力纤维增加，刺激损伤修复，引起瘢痕重塑。铒：YAG点阵激光对水的吸收率远比点阵二氧化碳激光高，是点阵二氧化碳激光的10～20倍，引起的剥脱更精准，周围组织热损伤较小，恢复时间短，色素沉着发生率较低。但铒：YAG点阵激光穿透性不如点阵二氧化碳激光强，对真皮层胶原刺激作用较弱，因此更适合于浅表瘢痕的治疗。若通过增加能量或同一部位重叠治疗亦可增加铒：YAG点阵激光穿透性，但由于其缺乏止血作用，可引起皮肤渗血。点阵二氧化碳激光穿透深度深，可有效刺激真皮胶原纤维增生并促进其重排，但治疗能量密度较高时会出现结痂，易导致色素沉着。

2）NAFL：常见有1 550、1 565 nm波长的铒玻璃激光和1 064、

1 320、1 440 nm 波长的铒:YAG 点阵激光。因水对此类波长的激光吸收较 2 940、10 600 nm 波长 AFL 弱,而表皮角质层含水较真皮少、激光器手具含有即刻冷却功能,因此表皮保持完整,真皮只发生凝固坏死而不气化,可减少感染的可能。此外,NAFL 治疗过程中不仅不诱使真皮产生噬黑素细胞,且治疗时产生的显微表皮坏死碎片还可以扮演“黑素运输载体”,排出表皮时负载基底细胞层中表达的黑素,从而降低炎性色素沉着的风险。NAFL 对真皮胶原热刺激相对较小,引起胶原收缩、胶原重塑较 AFL 弱,常需要增加治疗次数才能达到与 AFL 类似疗效。但 NAFL 并非绝对不引起剥脱,当治疗能量足够高时可引起组织剥脱。

3.5.4.2 电(射频)设备

此类设备也是直接作用于瘢痕组织进行治疗,微等离子技术是利用射频激发空气中的氮气产生光和热,作用在皮肤组织上产生剥脱效应和热效应。点阵微等离子体射频技术(fractional microplasma radio frequency technology,FMRT)是一种新兴的、可以调控剥脱效应和热效应比值的治疗手段,可在皮肤表面形成点阵样剥脱性损伤,这种技术对表皮产生轻、中度气化剥脱的同时,能诱导真皮胶原新生和组织重塑。组织学研究表明:FMRT 比点阵二氧化碳激光产生的热凝固带要窄,被认为是针对亚洲人皮肤相对安全的光电治疗。早期或后期陈旧性非增生性瘢痕均可使用 FMRT;定点的微等离子治疗具有刺激凹陷性瘢痕生长的作用,因此对凹陷性及萎缩性瘢痕疗效较好。微等离子也可联合超声药物导入的方法,增强创伤性瘢痕的治疗效果。与激光相似,如果治疗能量过高也可引起局部损伤过度,产生新瘢痕和色素改变。此外,微等离子治疗后也需即刻冷却降温。

3.5.4.3 皮肤瘢痕光电治疗前的评估

进行光电治疗前,应首先对瘢痕患者进行全面评估,包括:①病史(致伤因素、受伤时间、修复时间等)、皮肤局部用药情况;②既往史;③全身情况;④皮肤性质和瘢痕部位;⑤瘢痕局部症状与体征

(色泽与质地);⑥家族史。通过病史询问了解瘢痕发生的原因、发展过程以及既往治疗。通过体格检查对患者全身情况、瘢痕特点进行详细评估,包括瘢痕的色泽(色红、色沉、色减、色脱)、厚度(增生、扁平、萎缩、凹陷)、形态(线状、片状)、累及部位(面部、躯干、四肢)、有无功能障碍以及是否伴随痛痒、感觉异常。

为了方便光电技术治疗瘢痕的临床使用,建议对创伤性瘢痕患者进行评估时,主要根据瘢痕颜色(红色或不红)和类型(增生性、非增生性)进行简单分类,以指导临床医师选择合适的治疗方案、光电仪器,并可监测评价治疗效果。具体内容如下:①伴有局部功能障碍,采用手术("Z"字形、"V"字形或"Y"字形)改形,或移植皮片、皮瓣等,并可在术前或术后联合应用光电治疗。②红斑性+增生性瘢痕,采用 IPL/DPL 或 PDL 等行"褪红"处理、剥脱性点阵二氧化碳激光/铒:YAG 点阵激光治疗,可加超声药物导入。③红斑性+非增生性瘢痕,采用 IPL/DPI 或 PDL 等行"褪红"处理、低能量点阵二氧化碳激光/铒:YAG 点阵激光、FMRT、NAFL 治疗。④非红斑性+增生性瘢痕,采用点阵二氧化碳激光/铒:YAG 点阵激光治疗。可加超声药物导入。⑤非红斑性+非增生性瘢痕,采用低能量点阵二氧化碳激光/铒:YAG 点阵激光、FMRT、NAFL 治疗。⑥已证明 IPL、DPL、PDL 与其他方式协同治疗瘢痕疙瘩有良好的效果。另外,瘢痕部位是否存在张力、患者皮肤类型、是否伴有皮肤疾病和使用皮肤外用药(尤其是光敏性药物)也会影响光电治疗效果,需要认真评估。此外,患者对治疗的期望值(心理评估)、预期的疗效和实际效果、可能存在的风险和并发症也需要仔细评估,以期最终达到医患均对疗效满意。

3.5.4.4 注意事项

瘢痕的激光治疗一般较安全,不良反应少,患者容易耐受,因此,所有创伤性瘢痕均适合采用光电技术治疗。在外伤性瘢痕伤口/创面愈合(拆线)后均可治疗,必须强调的是光电治疗越早开始越好,特别是早期封闭血管"褪红"治疗可限制瘢痕营养,减少各类因子的分泌,防止瘢痕持续增生。因此尽早"褪红"治疗,可明显减少瘢痕形成，提高疗效。由于各种光电设备的生产厂家不同，其设置的能量密度也不同，目前很难对各设备具体的能量密等参数进行详细推荐，建议治疗时先进行能量测试。

光电治疗并发症一般有热效应和色素沉着两大类。热效应按严重程度分为轻微、中等及严重。轻微表现为治疗后即刻出现的灼痛感，持续数小时至 1 d；中等表现为治疗区红、肿、水疱、渗出、结痂、紫癜，通常可持续数天，极少部分患者可出现局部感染；严重指治疗后出现新生增生性瘢痕。鉴于皮肤内散热困难，光电治疗后一般都需进行 15～30 min 冷敷，帮助即刻降低皮肤内温度。而当出现结痂、渗出、水疱时，需注意保护治疗区以避免感染，并且必须等治疗区完全愈合后方可进行下次治疗，因此推荐 2 次点阵激光治疗的间隔期为 3 个月左右。色素异常（色素沉着、色素减弱或脱失）是瘢痕激光治疗常见并发症之一，激光治疗时使用恰当的能量、治疗后冷敷及防晒对避免和减少色素沉着有预防作用。治疗过程中色素减弱和色素脱失也可能发生，往往是由于光电治疗能量太高或次数太频繁所致，因此要注意观察和尽量避免。

总而言之，光电治疗对于瘢痕外观及功能的康复都有着重要的意义，但常需与其他方式共同作用才能达到满意的效果。随着科技的发展，相信光电治疗有着无限的可能性。

（李　怡　张楚薇）

3.5.5 有氧/无氧功能治疗

3.5.5.1 高压氧治疗

高压氧治疗（hyperbaric oxygen therapy，HBOT）是指在升高的大气压下暴露于纯氧环境中的治疗措施，被认为是治疗问题创面的一种有价值的辅助方法。在过去的 40 年中，高压氧（hyperbaric oxygenation，HBO）疗法被推荐并应用于各种医疗条件。在 20 世纪 50 年代，HBO 首次被用于治疗头颈癌和宫颈癌，除了放射治疗之外，已经进行了许多研究，以探讨 HBO 作为癌症管理的一部分可能的治疗效果。有证据表明,HBO 可改善肿瘤的氧合,在照射过程中使用 HBO 可以改善许多实体肿瘤的放射治疗反应。用于软组织和骨损伤的迟发性放射损伤,用于膀胱和肠道的有症状的放射反应,用于喉部放射坏死,用于放射引起的视神经病变,用于放射引起的直肠炎和放射引起的脑坏死。HBO 也增加了化疗的敏感性。在超氧状态下进行光动力治疗(photodynamic therapy,PDT)可显著改善肿瘤反应。对这些研究进行了广泛的综述,为进一步的研究提供了合理的科学依据。结合 HBO、PDT 和光敏剂治疗原发性和继发性癌的可能性值得广泛的实验室和临床研究工作。HBO 几乎没有禁忌证,即使对于活跃的癌症患者也是如此。瘢痕疙瘩成纤维细胞显示癌细胞的生物能量学,其肿瘤源性假说可支持高压氧治疗用于瘢痕疙瘩的防治。近年来诸多研究致力于研究高压氧治疗对瘢痕疙瘩防治的作用机制及临床应用效果。

可能的作用机制:瘢痕疙瘩成纤维细胞可能存在线粒体功能障碍,引起细胞代谢模式改变,使其与正常皮肤成纤维细胞相比更能适应低氧下细胞持续增长。由于大面积急性皮肤损伤或慢性皮肤缺损灌注减少而导致组织氧分压低于 4 kPa(30 mmHg),低氧环境可刺激增生性瘢痕的生长,导致病理性瘢痕疙瘩形成,其形成与胰岛素样生长因子Ⅰ型(IGF-Ⅰ)和转化生长因子-β(TGF-β)的表达密切相关。IGF-Ⅰ的表达在瘢痕疙瘩成纤维细胞中得到证实,但在正常成纤维细胞中则没有。高压氧治疗可减少瘢痕疙瘩成纤维细胞 IGF-Ⅰ和 TGF-β 的表达量,有助于抑制瘢痕疙瘩成纤维细胞增殖,正常成纤维细胞增殖不受影响,从而起到防治瘢痕疙瘩形成的作用,使皮肤修复向正常结构形成的方向发展。

研究表明,高压氧治疗可使创面愈合缩短 3 ~ 5 d,促进肉芽组织形成,加速成纤维细胞生长,瘢痕质地软而光滑。复合性烧伤后在单纯植皮基础上辅助高压氧治疗,创面愈合的时间快,感染率降低,瘢痕形成减少。高压氧治疗对预放射治疗瘢痕疙瘩切除后创面皮片移植成活有促进作用。

3.5.5.2 压力治疗

轻度低氧与低营养底物可增加成纤维细胞的生物学活性，随氧与营养底物浓度下降，成纤维细胞的生物学活性逐渐降低。重度低氧与低浓度营养底物能够抑制成纤维细胞的生物学活性并促进成纤维细胞凋亡。压力治疗又称加压疗法，是指通过对人体体表施加适当压力，以预防或抑制皮肤瘢痕增生，防治肢体肿胀的治疗方法，是经证实的防治增生性瘢痕较为有效的方法之一，常用于控制瘢痕增生，防治肢体肿胀，预防深静脉血栓和促进截肢残端塑形。早在1607年，Fabricine就提出持续对手部瘢痕加压可促进手功能恢复。1835年Rayer成功应用压力疗法治疗瘢痕疙瘩。1881年Unna将压力治疗用于烧伤后瘢痕的治疗，1971年Silverstein及Larson发现压力衣及压力性支架会减少瘢痕产生，同年JOBST工业开始研究压力治疗控制增生瘢痕的疗效，其后发展成压力衣工业，压力衣开始广泛应用并逐渐成为防治增生性瘢痕的重要手段。国内自20世纪80年代压力疗法开始常用于烧伤后的增生性瘢痕，也是烧伤后增生性瘢痕的首选保守治疗方法，研究表明压力疗法的有效率为60%～85%。

压力治疗的作用机制在于通过持续加压使局部毛细血管受压萎缩，数量减少，内皮细胞破碎，从而造成瘢痕组织局部的缺血、缺氧，而缺血、缺氧又可抑制胶原纤维产生，诱导瘢痕细胞凋亡，加速胶原纤维降解，使胶原纤维结构重组而平行排列，从而抑制瘢痕增生和促进瘢痕成熟。此外，加压可促进血液和淋巴液回流，减轻局部水肿，减少葡萄糖氨基淀粉酶水合作用，减少黏多糖的沉积与合成，也可抑制瘢痕增生。

常用的压迫方法有：绷带加压法；压力衣加压法；压力垫及支架等辅助加压。压力治疗的原则：①早期应用，应在烧伤创面愈合后尚未形成瘢痕之前开始应用，开始时间越早，其治疗和预防瘢痕形成效果越好；②持之以恒，每天应保证23 h以上进行加压，且每次解除压力时间不应超过60 min，对于可能增生的瘢痕持续加压治疗需1年左右，有的需3～4年；③压力适中，若压力过大皮肤会引起不适症状甚至缺血而溃疡,研究指出 1.33 ~2.00 kPa(10 ~15 mmHg)的压力可取得良好效果;④防治并重,对于可能增生的瘢痕,要在增生前就开始应用以达到预防的效果,有效预防瘢痕增生是瘢痕的治疗与康复中至关重要的一步。

(尹含潇)

3.5.6 放射治疗

3.5.6.1 背景

自从 1906 年 Beurman 首次采用 X 射线治疗瘢痕,放射治疗瘢痕增生已有超过百年的历史。据研究,瘢痕疙瘩单纯手术切除后,局部的复发率为 45% ~100% ,单纯的放射治疗只有 43% ~50% 的患者症状得以改善。而手术切除后联合放射治疗的有效率为 70% ~93% ,且术后放射治疗复发率为 10% ~20% ,是目前预防瘢痕疙瘩复发最有效的预防措施。

3.5.6.2 机制

其确切机制尚不清楚。病理性瘢痕包括瘢痕疙瘩和增生性瘢痕,其原因是机体损伤后成纤维细胞活性异常增高、胶原大量增生所致的异常修复。瘢痕放射治疗是通过电离辐射的直接作用和间接作用,抑制创面及周围组织的成纤维细胞,导致其迁移、增殖和合成分泌功能出现障碍,进一步影响创面愈合和胶原合成、沉积;其次,病理性瘢痕形成中起关键作用的是血管,放射治疗可使皮肤血管扩张,血管内皮细胞肿胀而使血管闭塞,导致血液循环障碍,应用放射线进行早期治疗可使新生毛细血管消失。此外,电离辐射引起的细胞凋亡也是放射治疗抑制瘢痕增生的重要机制之一,通过放射治疗可以减少胶原纤维和细胞间基质的合成,并可降低局部组织中转化生长因子-β_1 的含量,从而抑制病理性瘢痕的发生。

3.5.6.3 放射源及方法选择

目前,瘢痕的放射治疗常用的设备有医用电子直线加速器、浅层或深部 X 射线治疗机,以及同位素敷贴等。瘢痕的放射疗法包括外放射治疗与近距离放射治疗。外放射治疗由于放射源与病灶距离较远,通常需要更高的剂量,同时不可避免地使瘢痕周围正常皮肤暴露在辐射下。而近距离放射治疗或内部辐射相比外放射治疗更有靶向性,近距离治疗又分为低剂量率(low dose rate,LDR)和高剂量率(high dose rate,HDR)2 种。一般来说 LDR 通常需要更长的治疗期。一项回顾性研究中,对 834 位瘢痕疙瘩患者使用放射治疗,14 年期间,总复发率为 9.59%,复发时间为 6 ~ 28 个月。有 9.83% 的受试者出现不良反应,最常见的是色素沉着。另一份包括 33 个研究的系统综述表明,手术后辅助放射治疗,复发率最低的放射治疗方式是 HDR 近距治疗(10.5%)。相比之下,LDR 近距离放射治疗复发率为 21.3%,外放射治疗复发率为 22.2%。

3.5.6.4 放射野

瘢痕术后放射治疗范围一般在术后切口外 0.5 ~ 1.0 cm 为佳,注意放射治疗时照射野平整并保持同一水平面,确保剂量在照射野内分布均匀。对于瘢痕切口不在同一水平面或过长不能包括在同一照射野内者,可分野照射,注意两野衔接,每日治疗时变换照射的衔接位置,确保剂量的均匀性,以防出现冷热点而影响疗效。

3.5.6.5 放射治疗时机

病理性瘢痕术后最佳放射治疗时间尚无定论,需根据瘢痕手术方式、范围大小及部位决定。

(1)单纯瘢痕切除术后放射治疗　瘢痕术后 24 h 内,手术切口组织周围的纤维细胞开始转化为成纤维细胞,因而切口处新生肉芽组织中幼稚成纤维细胞占多数,以不稳定的胶原纤维为主要成分,对放射线敏感,故认为术后 24 h 内进行放射治疗是预防术后瘢痕复发较好的时间选择。根据文献报道,瘢痕术后 24 h、1 ~ 3 d、4 ~ 7 d 开始放射治疗,3 组病例疗效差异明显($P<0.05$),建议术后 24 h 内安排首次放射治疗。

(2)中、大型病理性瘢痕切除术后放射治疗　中、大型病理性瘢痕切除后常采用邻近带蒂皮瓣修复，所以建议在术后 24 h 内予以放射治疗，最迟不得超过 48 h。

(3)超大型病理性瘢痕切除术后植皮修复　有报道认为可在术前 1 d 放射治疗 1 次，术后 7 d 待皮瓣存活后再行第 2 次放射治疗。

(4)超大型病理性瘢痕切除及游离皮瓣修复　建议术后 7 d 待皮瓣存活后放射治疗。

(5)皮瓣供区　直接缝合的皮瓣供区一般可在术后 24 h 内予以放射治疗，最迟不超过 48 h。

(6)皮片供区　待创面愈合后予以放射治疗，放射剂量应适当减少。

3.5.6.6 治疗剂量选择

关于放射治疗剂量选择，瘢痕术后放射治疗总剂量及每次分割剂量对瘢痕治疗的疗效均有影响。若放射剂量过大，虽治疗瘢痕效果较好，但会产生明显的不良反应，包括局部皮肤红斑及溃烂不愈合的概率显著增加，甚至可导致局部致畸、致癌；而若放射剂量不足，则治疗效果不佳，瘢痕复发率明显增加。所以合适的放射剂量与瘢痕疗效以及并发症的发生密切相关。很多学者认为，瘢痕疙瘩属于晚反应组织，放射治疗的效果与照射单次剂量有关，大分割剂量分次照射值得应用。推荐瘢痕术后放射治疗每次分割剂量 3 ~ 5 Gy，连续 5 d 为一疗程，总剂量为 15 ~ 20 Gy 为佳。

3.5.6.7 不良反应及安全性

急性并发症主要发生在放射治疗后 7 ~ 10 d，表现为皮肤红斑、色素沉着、脱毛和脱屑等。亚急性并发症常发生在治疗后几周，表现为皮肤溃疡、萎缩、毛细血管扩张等，其他罕见并发症有伤口开裂。放射引起的致癌作用至今未见报道。较常见的放射治疗后皮肤不良反应为 0 ~ 1 级，以色素沉着为主要表现。放射治疗所致色素沉着等不良反应与每次分割剂量及放射总量相关，故建议在有效剂量前提下，每次剂量不宜过大。电子线和浅层 X 射线治疗不良反应类似。对于 ^{90}Sr、^{32}P 等同位素敷贴，不良反应一般有皮肤色素性改变、放射性皮炎和皮肤慢性溃疡等，其中局部色素变化明显，常表现为放射治疗区域皮肤花斑样改变，严重影响美容效果，违背治疗初衷，故目前临床较少应用。至于对放射治疗区域深部器官影响，根据电子线、浅层 X 射线及同位素敷贴照射自身剂量分布特性，一般不会对深部组织、器官产生损害。

（冯景浩）

3.6 心理康复

3.6.1 概述

近年来国内外研究表明，心理因素也是影响创面愈合的重要因素。心理因素可以通过神经内分泌、免疫因素影响创面愈合。一方面，心理因素可改变下丘脑-垂体-肾上腺轴，可使糖皮质激素增加，从而抑制免疫系统功能，减少细胞黏附分子参与免疫细胞转运，降低促炎症细胞因子 IL-1β、IL-6 和 TNF-α 水平；另一方面，心理因素可改变交感-肾上腺髓质轴，可提高去甲肾上腺素和肾上腺素的分泌量，可降低角质形成细胞迁徙速度，减慢创面再上皮化的进程，去甲肾上腺素对创伤诱导的巨噬细胞活化有抑制作用，从而延缓创面愈合。

另外，心理因素可通过改变个人行为影响创面愈合。当患者不能有效应对心理变化时，对创面治疗的依从性也会降低，导致不遵医嘱、缺乏康复运动、营养摄入不足、延误复查等不良后果，甚至会通过吸烟、酗酒或吸毒等缓解压力，而饮食、运动、吸烟、酗酒等行为都是创面愈合的重要影响因素。

随着生物-心理-社会医学模式的发展，创面康复工作应从传统的创面治疗转向涵盖生理、心理及社会的全面照护。医护人员应重视各类创面患者的心理问题，做好心理状况评估和医疗护理干预，帮助促进创面愈合。

因各种创伤或疾病所致的个体自我形象完整性的破坏和躯体功能残障等，极易使伤者在创伤早期、治疗和康复的过程中出现情绪、行为和认知等异常心理反应，甚至可阻碍其后续的康复进程，造成永久性的身心残障。患者可能出现心理紊乱症状，如睡眠障碍、抑郁、焦虑、回避等。若未能得到及时干预，日后可发展为严重的心理问题甚至精神障碍。

创伤患者的心理康复过程大致可以分为以下 4 个阶段：心理应激期（入院紧急救治阶段）、情绪振荡期（伤后救治阶段）、心理抑制期（伤后功能康复期）和心理接纳期（院外康复期）。在上述各阶段，患者的心理反应既存在基本、共同的特点和行为表现，又可呈现从轻度（如恐惧、悲伤、担忧、缺乏自信等）到重度（如抑郁、焦虑、谵妄、创伤后应激障碍等）的差异和变化。

（袁鸣洲）

3.6.2 创伤后常见的心理问题诊断

3.6.2.1 焦虑、抑郁的诊断标准

（1）抑郁发作的诊断标准　抑郁发作以心境低落为主，与其处境不相称，可以从闷闷不乐到悲痛欲绝，甚至发生木僵。严重者可出现幻觉、妄想等精神病性症状。某些病例的焦虑与运动性激越很显著。

（2）症状标准　以心境低落为主，并至少有下列 4 项：①兴趣丧失，无愉快感；②精力减退或疲乏感；③精神运动性迟滞或激越；④自我评价过低、自责，或有内疚感；⑤联想困难或自觉思考能力下降；⑥反复出现想死的念头或有自杀、自伤行为；⑦睡眠障碍，如失眠、早醒，或睡眠过多；⑧食欲降低或体重明显减轻；⑨性欲减退。

（3）严重标准　社会功能受损，给本人造成痛苦或不良后果。

（4）病程标准　①符合症状标准和严重标准至少已持续 2 周；②可存在某些分裂性症状，但不符合分裂症的诊断，若同时符合分裂症的症状标准，在分裂症状缓解后，满足抑郁发作标准至少 2 周。

(5)排除标准　排除器质性精神障碍,或精神活性物质和非成瘾物质所致抑郁。

3.6.2.2 焦虑症的诊断标准

焦虑症是一种以反复的惊恐发作为主要原发症状的神经症。这种发作并不局限于任何特定的情境,具有不可预测性。惊恐发作作为继发症状,可见于多种不同的精神障碍,如恐惧性神经症、抑郁症等,并应与某些躯体疾病鉴别,如癫痫、心脏病发作、内分泌失调等。

(1)症状标准

1)符合神经症的诊断标准。

2)惊恐发作需符合以下4项:①发作无明显诱因、无相关的特定情境,发作不可预测;②在发作间歇期,除害怕再发作外,无明显症状;③发作时表现强烈的恐惧、焦虑及明显的自主神经症状,并常有人格解体、现实解体、濒死恐惧,或失控感等痛苦体验;④发作突然开始,迅速达到高峰,发作时意识清晰,事后能回忆。

(2)严重标准　患者因难以忍受又无法解脱,而感到痛苦。

(3)病程标准　在1个月内至少有3次惊恐发作,或在首次发作后继发害怕再发作的焦虑持续1个月。

(4)排除标准　①排除其他精神障碍,如恐惧症、抑郁症,或躯体形式障碍等继发的惊恐发作;②排除躯体疾病如癫痫、心脏病发作、嗜铬细胞瘤、甲状腺功能亢进症或自发性低血糖等继发的惊恐发作。

3.6.2.3 急性应激障碍及创伤后应激障碍诊断

(1)急性应激障碍的诊断　急性应激障碍(acute stress disorde,ASD)的诊断标准如下。

1)症状标准:

ⅰ.患者曾暴露于创伤性事件,存在以下两项:①患者亲自体验、目睹或遭遇某一或数件涉及真正的(或几乎会招致)死亡或严重损伤,或者涉及自己或他人躯体的完整性会遭到威胁的事件。

②患者的强烈的害怕、失助或恐惧反应。

ⅱ. 在体验这种令人痛苦事件之时或之后，患者会表现出下列3项以上分离性症状：①麻木、脱离或没有情感反应的主观感觉；②对他（或她）周围的认识能力有所减低，例如，“发呆”；③现实解体；④人格解体；⑤分离性遗忘（即不能回忆此创伤的重要方面）。

ⅲ. 以下列1种以上的方式，持续地重新体验到这种创伤事件：反复的印象、思想、梦、错觉、闪回发作或这种体验的生动再现感；或者是回忆到上述创伤事件时的痛苦烦恼。

ⅳ. 对于能引起创伤回忆的刺激，做明显的回避（例如，思想、感受、谈话、活动、地点、人物）。

ⅴ. 明显的焦虑或警觉增高症状（例如，难以入睡、激惹、注意力不集中、警觉过高、过分的惊吓反应、坐立不安）。

2）严重标准：此障碍产生了临床上明显的痛苦烦恼，或在社交、职业或其他重要方面的功能缺损，或者影响了患者继续其必需的事业（例如，花了不少时间去告诉家人这些创伤体验以期获得帮助）。

3）病程标准：至少持续2 d，最多不超过4周；并发生于创伤事件之后4周之内。

4）排除标准：此障碍并非由于某种物质（例如，某种滥用药物、治疗药品）或由于一般躯体情况所致之直接生理性效应，也不可能归于短暂性精神病性障碍。

（2）创伤后应激障碍的诊断标准　如果症状存在时间超过4周，考虑诊断为创伤后应激障碍（post-traumatic stress disorders, PTSD）。PTSD指当事人对亲身经历或目击的导致或可能导致自己或他人死亡或严重躯体伤害的意外事件或严重创伤的强烈反应，是一种延迟或延长的焦虑性反应，它以反复发生闯入性的创伤性体验重现（病理性重现）、梦境、持续的警觉性增高、回避、对创伤性经历的选择性遗忘及对未来失去信心为主要症状表现。PTSD从本质上讲是一种心理状态，诊断标准为患者曾暴露于某一（精神）创伤性事件，存在以下二者：患者亲自体验、目睹或遭遇某一或数件涉及真正的或几乎导致死亡或严重的损伤，或者涉及自己或他人躯体完整性遭到威胁的事件；患者有强烈的害怕、无助或恐惧反应。

1）症状标准：

ⅰ. 长时间反复地体验创伤性事件的经历，至少表现出下列1项以上：①反复地闯入性地出现有关创伤性事件的痛苦回忆，包括意象、想法或知觉；②反复出现关于类似创伤性事件的梦境（噩梦或梦魇）；③突然发生的情感体验或行为，似乎创伤性事件又在重演（包括某些在清醒或酒醉时的似乎轻松的感觉，如错觉、幻觉及分离性闪回）；④患者接触类似创伤性的处境或接触象征该创伤事件的刺激时，产生极大的精神痛苦；患者接触类似创伤性的处境或接触象征该创伤事件的刺激时，产生明显的生理反应。

ⅱ. 持续地回避与创伤性事件有关的处境和事件，或有普遍性反应迟钝或麻木（创伤前并不存在），至少包括以下3项：①努力避免有关创伤性事件的想法、感受或话题；②努力避免从事或接触可以唤起痛苦回忆的各种活动、处境或人物；③不能回忆创伤性事件的某些重要方面（心因性遗忘症）；④对多种重要活动的兴趣显著减退；⑤与其他人疏远，对亲人有陌生人似的情感；⑥情感范围显著变窄（如不能表示爱恋）；⑦对未来失去向往，缺乏对未来的想象、希望和打算。

ⅲ. 警觉性增高的症状，表现出下列2项以上：①难入睡，不能维持长时间熟睡，易醒；②易激惹或易发怒；③注意力难以集中；④过分警觉；⑤过分的惊跳反应。

2）严重标准：此障碍产生了临床上明显的痛苦烦恼，或在社交、工作或其他重要方面的功能受损。

3）病程标准：急性指病程在3个月之内；慢性指病程在3个月以上；迟发性指症状在应激后至少6个月才发生。

（袁鸣洲　曹　玲）

3.6.3 急性创面患者的心理康复

3.6.3.1 概述

急性创面是指皮肤结构在很短时间内遭受外力的破坏，而形成的创面，一般在给予妥善处理后愈合较快，没有并发症发生，可在预期时间内愈合的创面，病理发展符合经典的创伤修复过程，通常为一期愈合，一般是手术、外伤、战伤或突发事件所致，常见为浅层皮外伤、择期手术切口、烧烫伤早期创面、供皮区创面等。

3.6.3.2 急性创面患者的心理特征

急性创面病患者大多病情危急、症状严重，不是面临生命威胁，就是遭受过手术等应激事件，因此患者的心理正处于高度应激状态，心理反应往往非常强烈又非常复杂多样。瞬间袭来的天灾、人祸或恶性事故等超常的紧张刺激，可以摧毁一个人的自我应对机制，也会因过分恐惧而失去心理平衡；还有那些慢性疾病突然恶化的患者，其恐怖、悲哀、失助、绝望等消极情绪往往可以加速病情的恶化。

(1)恐惧、孤独心理　由于急性创伤患者属于突然发病，一般病情危重，在发病之前没有心理准备，并且机体的疼痛和失血使其机体功能衰弱或者丧失，患者对疾病的性质、治疗及转归等情况都不确定，这非常容易造成患者的恐惧情绪，渴望得到最佳和最及时的抢救，行为反应主要表现为行为退化和情感幼稚，以减轻巨大的心理压力。部分重症患者需进入ICU接受治疗，由于ICU不允许家属的陪同，很多患者内心的不良情绪不能得到及时地缓解，所以非常容易产生孤单、无奈的情绪。

(2)紧张、焦虑、烦躁心理　由于急性创面患者大部分属于急诊患者，急诊医护人员繁忙、紧张、快走忙碌的状态，ICU的各种检查设备以及创面的疼痛等，都会带给患者一种紧张的情绪，使患者产生一种焦虑、烦躁的情绪，甚至造成患者对于医院的不满，严重时，部分患者会拒绝治疗，甚至出现毁坏治疗设备等精神异常的行为。

(3)惊喜、悲观心理　经过抢救成功的患者在摆脱死亡的威胁时,会有劫后余生的惊喜,但是由于其对后续的治疗以及恢复进程还没有确切的认识,所以又会出现失望、抑郁的情绪。有的患者亲眼见到病友病情的恶化甚至死亡,会对自己的治疗丧失信心,使其悲观的情绪更加明显化。

3.6.3.3　急性创面患者的心理干预原则

(1)增强患者的安全感　患者进入医院后,医务人员应热情地接诊,亲切又耐心地询问病史,处理问题沉着果断,技术操作准确熟练,使患者在高风险的诊疗活动中获得一种安全感,从而减轻患者的思想负担,缓解其精神压力,增强其治疗信心。

(2)各项操作集中　处理尽量将检查、治疗和护理操作相对集中地进行,避免延误医疗救治时间,减少患者的痛苦与潜在危险,使患者尽可能处在安静、舒适的环境,稳定其情绪,减少其紧张、焦虑等情绪,以达到最佳救治效果。

(3)加强与患者的沟通　由于病情、年龄、社会背景等不同,患者的心理活动也不相同。医务人员应针对患者的具体情况做好心理疏导工作,从而消除其心中的恐惧、紧张、孤独无助感。对拒绝治疗、愤怒、多疑患者更应多加关注,改善患者的心理状态,调动其主观能动性,使其积极配合救治。患者及其家属不了解诊疗流程,可能会提出不合理的要求,如立即手术、即刻告知疾病诊断等,医务人员应当耐心解释,避免患者及其家属出现不良情绪及心理反应,造成不良后果。主动向患者及其家属介绍医院环境及设施、治疗特色、医院相关规定等,使患者尽快熟悉环境,消除陌生感和恐惧感,从而自觉遵守医院规定和配合诊疗。及时了解患者的心理问题和合理要求,并设法解决和帮助,对于无法用语言表达病情和需求的患者,要学会识别其形体语言,请家属帮助沟通,及时处理,这样不仅能满足患者的需求,还能及时、准确地为医生提供患者的动态信息,有利于医生制订准确的治疗方案。

(4)加强与患者家属的沟通　尊重患者及其家属的知情权及

时向患者及其家属解释或通告病情、治疗方案和预后情况。耐心倾听其诉说，对其疑问及时予以解答，尽量消除其顾虑，促进相互理解。注意保护患者的隐私，维护其身心的完整性，以利于救助与康复。做好家属的思想工作给予患者家属适当的心理安慰，指导其配合医疗护理工作。尽量让其多陪伴患者，使患者心理得到支持。如果患者抢救无效死亡，应先通知家属，使其有一定的心理准备，做好心理疏导工作，并严肃、认真地做好善后护理。

（袁鸣洲　曹　玲）

3.6.4 慢性创面患者的心理康复

3.6.4.1 概述

慢性创面指无法通过正常有序而及时的修复过程达到解剖和功能上的完整状态的创面，即创面长期得不到有效治疗而迁延不愈，发展为慢性创面，而细菌感染形成细菌生物膜等因素影响，创面周围瘢痕严重，可影响局部血供，形成恶性循环，往往不得不进行手术治疗。

慢性创面一般包括静脉性溃疡、动脉性溃疡、糖尿病性溃疡、创伤性溃疡及压力性溃疡5种常见类型，其他还有由肿瘤和结缔组织疾病等引起的创面。形成慢性创面的病因复杂，主要有静脉功能不全、周围血管性疾病、外伤瘢痕和感染等，而影响创面愈合的因素也是复杂多样的，既有全身性的因素，也有局部性的因素。慢性疾病、糖尿病、神经病变、营养不良、高龄、组织水肿、组织中生长因子及蛋白水解酶等物质失平衡的存在也对慢性创面有显著影响。

3.6.4.2 慢性创面患者的心理特征

慢性创面患者的病情特点是病程长、疗效慢、易反复，同时，慢性创面患者多为老年人、长期慢性病患者、反复住院患者等，患者和疾病长期做斗争，患者心理和病情的变化密切联系。随着病情的迁延变化，患者的心情也会起伏波动。患者在患病之初，往往不肯接受患了慢性病的事实，不愿接受正规治疗。等到诊断明确，又容易产生烦躁心理，对于需要长期服药、治疗感到愤怒和厌烦等。由于长期受疾病的折磨，某些患者经常处于低沉的心境中，对外界的兴趣下降，且容易出现消极厌世的心理。还有些患者的人格出现一定的改变，被动依赖。

慢性创面患者的情绪有以下表现。

(1)焦虑、恐惧心理　患者病程长，多为病情重，自理能力下降而导致生活质量下降，因担心疾病的预后，怕长期连累家人而导致家人厌烦等而变得焦虑甚至恐惧。

(2)敏感猜疑、愤怒　某些患者经常注意力集中于自身，对身体的感觉过分敏感，变得敏感多疑、情感脆弱、以自我为中心，患者经常埋怨医生没有对其精心治疗，对医生及医疗措施不信任；患者也常常责怪家人没有尽心照料，没有把他放在第一位考虑，或称"久病床前无孝子"等，因此造成家庭关系紧张。

(3)孤独、抑郁心理　慢性病患者伴有明显抑郁情绪，呈现出抑郁、自卑、退缩，甚至有自杀行动。老年患者更为明显，其最大的特点是害怕寂寞与孤独，加上个别患者家属忽视患者患病后的特殊心理需求，甚至有遗弃老人的不负责任和不道德的行为，认为老人患病后增加了他们的经济负担和生活负担，而故意疏远老人，这更加重了患者的寂寞和孤独感，使患者失去配合治疗的意志和决心。

(4)自卑心理　患者情绪极度低落，患者的心理产生持久的压力，还常常由于患者的肢体活动能力下降，生活不能自理，日常生活均需别人照顾，对生活丧失勇气，对治疗和康复失去信心。

(5)依赖心理　老年人的依赖心理、猜疑思想较重，患病以后自我意识加重，情感脆弱，认为自己需要别人的照顾，本来自己可以做的事情也让别人去干，变得被动、顺从、依赖。

3.6.4.3 慢性创面患者心理干预原则

(1)使患者的情绪保持健康状态　医护人员应与患者进行有效的沟通，掌握患者心理变化，对患者态度诚恳，理解他们因病痛而做出的一些违背常理的事情，谅解他们的过失和不配合。向他们介绍心理因素对疾病康复的影响,耐心讲解其慢性创面的病因和预防措施。对沟通不便的患者,可用手势、通过其家属辅助等方式与患者沟通,增加患者对医护人员的信任,使其理解和接受治疗安排。如果患者对医护人员产生攻击行为,医护人员需要冷静对待患者的愤怒反应,避免与患者发生直接争吵对抗,以耐心、细致的解释平息患者的愤怒情绪。对于失去信心的患者,需要加强护理,多安慰、鼓励,可以请患有相同疾病的人多加劝解,同时注意监护,防止意外事件的发生。通过交流,了解其情绪变化,使其情绪稳定,鼓励患者树立战胜疾病的信心,积极配合治疗和护理。

(2)发挥家属的支持作用　家属对患者起着巨大的精神支持作用,对患者及其家属进行相关知识宣教,介绍对应慢性创面发生、发展及治疗护理的一般知识,得到家属的理解和配合,并教会家属一些有关慢性创面预防的措施,如勤换体位、勤换洗、勤检查、勤整理、勤剪指甲等,使患者及家属能积极参与自我护理,自觉配合医护治疗,尽早从疾病和伤痛的负性情绪中解脱出来。指导患者加强与家属的情感交流,使家属理解其患病后的心理变化,尽量满足患者的心理需求,使患者感受到亲情的温暖,当患者病情有所控制时,应及时加以鼓励,帮助患者树立战胜疾病的信心。医护人员尽量耐心听取患者的心声,乐于帮助患者及其家属解决困难。

(3)帮助患者恢复自理能力　向患者介绍知识和护理计划,主动向患者介绍原发病的预防、治疗、康复等方面的知识,细心观察,掌握患者的心理活动特点。学会看患者的手势来代替语言的表达,通过了解患者的面部表情、举止行为掌握患者的内心活动。在进行心理康复时注意语言的艺术性、灵活性和科学性,调动患者战胜疾病的信心,以最佳的心理状态接受治疗和护理。

(4)以良好的道德品质和自身修养,促进患者身心康复　在对慢性创面患者康复治疗时,不管他们的社会地位、经济条件、文化修养、身体状况如何,都要一视同仁,不得在患者面前表露厌烦情绪。医护人员应以晚辈尊重长辈的态度取得患者的信任,通过自身良好的语言、表情和行为去影响患者,使患者自觉遵守院规,服从治疗安排。

通过实施心理康复，缓解患者的心理障碍，在得到家属理解、支持、配合的前提下，使患者能够良好地配合治疗，最终使患者情绪乐观，食欲增加，抵抗力增强，充分发挥自身因素，减轻或避免慢性创面的发展，促进创面的愈合。

（李舒婷　袁鸣洲　曹　玲）

3.6.5 烧伤患者的心理康复

3.6.5.1 概述

烧伤一般系指热力，包括热液（水、汤、油等）、蒸气、高温气体、火焰、炽热金属液体或固体（如钢水、钢锭）等所引起的组织损害，主要是指皮肤和（或）黏膜，严重者也可伤及皮下组织，如肌肉、骨、关节甚至内脏。由于电击伤、电弧烧伤、化学烧伤、放射性损伤等所致的组织损害和临床过程与热力烧伤相近，因此临床上习惯将其均归在烧伤一类。

3.6.5.2 烧伤患者的心理特征

烧伤事故常有发生，患者机体遭遇创伤后，心理也会发生急剧变化，产生一种恐惧感和危机感。此时心理行为也会发生不同程度的变化，这种伴随的心理行为障碍会加剧躯体创伤的病态，甚至导致机体抵抗力下降而致各种疾病。烧伤患者在治疗与康复过程心理变化非常复杂，在早期包含急性创面患者的心理特征，在后期又向慢性创面患者心理改变转变，并有其特点。

（1）危重阶段　主要是恐惧、紧张。烧伤后体液渗出、烧伤创面疼痛、频繁的检查、复杂的治疗和操作，加之伤者不了解伤情乃至后果，都极易使患者终日处于惶惶不安的紧张、恐惧状态。受伤严重者及生理功能改变（如感染、生理代谢紊乱）、安眠镇静等麻醉药物的使用，可表现为嗜睡、意识模糊和暂时性精神错乱等。

(2)急性阶段

1)孤独、寂寞:烧伤患者特别是面部烧伤,担心毁容严重,易产生无助和孤独感。因 ICU 或烧伤病房特有的管理规则,伤者被迫较长期与其亲友分离,加之伤者因创伤所致躯体受限而不能随意活动,与人沟通交流的空间狭小,易因感到被生活抛弃而孤寂难耐,有的伤者整日郁郁寡欢。

2)愤怒、焦虑、抑郁:当伤者脱离生命危险后,由于大多数烧伤来自于意外伤害,伤者主要表现为抱怨命运不公,甚至将愤怒情绪发泄给医护人员或亲属,因工伤事故或他人肇事致伤的大面积烧伤者更易产生愤怒情绪。逐渐意识到烧伤的救治与康复过程漫长,并将面对治疗、创面瘢痕、功能受限、容貌毁坏的漫长修复过程,其间可因各自对学习、工作、恋爱、婚姻、家庭、经济及未来人生的担忧等,产生焦虑、抑郁等情绪反应。

3)"赔偿神经症":烧创伤患者特征性反应之一,非自身原因致伤者此期进入索赔状态,如有些伤者为获得更多赔偿,不断强化其"继发性获益的心态",可致其创伤的修复过程明显延长;有些伤者的不适症状迟迟不见消退,一再夸大伤情体验等,欲以此博得他人的同情和补偿,甚至将其未来人生依附于工伤或肇事方的赔付,出现对医护的抵触或不合作行为、对医护人员给予的早期康复指导持消极反应或被动行为。

(3)临床恢复阶段　主要是自卑、依赖。部分患者由于是在工作中受伤,所有医疗费用均由单位承担,故安于现状,想长时间依赖医院,不愿出院休养,并对自己的能力表示怀疑,自信心减弱,表现出患者角色强化的行为。

(4)重新适应阶段　由于伤情不同,治疗时间长短不一,患者存在适应角色的问题,一旦进入患者角色,行为也将发生变化,其兴趣、爱好、事物评价在行为表现上都要重新适应。烧伤患者出院后,瘢痕逐渐增生,瘙痒、无法排汗、创面色素沉着、功能和活动受限等严重影响患者的生活;他人质疑的眼光、社会舆论压力等,会造成伤者的心理适应提出新的挑战。患者常表现出以应付的态度采取解决问题的方法和减少应激的策略行为。

3.6.5.3 烧伤患者心理干预原则

患者烧伤后突感容貌、形体缺陷，甚至失去生活自理能力，存在不同程度的情感障碍，表现出自卑、苦闷、悲观、易怒等负性情绪，个别人甚至产生轻生的念头。若对烧伤患者未能及时进行心理康复治疗，将会使患者形成难以恢复的心理创伤。因此，对这类患者应及时给予心理康复，比如心理疏导、心理支持及必要的非语言沟通和心理抚慰，使患者处于最佳的心理状态，尽快消除烧伤事故造成的心理阴影。

(1)危重阶段　在危重期抢救阶段，医务人员在患者面前表现出镇定、果断等非语言行为，能稳定患者的情绪。因部分患者可有吸入性损伤，所以早期不能用语言交流，需靠眼神、动作、表情、姿势等交流，医护人员应有足够耐心，尽量去理解患者的需求，积极进行帮助。同时，医护人员要有高度的同情心和人道主义精神，以良好的专业素养，保证抢救顺利进行，良好的第一印象，对抢救过程的顺利及抢救和治疗效果有着极大的影响。

(2)急性阶段　在急性阶段的治疗中，应重视并避免疼痛引发的心理问题，防止伤者的药物成瘾，在创伤处理和修复过程中合理使用镇静、镇痛药物。医护人员应明确自己的角色，让患者将内心的情绪宣泄出来，当其安静后，再耐心地安慰并鼓励患者，拉近与患者间的距离，增进双方感情。在长期治疗和康复过程中，即使患者有时情绪失控，出现不理智的语言、行为，医护人员也应以诚相待，理解患者的心理反应。烧伤患者常常需行植皮手术治疗，甚至需多次植皮，术前心理康复是全程康复工作的一个重要组成部分。医生应耐心、细致地给患者介绍手术方案及对治疗和恢复的必要性。实事求是、恰如其分地解答患者的问题，帮助其正确地认识手术和稳定情绪。用语言、表情、态度和行为，对患者及其家属的心理状态产生积极影响，消除患者因对手术不了解而产生的疑虑和恐惧，减轻不必要的精神压力，及时解决不利于手术的各种心理反应。

(3)临床恢复阶段　在临床恢复阶段，医护工作者应了解患者的情绪，采取心理疏导时，注意自己的语言、方法，不能仅强调自己的社会标准和观念，还应站在患者的立场上，使其接受自己的观点。同时，要创造良好的休养环境，使患者的生理和心理得到舒适感，增强其信心，转移不良的心理反应。医护人员应注意收集患者信息，针对出现的心理问题，制订切实可行的心理康复措施。提醒患者认识和接受现实，不要回避问题，而应针对问题寻找合理的解决方式，对患者及家属的合理需求应尽量帮助。

（4）重新适应阶段　医护康复工作者应用积极态度，帮助患者摆脱依赖心理，鼓励其重新走向社会、走入工作环境；同时，社会各界都要给予患者关怀，帮助他们重新生活和工作，有效解除患者的依赖心理。患者门诊复诊时，要使其了解目前的健康状况，帮助其根据健康状况评价自己的能力，协助患者适应新的社会角色和生活环境，尽快走出因烧伤事故造成的心理阴影。对致残的患者要做好康复期的心理咨询，提倡主动锻炼，使其保持最佳心理状态，理智面对现实和困难，逐渐恢复其应承担的社会角色，发挥自身应有的潜能。

（袁鸣洲）

3.6.6　急慢性创面及烧伤患者并发精神障碍

3.6.6.1　急性应激障碍与创伤后应激障碍

（1）概述　急性应激障碍（ASD），又称为急性应激反应，是指以急剧、严重的精神刺激作为直接原因，患者在受刺激后立即（通常在数分钟或数小时内）发病，表现有强烈恐惧体验的精神运动性兴奋，行为有一定的盲目性，或者为精神运动性抑制，甚至木僵，如果应激源被消除，症状往往历时短暂。ASD 症状必须持续 2 d，最长不超过 4 周。若持续时间超过 4 周，将诊断为创伤后应激障碍（PTSD）。

PTSD 被认为是人们经历超常的威胁性、灾难性的创伤事件后，最典型、最常见的心身障碍。其诱因可能是自然灾害、交通事故、刑事暴力、虐待和战争等，这些创伤事件可以是直接经历，也可以是间接经历，如亲眼看见发生在他人身上的创伤事件。

(2) 主要症状

1) 创伤性体验的反复重现：主要表现为患者的思维、记忆或梦中反复、不自主地涌现与创伤有关的情境或内容，也可出现严重的触景生情反应，甚至感觉创伤性事件好像再次发生一样。

2) 持续的警觉性增高：主要表现为过度警觉、惊跳反应增强，可伴有注意力不集中、激惹性增高及焦虑情绪。

3) 持续回避与创伤性事件相关的刺激：主要表现为患者长期或持续性地极力回避与创伤经历有关的事件或情境，拒绝参加有关的活动，回避创伤的地点或与创伤有关的人或事，有些患者甚至出现选择性遗忘，不能回忆起与创伤有关的事件细节。

4) 和创伤事件有关的认知和心境方面的消极改变：有些患者还可表现出滥用成瘾物质、攻击性行为、自伤或自杀行为等，这些行为往往是患者心理行为应对方式的表现。同时，抑郁症状也是很多 PTSD 患者常见的伴随症状。儿童的创伤性再体验症状可表现为梦魇，反复再扮演创伤性事件，玩与创伤有关的主题游戏，面临相关的提示时情绪激动或悲伤等；回避症状在儿童身上常表现为分离性焦虑、黏人、不愿意离开父母；高度警觉症状在儿童身上常表现为过度的惊跳反应、高度的警惕、注意障碍、易激惹或暴怒、难以入睡等。而且不同年龄段的儿童其 PTSD 的表现也可能不同。

(3) 干预原则

1) 一般治疗：心理护理要注意个体化与时段化，在患者能够接触的情况下，建立良好的医患关系，与患者沟通交谈，对患者进行解释性心理治疗和支持性心理治疗。除了身边医护人员的帮助，患者还需要亲人的支持并耐心倾听他们的诉求，才能为其恢复健康提供帮助。在日常的生活中加大普及创伤后心理知识的力度，完善相应的社会支持系统。

2) 心理治疗：心理治疗是根治 PTSD 最为有效的方法。常用于 PTSD 的心理治疗有认知行为治疗、催眠治疗、眼动脱敏再加工、精神分析疗法等。

3)药物治疗:药物治疗对于缓解患者的症状、加强心理治疗的效果是肯定的,两者的联合使用应该成为第一选择。目前首选治疗药物为选择性5-羟色胺再摄取抑制剂(selective serotonin reuptake inhibitors,SSRIs),其中,舍曲林、帕罗西汀、氟西汀具有较好的疗效。

3.6.6.2 抑郁症

(1)概述 抑郁症又称抑郁障碍,以显著而持久的心境低落为主要临床特征,是心境障碍的主要类型。临床可见心境低落与其处境不相称,情绪的消沉可以从闷闷不乐到悲痛欲绝,自卑、抑郁,甚至悲观厌世,可有自杀企图或行为,甚至发生木僵。部分病例有明显的焦虑和运动性激越,严重者可出现幻觉、妄想等精神病性症状。每次发作持续至少2周以上,长者甚或数年。多数病例有反复发作的倾向,每次发作大多数可以缓解,部分可有残留症状或转为慢性。

(2)分级及症状

1)轻度抑郁:易怒、焦虑、注意力降低、情绪低落、犹豫不决、闯入性想法、易激惹、疲乏、孤僻、无用感、悲伤;性欲减退、计划性下降、对任务感到困扰、独坐。

2)中度抑郁:自尊心减少、失望、沮丧、过度罪恶感、恐惧、能力下降、敏感;哭泣、对未来感到悲观、很难做决定、频繁做出自我否定言论、过度依赖、对批评反应强烈、躯体化症状、反复思考问题、反复回想过去、社会退缩。

3)重度抑郁:极度痛苦、食欲和体重改变、性欲降低、绝望、感到不堪重负、无助感、无望感、失眠或过度睡眠、反复性自杀念头、无价值感;对所有活动降低兴趣、不注意个人卫生、整天躺床上、自杀(自杀企图)。

(3)干预原则

1)一般治疗:个体化治疗,与患者加强沟通,注意治疗前知情告知,治疗期间密切观察病情变化和不良反应并及时处理,积极治疗与抑郁共病的其他躯体疾病、物质依赖、焦虑障碍等。

2)药物治疗:药物治疗是中度以上抑郁发作的主要治疗措施,

一线抗抑郁药主要包括选择性5-羟色胺再摄取抑制剂、5-羟色胺和去甲肾上腺素再摄取抑制剂、去甲肾上腺素和特异性5-羟色胺能抗抑郁药等。开始用药剂量逐步递增，尽可能采用最小有效量，使不良反应减至最少，以提高服药依从性，足量足疗程治疗；尽可能单一用药，如疗效不佳可考虑转换治疗、增效治疗或联合治疗，但需要注意药物相互作用。

3）心理治疗：常用的心理治疗方法包括支持性心理治疗、认知行为治疗、人际治疗、婚姻和家庭治疗、精神动力学治疗等，其中认知行为治疗对抑郁发作的疗效已经得到公认。

4）其他治疗：重复经颅磁刺激治疗是近年出现的物理治疗手段，主要适用于轻、中度的抑郁发作。

（袁鸣洲）

3.6.7 急慢性创伤患者常用心理评估工具

3.6.7.1 医院焦虑及抑郁量表

医院焦虑及抑郁量表（hospital anxiety and depression scale，HADS）由Zigmond和Snaith编制，主要应用于综合性医院患者焦虑和抑郁情绪的筛查。它由焦虑、抑郁2个维度各7个条目组成，采用4级评分。1993年该表由叶维菲和徐俊冕译成中文。HADS只是一个焦虑和抑郁的筛查量表，能直观反映患者的主观感受，常用于综合性医院筛查潜在焦虑或抑郁症状的患者，尤其适合内外科门诊或住院患者。该量表效度为0.92，总体信度为0.86，重测信度为0.91。

3.6.7.2 流行病学调查用抑郁自评量表

流行病学调查用抑郁自评量表（center for epidemiological survey depression scale，CES-D）原名为流行学中心抑郁量表，由美国国立精神卫生研究院于1977年编制。CES-D被较广泛地用于流行病学调查，用以筛查健康人群中有抑郁症状的对象，也可用于临床检查。它可评定抑郁症状的严重程度，着重于个体的情绪体验，较少涉及躯体症状。CES-D 共 20 个条目，受调查者可按过去 1 周内出现相应情况或感觉的频度评定，采用 4 级评分，得分≥16 分即表示可能有抑郁症状。该量表经验证有良好的信度及效度。

3.6.7.3 Zung 焦虑及抑郁自评量表

Zung 焦虑自评量表（self-rating anxiety scale，SAS）由美国 Duke 大学华裔教授 Zung 于 1971 年编制，由 20 个与焦虑症状有关的条目组成，用于测评受调查者有无焦虑症状及焦虑的严重程度。采用 4 级评分，由粗分转换为标准分，粗分×1.25 整数部分为标准分。总分超过 40 分可考虑为筛查阳性，即可能有焦虑存在，需进一步检查。分数越高，反映焦虑程度越重。该量表信度及效度均较高。Zung 抑郁自评量表（self-rating depression scale，SDS）由美国 Duke 大学华裔教授 Zung 于 1965 年编制，由 20 个与抑郁症状有关的条目组成，用于测评受调查者有无抑郁症状及其严重程度。采用 Likter 4 级评分，将所有项目相加得分即得到总分。总分超过 40 分可考虑筛查阳性，即可能有抑郁存在，需进一步检查。分数越高，反映抑郁程度越重。经专家验证，该量表信度及效度均较高。

3.6.7.4 状态-特质焦虑问卷

状态-特质焦虑问卷（state trait anxiety inventory，STAI）由 Spielberger 等于 1977 年编制，并于 1983 年修订，其特点是简便、效度高、易于分析，能直观地测评焦虑患者的主观感受，尤其是能将当前状态（状态焦虑）和一贯状态（特质焦虑）区分开来。前者描述一种不愉快的短期情绪体验，如紧张、恐惧、忧虑等，常伴有自主神经系统功能亢进。后者则用来描述相对稳定的、作为一种人格特征且具有个体差异的焦虑倾向。通过状态焦虑和特质焦虑问卷的测评，可以区别短暂的情绪焦虑状态和人格特质性焦虑倾向，为不同的研究目的和临床实践服务。STAI 含 2 个分量表，即状态焦虑量表（state anxiety inventory，SAI）和特质焦虑量表（trait anxiety inventory，TAI），各有 20 项，采用 4 级评分方法。经国内专家验证，该量表信度及效度均较高。

3.6.7.5 症状自评量表

曾有58项的原始版本及35项的简约版本，由Derogatis于1977年编制，1983年修订。症状自评量表（symptom check list 90，SCL-90）包括躯体化、强迫、人际敏感、抑郁、焦虑、敌意、恐怖、精神病性及附加项10个维度90个条目，采用5级选择评分。测试得到因子分后，可以用轮廓图分析方法，了解各因子的分布趋势和评定结果的特征。此量表在国外已被广泛应用，在国内也已形成常模被广泛应用于临床研究。

3.6.7.6 贝克焦虑量表及贝克抑郁量表

（1）贝克焦虑量表　贝克焦虑量表（Beck anxiety inventory，BAI）由Beck等于1985年编制，是一个含有21个项目的自评量表。该量表采用4级评分，主要测评受试者被多种焦虑症状烦扰的程度，适用于具有焦虑症状的成年人，能比较准确地反映其主观感受到的焦虑程度，而对于心理门诊、精神科门诊或住院患者则可采用3级评分标准。郑健荣等测定BAI的内部一致性相当良好，总体信度系数为0.95。

（2）贝克抑郁量表　贝克抑郁量表（Beck depression inventor，BDI）也是由Beck等编制，是美国较早的抑郁自评量表之一。BDI有好几种版本，早年的版本为21项，其项目内容源自临床，应用过程中不断简化，于1974年推出了仅13项的新版本，各项均采用4级评分。

3.6.7.7 急性应激障碍访谈问卷

Bryant、Harvey、Dang和Saekvillc（1998年）依据DSM-Ⅳ的诊断标准，开发了急性应激障碍访谈问卷（acute stress disorder interview questionnaire，ASDI）。ASDI是结构化的临床访谈问卷，由19个项目构成。ASDI具有较好的内容效度和同时效度，其项目的内部一致性信度为0.90，再测信度为0.88。Bryant等人（2000年）在ASDI的基础上又开发了自评的急性应激障碍量表（acute stress disorder scale,ASDS)。ASDS 的 19 个项目主要评价 ASD 症状的严重程度。量表采用 Likert 型 5 分评定计分。量表的 α 系数为 0.96,27 d 间隔的再测信度为 0.94。

3.6.7.8 斯坦福急性应激反应问卷

斯坦福急性应激反应问卷(Stanford acute stress response questionnaire,SASRQ)由多个分量表组成,包含 30 个项目。量表采用 Likert 型 5 点计分。量表具有较好的信度,结构效度、区分效度、聚合效度、预测效度也都令人满意。SASRQ 主要用于评价 ASD 的症状表现,无法对 ASD 做出诊断。

3.6.7.9 PTSD 访谈量表

PTSD 访谈量表(PTSD interview)由 Watson 等人制定,PTSD 访谈量表既有二分类的访谈也有连续评分部分,其可靠性达到了 0.95,内部一致性为 0.92,敏感性为 0.89,特异性为 0.94,*Kappa* 值为 0.82。该量表是一种设计很好的心理测验,但它又不同于其他大多的结构式临床诊断量表,在访谈过程中,受访者与访谈者拿着同样的量表,由受访者给出每一个症状的评分。

3.6.7.10 PTSD 结构式访谈

PTSD 结构式访谈(structured interview for PTSD,SI-PTSD)由 Davidson Smith 和 Kudlg 制定,与 PTSD 访谈一样,也是包括二分类评定和评分评定两部分,可以用于 PTSD 的诊断以及程度的判定。由 Likert 型 5 分评定来评估症状的严重程度。有引导性提问也有进一步的问题来帮助评定者更好地理解患者症状。对退伍军人的研究中显示,其敏感性达到 0.96,特异性为 0.80。

3.6.7.11 PTSD 临床诊断问卷

PTSD 临床诊断问卷(clinician-administered PTSD scale,CAPS)由 Boston 的 PTSD 国家治疗中心制定,供受过专业训练的有经验的医师使用。由 30 项问题组成,涵盖了 ETSD 的 17 种症状以及相关问题。问卷还包括了对患者职业和社会功能的评估内容以及应答真实性的评估。同上面 2 项检测相似,也包括分级评分和二分类评估两部分。其特点是对每一个症状都有频率和程度的分级,访谈者可以根据自己的临床判断做出最佳的分级评定。其敏感度为84%,特异度为95%,实效性为89%,*Kappa* 值为0.78。

3.6.7.12 自陈量表

在PTSD访谈量表中,学者们研究制定了好几种自陈量表(self-report questionnaires)。因其操作简练、评分简单从而得到了广泛应用,同时它也可以用来组成结构式诊断的一部分。它们在PTSD的筛查和连续性评估中发挥着重要作用,达到特定分数后也可以作为PTSD的诊断依据。

3.6.7.13 创伤后诊断量表

创伤后诊断量表(post-traumatic diagnostic scale,PTDS)由精神疾病诊断标准(diagnostic standard for mental,DSM)直接发展而来。其问卷内容与DSM-Ⅳ中PTSD的诊断标准一致。开始的12项问题围绕对创伤事件的阐述进行。而后,询问患者过去1个月中困扰的问题有哪些,同时对患者的相关反应进行评分。然后是过去30 d内17项症状的频率。最后是对社会和生活功能的评定。该量表适用于退伍军人、意外事件受害者、性侵犯受害者以及其他创伤事件的受害者。相关研究结果显示,该量表内部一致性为0.92,2~3周后的复测一致性为0.74,对症状严重性的复测一致性为0.83;与DSM诊断结构式临床晤谈指导手册(structured clinical interview for DSM,SCID)比较,诊断一致性为0.65,敏感性为0.89,特异性为0.75。作为一种自陈式量表,应该说PTDS是一种实用性较高的评价工具。

3.6.7.14 PTSD检测表

PTSD检测表(PTSD checklist,PCL)分为2种类型,一种适用于普通人群,另一种适用于部队官兵;包含17项Likert型5分评定的问题。Weathers等人研究显示,该量表内部一致性为0.97,2~3周后的复测一致性为0.96,与其他一些量表如Mississippi量表(0.93)、PK量表(0.77)、IES量表(0.90)、CAPS(0.93)的一致性也较高。

3.6.7.15 烧伤调查量表

烧伤特定健康量表(burn specific health scale,BSHS)是美国Blades等(巴尔的摩地区烧伤中心,Baltimore Regional Burn Center)在对烧伤患者生活质量(quality of life,QOL)的研究基础上,集合疾病影响程度量表(sickness impact profile,SIP)、日常生活活动指数(index of activities of daily living,IADL)和总体幸福量表(general well-being schedule,GWS)等,提出并发展的包含114个条目的烧伤健康量表BSHS。为方便临床应用,Munster等对BSHS进行了精简,发表了80个条目的简明烧伤量表——烧伤特定健康量表(abbreviated burn specific health scale,BSHS-A)。修订版烧伤健康量表(revised burn specific health scale,BSHS-R)由Blalock等从BSHS修订调整的。精简烧伤健康量表(burn specific health scale-brief,BSHS-B)是目前在国外使用较多的烧伤患者生存质量测评工具,比BSHS-A简短,又优于BSHS-R,包含基本生活能力、手功能、体像、情感、社交、配合治疗、工作、性生活及热敏感9个方面,40个条目。

临床上可以优先采用BSHS-B于烧伤后6个月内的患者,或者患者BSHS-B评分达到150分。对于超过出院2年的患者,仍可采用BSHS-B评价与患者生活质量有关的长期健康情况。

(荣燕超　袁鸣洲)

3.6.8 心理治疗方法

3.6.8.1 改良治疗方式提升伤者康复信念

临床工作中通过调动患者身心康复的主观能动性,尝试改良治疗方式以提升患者的康复信念,已经收到明显的效果。应用和报道较多的改良治疗方式如下。

(1)间断换药法　换药过程中,可预见的暂停阶段可增加患者对疼痛的控制感，可降低患者的焦虑感。

(2)伤者自行清洗法　患者参与清除敷料、清洗创面、清除坏死组织和包扎的过程，可有效降低疼痛感。

(3)按摩疗法　按摩疗法可以缓解伤者的瘙痒、疼痛、焦虑和抑郁程度，且效果可以长时间保持。

3.6.8.2 心理干预

(1)精神支持疗法　精神支持疗法是当前应用比较广泛的疗法，是心理医生合理地采用劝导、启发、鼓励、同情、支持、评理、说服、消除疑虑和提供保证等交流方法，帮助患者认识问题、改善心境、提高信心，从而促进心身康复的治疗方法。它适合在患者抑郁焦虑、消极悲观时进行心理治疗。精神支持疗法的实施过程是首先详细收集各方面的资料，包括生活条件、家庭情况、社会背景、人际关系及个性特点，进行必要的检查或通过病史，掌握其目前疾病状态，然后选定安静环境，进行亲切交谈，由病、伤、残者倾诉其病情(尤其是其心理状况)，心理医生细心听取，必要时可做启发提问；最后心理医生根据病、伤、残者诉述及所掌握的资料，进行分析治疗，每次治疗解决部分问题。

(2)认知行为的治疗　认知疗法是根据认知过程影响情感和行为的理论假设，通过认知和行为技术来改变患者不良认知的一类心理治疗方法的总称。认知疗法的基本观点为：认知过程及其导致的错误观念是行为和情感的中介，适应不良行为和情感与适应不良性认知有关。心理医生要与患者共同找出这些适应不良的认知，并提供学习或训练方式矫正这些知识，使患者的认知更接近现实和实际，随着不良认知的矫正，患者的心理障碍也逐步排除。认知疗法包括伤者的心理教育、暴露、认知重构和焦虑管理等。

行为疗法又称条件反射治疗，是以行为学习理论为指导，按一定的治疗程序来消除或纠正人们异常或不良行为的一种心理疗法。行为疗法的主要理论基础是巴甫洛夫的经典条件反射原理。行为疗法强调患者的异常行为或生理功能可以通过条件反射作用的方法，即学习的方法来矫正或消除，或者可以建立新的健康的行为来替代它们。行为疗法有很多种，如理性情绪疗法、暴露疗法、系统脱敏疗法、认知处理疗法、认知疗法、生物反馈和放松训练、音乐放松、冲击疗法、厌恶疗法、行为塑造法、代币制疗法等。

1）理性情绪疗法（rational-emotive therapy，RET）：合理情绪疗法基于"情感和行为受制于人的认知，纠正人的认知在人的心理治疗中占突出的位置"等考量。该治疗需要治疗者和被治疗者的共同参与和努力，还需配合相应的认知作业，如合理情绪治疗自助表格、与不合理的信念辩论、合理的自我分析。在完成作业的过程中，被治疗者可以更好地掌握会谈之中的内容，并且学会与自己不合理的信念进行辩论。

2）暴露疗法（exposure therapy，EX）：和系统脱敏一样，EX 结合了焦虑的内在特性。某些 EX 治疗阶段从最焦虑内容开始，一些则从中等焦虑内容开始。随着暴露的进行，个体面对刺激内容的焦虑会逐渐改变，这样一直持续到焦虑降低为止。通过不停地自我暴露于恐吓刺激中，焦虑变小，伴随的逃避和回避行为也将减少。多数 EX 并非仅有暴露，而是包括诸如心理学教育和放松训练之类的成分。

3）系统脱敏（system desensitization，SD）疗法：SD 最常用方法是想象暴露。然而，它也用现场（即在真正的生活中）刺激来执行，有提示显示改善效果好于想象刺激。典型做法的是：①建立焦虑内容谱系，在谱系中激发焦虑的刺激是分级排序的，以使困难梯度增加。②在暴露前对干预对象进行放松训练，直到其掌握这项技术。③一经熟练掌握，就进入到暴露阶段，每当焦虑增加时就暂停，启动放松。④放松训练之后，再开始暴露，直到当事人能够耐受谱系中所有刺激而不再焦虑。

4）认知处理疗法（cognitive processing therapy，CPT）：原理主要是调整当事人对创伤问题的认知——特别是自责，并试图从精神上能让患者对该问题有所释然。具体做法包括写一份详细的创伤说明并读给治疗师和家人听。除了情感表达，这份说明还用来发现当事人的"问题关键点"，在矛盾中发现与以前所持信念矛盾或难以接受的时刻。

5）认知疗法（cognitive therapy，CT）：其基础是对一个事件的解释而不是事件本身决定了情绪状态。这些错误的或者没有帮助的解释，往往被看作个体的极端错误反应。CT 的目的就是要修正这种想法。质疑这些被认为不准确的或没有帮助的想法，用更合逻辑的或有意义的想法替换它们。出于对创伤受害者的尊重，要多注意他们的安全-危险、信任的评价和他们自己的看法。

6）生物反馈和放松训练：作为 2 种焦虑干预技术，生物反馈和放松训练都已经用于 PTSD 的治疗。

7）音乐放松：也是放松技术中经常使用的方法之一，可以缓解患者的疼痛，令伤者心情愉悦，降低焦虑水平。

（3）催眠疗法　催眠疗法是指用催眠的方法使求治者的意识范围变得极度狭窄，借助暗示性语言，以消除病理心理和躯体障碍的一种心理治疗方法。通过催眠方法，将人诱导进入一种特殊的意识状态，将医生的言语或动作整合入患者的思维和情感，从而产生治疗效果。催眠可以很好地推动人潜在的能力，现在一些心理治疗的方法是使用催眠来治疗人的一些心理疾病，如强迫症、抑郁症、不良习惯、情绪问题等。

催眠作为药物控制疼痛的辅助措施，目前虽缺乏证据显示其可独立于药物治疗单独使用，但其缓解疼痛具有一定的效果已获证实。

催眠是在暗示下产生一种状态的过程，在催眠过程中，通过暗示改变人的感觉、知觉、情感和思维等行为和思维过程。催眠技术可以很容易与各种治疗创伤应激症状的方法相结合。催眠技术能帮助有意识地集中注意力以及必要时转换注意力，也能够帮助自我整合，如幻想较为恰当的自我形象、新的活动等。

催眠帮助 PTSD 患者实现 8 个重要目标：①面对创伤事件；②承认尴尬情绪和行为；③实现对创伤经历中可能解离性表现的有意识体验；④承认痛苦或尴尬的行为或情绪；⑤对痛苦经历表达恰当的安慰和同情；⑥把创伤的各种表现聚合成具有代表性可控制的形

象;⑦增强注意和思维控制力,以替代自动性沮丧的思维插入;⑧实现适合患者个人和社会生活的环境。对于刚刚经历创伤事件又没有慢性病史者,我们的观察是几次催眠就能实现恢复,而慢性和较为复杂者往往需要漫长的治疗。

(4)眼动脱敏和重建治疗　即眼动脱敏与再处理(eye movement desensitization and reprocessing,EMDR)是一种针对创伤后应激障碍的综合性心理疗法。它借鉴了控制论、精神分析、行为、认知、生理学等多种学派的精华,建构了加速信息处理的模式,帮助患者迅速降低焦虑,并且诱导积极情感、唤起患者对内的洞察、观念转变和行为改变以及加强内部资源,使患者能够达到理想的行为和人际关系改变。治疗过程中,患者要求被回忆痛苦的场景,同时目光随其视野中的治疗师的手指运动,从而将负性认知、身体的敏感性与创伤回忆联系起来。重复上述操作过程,直到患者对创伤记忆的敏感性降低,而负性认知也随之慢慢较弱。

(5)团体治疗　团体治疗为PTSD的患者提供了来自小组其他患者的协助。该疗法主要用于创伤康复治疗期的患者,具体可以分为3个小组:支持性团体治疗,以保持良好的人际关系和提供当前心理应对方式为主要治疗目的;心理动力学团体治疗,力图让每位成员对暴露于创伤事件产生新的理解,从而产生新的应对方式;认知行为团体治疗,强调系统、长期持续的暴露和对创伤事件经历的认知重建。

一般是由1~2名治疗师主持,治疗对象可由8~15名具有相同或不同问题的成员组成。治疗以聚会的方式出现,可每周1次,每次时间1.5~2.0 h,治疗次数可视患者的具体问题和具体情况而定。在治疗期间,团体成员就大家所共同关心的问题进行讨论,观察和分析有关自己和他人的心理与行为反应、情感体验和人际关系,从而使自己的行为得以改善。

(6)森田疗法　森田疗法是日本学者森田正马创用的治疗神经症的心理疗法。森田认为神经症发生的基础是神经质,因此可以通过“保持原状,听其自然”的无视态度,情绪就得以放松。使各种不良感受自消自灭,直至病愈。森田疗法多用于住院为主的成年患者,主要治疗强迫思维、疑病症、焦虑神经症和自主神经功能紊乱,也用于治疗某些心身疾病。

(7)音乐治疗　音乐治疗利用声波的物理能量,从生理和心理2个方面引导听者向积极方向发展,调节人的身体节奏、同化心灵,针对各年龄阶段的人群可消除其心理障碍甚至治疗疾病,是临床和循证使用音乐干预来实现治疗关系中的个体化目标的一种方法。该方法由获得认证的专业人员完成受批准的音乐治疗计划。

(8)生物反馈疗法　生物反馈疗法就是在电子仪器帮助下,将身体内部的生理过程、生物电活动加以放大,放大后的信息以视觉或听觉形式呈现出来,使主体得以了解自身的机体状态,并学会在一定程度上控制和矫正不正常的生理变化。生物反馈的种类有脑电波反馈、肌电反馈、心率反馈、血压反馈、皮肤电反馈、皮温反馈等。紧张、焦虑、恐惧等心理问题以及大多数心身疾病都能通过生物反馈得到治疗和缓解。

(9)其他治疗方法　表达性艺术治疗、正念心理治疗等。

创伤后患者的康复,包括生理、心理和社会功能的多方面、全方位的康复效果。条件允许的情况下,精神科医生、心理医生、精神科护士,均应参与到创伤患者的身心康复计划中,且心理干预应尽可能早、迅速地展开,并且持续整个治疗和康复过程。

3.6.8.3 烧伤患者心理康复案例

(1)简要病史　患者女性,25岁,工人,未婚,高中文化。因违规操作引起煤气瓶爆炸,致全身烧伤,面积为80%,其中深二度占59%,三度占21%。伤后1 h入院。入院时,创面红肿,渗出较多,部分伴有水疱,基底苍白。疼痛剧烈,全身颤抖,处于极度恐惧、紧张状态。在治疗过程中,创面严重感染,瘢痕形成,肢体功能受限,自身形象改变,患者心理负担明显加重,对治疗及生活失去信心。经针对性地实施心理护理,消除了患者的心理问题,患者积极配合各项治疗护理,恢复了身心健康,愉快出院。

(2)存在的心理问题

恐惧:与突然的意外事故有关。

焦虑:与创面严重感染有关。

家庭作用改变:与父母同时烧伤住院治疗有关。

抑郁:与经济负担过重有关。

绝望:与自身形象改变有关。

(3)治疗与康复过程

1)患者因违规操作引起煤气瓶爆炸,致自己及父母均被烧伤送入医院,这不仅是一种躯体创伤,同时也是一种强烈的心理冲击与精神重创,致精神压力很大,存在着恐怖、受惊、忧虑等表现。医护人员对患者表示同情和理解,用亲切的语言与之交谈,讲述目前烧伤治疗科学的进展以及医院的技术力量和设备条件,向她表示医护人员及其单位领导不惜代价抢救的决心。在救治过程中,力争有条不紊,操作时动作轻柔,并设法分散其注意力,使其精神放松,减轻恐惧。使患者获得安全感,与医护人员共同协作,完成各项治疗计划。

2)当创面严重感染时,患者出现焦虑情绪,表现为少语、失眠、食欲下降、对事物反应冷淡、对治疗产生厌倦情绪。为此,医护人员耐心解释烧伤恢复过程,展示医院严重烧伤抢救成功病例,向其讲解目前感染是因营养欠佳、抵抗力下降所致,当营养加强、抵抗力提高、有效抗生素使用后,感染会被控制,创面会很快愈合。经过耐心解释,患者食欲增加,睡眠好转,焦虑症状很快消失,以良好的心理状态配合治疗。

3)人在困境时特别渴望得到亲人的关怀和照顾。患者因父母同时住院治疗,身边无人陪护,缺乏家庭有效支持与鼓励。医护人员细心做好每项生活护理,保持其个人卫生及环境清洁,每天最少2次与她交谈,随时满足患者的合理需要,开导、鼓励患者树立战胜烧伤的信心。

4)密切观察患者的心理变化,鼓励并耐心倾听其述说烦恼与忧虑,帮助她解决实际困难。与患者多次交谈后,了解到其家庭遭此重灾，经济压力很大，尽管亲朋支持，单位领导照顾，支付仍很困难。医院方面便尽量帮忙开出各种必要的证明材料，由多方牵头发动社会力量对其家庭捐款。患者十分感激，从此心情好转。

5）帮助患者做好烧伤致残的心理转变与适应。患者为年轻女性，未婚，有一定的文化水平，对自己的容貌要求较高。当瘢痕形成、肢体功能受到影响时闷闷不乐，有时蒙头大哭。经了解是由于瘢痕形成使面目全非，觉得无颜见昔日朋友，同时担心肢体功能受限后能否继续工作，男友很少来探视，担心会因此中断恋爱关系，并将成为家人的负担。针对这种心理，与她坦诚交谈，让她懂得不幸既然发生，就必须面对现实。向她介绍整容整形手术，让其阅读其他残疾人事迹的书刊，使她了解到即使残疾同样可成为对社会有用的人。设法与其好友和单位领导联系，请他们来探视，协助做好心理疏导工作，使她感到朋友、社会能接受她。劝其男友尊重昔日的感情，帮助他接受患者的形象改变，在护士的鼓励下，其男友常来院给予宽慰，并带来患者喜欢听的音乐，使患者逐步恢复了重新生活的勇气，心情好转，并积极主动地进行功能锻炼。通过心理康复计划的实施，消除了患者恐惧和焦虑心理，积极配合治疗。经济负担减轻，使患者心情好转。通过情感支持和心理疏导，患者能面对现实，树立重新生活的勇气。出院时对医院的工作十分满意，并表示衷心感谢。

（袁鸣洲　彭　英）

4　创面康复的影响因素与质量

创面康复是一个十分常见的临床问题。慢性创面溃疡、手术后大创面愈合缓慢、创面感染致愈合困难是延长患者住院时长的重要因素，不仅增加了患者的经济负担以及心理负担，而且降低了医院病床的使用效率，因此创面的预防、治疗、康复应当贯穿于患者的整个住院过程中。如若在治疗过程中及时有效地预防创面的发生或者对于创面进行积极干预治疗，则可以有效减少患者住院时长、降低患者住院费用、减轻患者心理负担并且提高病床使用效率，这对于医院与患者来说是一个双赢的局面。

传统的创面修复只注重创面的结构和功能的重获。但是现在对于患者的治疗不仅仅局限于生理康复，患者需要适应不同的社会角色到患者角色的转换，因此或多或少存在心理学上的问题，随着医疗水平的提高以及对于人文关怀的重视，患者的心理康复也是不容忽视的一面。因此，新的创面修复理念提出创面治疗不再仅仅关注生理学上的功能修复，而是关注预防创面的发生，重获因老化、损伤或疾病而丧失的皮肤及组织、器官的结构和功能以及心理障碍的康复各个方面的全面康复。

4.1　影响创面康复的因素

创面的愈合涉及炎症、营养、细胞增殖、感染等多方面因素，是多方面作用的共同结果，现在公认的影响创面愈合的主要因素存在以下几点。

4.1.1 创面炎症反应

创面愈合存在4个时期，即出凝血期、炎症期、增生期、重塑期，这4个时期顺序发展最终创面愈合。但是难愈合创面长期停留于炎症期，促炎因子一直处于较高水平，而抑制炎症的因子水平相对较低，炎症因子的大量释放可导致创面细胞的凋亡，促进炎症细胞的杀伤作用，抑制创面细胞增殖分化，使得创面长期处于炎症阶段，难以进入增生期，导致创面愈合困难。有研究发现，巨噬细胞长期停留于M1期，是创面炎症因子水平维持高水平的一个因素，慢性创面由于种种原因，使得巨噬细胞难以从M1型的组织杀伤作用转化成为M2型的组织修复作用，因此长时间的炎症浸润使得创面细胞生存条件加剧恶化，坏死或凋亡的细胞裂解又会促进炎症因子的释放，从而形成恶性循环，延缓创面修复。现在临床上常用的清创术、植皮术通过清除创面的炎症因子打破创面炎症期的恶性循环，从而降低创面炎症因子的水平，加快创面的修复，减少瘢痕组织的形成。

4.1.2 创面含氧量不足

创面的细胞微环境与正常组织的细胞生存微环境不同。创面由于长期的炎症反应或者基础疾病的缘故，创面微血管数量较少，不能满足细胞对于氧气及养分的需求，微循环供给养分不足，创面细胞长期处于低氧、低营养物质的状态，对于创面的修复是一种阻碍因素。提高创面的氧气及养分供给有助于加速创面的愈合，现在临床上常用的清创术、植皮术、皮瓣、生长因子、负压封闭引流治疗都可以加快新生血管生成，促进创面的氧气含量以及营养的供给，改善创面细胞的生存环境，从而促进创面的愈合。

4.1.3 创面修复细胞不足

创面损伤后主要通过创面局部的组织细胞增殖分化补充缺失的创面细胞，从而达到创面愈合恢复组织、器官的基础结构的目的。

慢性创面由于长期炎症浸润或者创面微循环供给养分及氧气不足，导致创面细胞的生存微环境的条件较差，创面细胞大量凋亡或者抑制细胞增殖分化，使得创面修复细胞不足，从而影响创面的愈合时间。现在临床上使用的植皮术、细胞移植、组织工程皮肤、生长因子治疗等，都可以通过补充创面可以增殖分化的细胞或者通过改善创面细胞生存微环境的条件而促进创面愈合。

4.1.4 创面感染

创面感染是影响创面愈合的一大重要的原因，病原微生物的感染可以加速创面炎症因子的释放，细菌在创面形成生物膜，细菌繁殖消耗大量的氧气以及养分，并且细菌分泌物可以杀伤细胞，从而阻止创面修复。因此，临床上常用的负压吸引、敷料治疗可以保持创面的湿润，清理创面炎症，从而降低创面的感染风险。

4.2 提高创面康复的质量

创面的愈合质量主要影响患者痊愈之后的机体功能，创面愈合时间的长短会影响患者住院时间、住院花费以及住院期间的心理健康。随着医疗社会的进步，现代医疗关注的不仅仅是机体功能的修复，更加注重经济、健康、心理多方面的医疗关怀，预防创面的发生，促进创面良好愈合是现在创面治疗的重点。

4.2.1 重视预防

急性创面经过愈合后在没有基础疾病的条件下，一般不容易再次出现创面。但是慢性创面，由于基础疾病的干扰，创面康复后很有可能再次出现类似的慢性创面，因此有效的创面预防可以降低创面再次发生的风险。基础疾病的控制是预防创面发生的首要因素，在控制基础疾病的前提下，保证上次创面恢复后机体的功能，适当的健康教育，患者保持良好的心理状态有助于预防创面的再次发生，降低患者再次入院率。

4.2.2 注重功能

创面愈合后的功能是评价创面愈合质量的一个重要影响因素。瘢痕愈合后出现的瘢痕收缩会导致相关机体功能受到损害。瘢痕的防治是保证高质量的创面愈合的重要手段,减少瘢痕的产生,并配合相应的运动疗法、语言疗法或者作业疗法有助于恢复机体正常的生理功能,提高患者出院后的生活质量。

4.2.3 关注心理

针对新提出的创面康复的概念,患者的心理状况也应当成为医疗关怀所注意的一点,患者心理的角色转换以及出院后可能存在的因为疾病所致的躯体不适均是影响患者心理状况的因素。现在新提出的虚拟现实、游戏、功能锻炼即作业疗法均可以帮助患者尽早适应出院后的生活。

创面康复的质量好坏与每一位住院期间、出院以后甚至再次入院的患者息息相关,新的创面康复的概念的提出也意味着我们对于患者创面的维护不仅仅关注于重获组织结果,更注重于结构、功能、心理三方面的恢复。使用多方面的技术在患者的住院期间以及出院以后给予相应的帮助,从而追求加速创面愈合、恢复机体功能、减轻患者费用、保持患者积极健康的心态的目标,是我们所追求的创面康复的意义以及最佳的创面康复的结果。

(徐海琳　朱家源　张　逸　胡克甦　张潇怡)

参考文献

[1]武继祥. 假肢与矫形器的临床应用[M]. 北京:人民卫生出版社,2012.

[2]缪鸿石. 康复医学康复理论与实践[M]. 上海:上海科学技术出版社,2000.

[3]吴军,唐丹,李曾慧平. 烧伤康复治疗学[M]. 北京:人民卫生出版社,2015.

[4]胡大海,易南,朱雄翔. 实用烧伤康复治疗学[M]. 北京:人民卫生出版社,2016.

[5]戴尔·埃德加. 烧伤康复指南[M]. 吴军,译. 北京:科学出版社,2018.

[6]付小兵,江笃银,贾赤宇. 慢性难愈合创面防治理论与实践[M]. 北京:人民卫生出版社,2010.

[7]科特尼. 克氏外科学[M]. 19版. 彭吉润,王杉,译. 北京:北京大学医学出版社,2015.

[8]邓忠远,李孝建,张涛,等. Meek植皮术在严重烧伤患者创面修复中的应用效果[J]. 中国容医学,2018,27(10):49-52.

[9]庞淑光,叶胜捷,叶鹂柳,等. MEEK微型皮片移植在大面积深度烧伤创面的应用体会[J]. 创伤外科杂志,2016,18(4):236-238.

[10]邱尧,岳毅刚,邵家松,等. 干细胞治疗慢性难愈合创面的研究进展[J]. 中国美容医学,2018,27(4):148-151.

[11]余泮熹,蔡景龙. Recell细胞自体体外再生技术研究进展[J]. 中华医学杂志,2015,12(95):955-957.

[12]何梅,于素娥,洪光朝,等. 慢性阻塞性肺疾病急性加重期进行呼吸康复对健康相关生存质量变化的影响[J]. 中国康复医学

杂志,2018,33(6):636-641.
[13]郭振荣.我国烧伤康复的现状与展望[J].中华损伤与修复杂志:电子版,2018,13(3):161-164.
[14]王玉正,刘欣,徐慰,等.正念训练提升参与者对疼痛的接纳程度[J].中国临床心理学杂志,2015,23(3):567-570.
[15]周方慧,孙景云.正念训练对乳腺癌患者术后不良心理及生活质量的影响[J].解放军护理杂志,2015,32(7):21-23.
[16]王慧,范卢明,孙林利,等.虚拟现实技术在烧伤康复中的应用进展[J].中国康复理论与实践,2018,24(3):304-308.
[17]昌赢,孟青云,喻洪流,等.康复机器人研究进展[J].北京生物医学工程,2018,37(6):650-656.
[18]刘苗,方方,王雪,等.烧伤治疗与康复用压力服的认知现状[J].纺织学报,2015,36(11):121-126.
[19]杨金初.压力治疗在烧伤后增生性瘢痕中的临床应用[J].中国医疗美容,2016,6(1):32-34.
[20]李周娜,朱莲花,方宇辉,等.瘢痕疙瘩药物治疗研究进展[J].中国皮肤性病学杂志,2016,30(2):196-199.
[21]郭姣,张琦,辛燕,等.病理性瘢痕的药物治疗研究进展[J].皮肤性病诊疗学杂志,2016,23(2):129-132.
[22]张宇飞,赵立环,于洁,等.基于纺织品的增生性瘢痕压力疗法研究进展[J].山东纺织科技,2017,58(3):54-58.
[23]董亮,张迪,方勇.不同培养条件对人增生性瘢痕成纤维细胞生物学活性的影响[J].中华整形外科杂志,2018,34(7):558-564.
[24]陈斌,于东宁,秦泽莲,等.瘢痕疙瘩成纤维细胞线粒体功能障碍及其对细胞代谢功能的影响[J].中华整形外科杂志,2016,32(5):359-364.
[25]中国临床瘢痕防治专家共识制定小组.中国临床瘢痕防治专家共识[J/CD].中华损伤与修复杂志,2017,12(6):401-406.
[26]光电技术治疗皮肤创伤性瘢痕专家共识(2018 版)编写组.光

电技术治疗皮肤创伤性瘢痕专家共识:2018 版[J]. 中华烧伤杂志,2018,34(9):593-597.
[27]谭军. 激光治疗增生性瘢痕的临床实践与思考[J]. 中国美容整形外科杂志,2018,29(31):641-643.
[28]中国整形美容协会瘢痕医学分会常务委员会专家组. 中国瘢痕疙瘩临床治疗推荐指南[J]. 中国美容整形外科杂志,2018,29(5):245-256.
[29]费猛,汤諹. 瘢痕疙瘩术后联合放射治疗的研究新进展[J]. 实用皮肤病学杂志,2017,10(3):158-160.
[30]李建军,朱延东,秦跃军. 瘢痕疙瘩术后两种放射治疗方式临床疗效分析[J]. 临床皮肤科杂志,2016,45(6):472-474.
[31]姚晖,汪杰华,李莉. 病理性瘢痕的放射治疗技术应用进展[J]. 组织工程与重建外科杂志,2018,14(4):184-187.
[32]李荟元. 国外美容医学最新研究与进展(七):瘢痕疙瘩的放射治疗[J]. 中国美容医学,2017,26(9):140-141.
[33]黄玲玲,杨敏. 心理应激对伤口愈合影响的研究进展[J]. 国际医药卫生导报,2017,23(8):1109-1115.
[34]刘丽娟. ICU 急性创伤患者心理特点分析及护理干预方法研究[J]. 现代医学与健康研究电子杂志,2018,2(3):120.
[35]张婷婷,马微. 老年慢性病患者在住院期间的心理护理[J]. 世界最新医学信息文摘,2018,18(58):268-274.
[36]薛兵建,谢中垚,王大方. 烧伤瘢痕患者心理康复的研究进展[J]. 中国美容整形外科杂志,2017,28(10):633-635.
[37]张赛,程世翔. 创伤后应激障碍临床治疗的探索与思考[J]. 中华创伤杂志,2018,34(11):988-990.
[38]李新强,朱家源,陈东,等. 应用创面床准备方案局部处理糖尿病足溃疡的效果分析[J]. 中国临床康复,2006(24):48-51.
[39]朱家源,朱斌,唐冰. 慢性创面局部处理的现代实践:“创面床准备”理论的实施[J]. 中华生物医学工程杂志,2008,14(5):319-322.

[40]朱家源,陈东,李新强,等. 糖尿病足溃疡创面的局部处理[J]. 国外医学. 内分泌学分册,2004(5):307-308.

[41]朱斌,朱家源,唐冰,等. 负压封闭吸引对糖尿病溃疡愈合的促进作用[J]. 中华生物医学工程杂志,2008,14(5):327-331.

[42]薛春利,朱斌,朱家源,等. 创面床准备理论实施的系统评价[J]. 中华生物医学工程杂志,2011,17(5):461-469.

[43]朱斌,朱家源,唐冰. 糖尿病足溃疡的处理决策:创面床准备理论的实践[J]. 中华医学杂志,2007,87(26):1803-1805.

[44]唐冰,崔颖鹏,朱斌,等. 外科血培养标本中病原菌分布及耐药性分析[J]. 中国微生态学杂志,2007(4):381-382.

[45]金玉春. CK15、CD29 阳性细胞在不同类型皮肤的分布特点及其对创面愈合的影响[D]. 复旦大学,2008.

[46]中华医学会烧伤外科学分会,中国医师协会烧伤科医师分会. 烧伤康复治疗指南:2013 版[J]. 中华烧伤杂志,2013,29(6):497-504,1009-2587.

[47]张宜澜,彭代智,段小董,等. 自体微粒皮移植术修复深度烧伤创面的临床分析[J]. 第三军医大学学报,2015(9):916-920.

[48]HAN G, CEILLEY R. Chronic wound healing: a review of current management and treatments[J]. Adv Ther,2017,34(3):599-610.

[49]DHIVYA S,PADMA W,SANTHINI E. Wound dressings:a review[J]. BioMedicine,2015,5(4):22.

[50]VOWDEN K,VOWDEN P. Wound dressings:principles and practice[J]. Surgery (United Kingdom) 2017,35(9):489-494.

[51]ALJGHAMI M E,SABOOR S,AMINI-NIK S. Emerging innovative wound dressings[J]. Ann Biomed Eng,2019,47(3):659-675.

[52]MICHELE M,MARIA G,VALENTINA S. An alternative treatment strategy for complicated chronic. wounds:negative pressure therapy over mesh skin graft[J]. BioMed Research International,2017(2017):1-7.

[53] MOTTA G L, TAVARES P M, BURTTET L M. Vaginoplasty with full-thickness mesh skin graft for vaginal agenesis[J]. Urology, 2016(98):200-203.

[54] ALMODUMEEGH A, HEIDEKRUEGER P I, NINKOVIC M, et al. The MEEK technique: 10-year experience at a tertiary burn centre[J]. Int Wound. 2017,14(4):601-605.

[55] RODE H, MARTINEZ R, POTGIETER D. Experience and outcomes of micrografting for major paediatric burns[J]. Burns, 2017,(43):1103-1110.

[56] Li X Y. Human acellular dermal matrix allograft: a randomized, controlled human trial for the long-term evaluation of patients with extensive burns[J]. Burns, 2014, 41(4):689-699.

[57] CHANT H, WOODROW T, MANLEY J. Autologous skin cells: a new technique for skin regeneration in diabetic and vascular ulcers[J]. J Wound Care, 2013, 22(10):S10-S15.

[58] GIHEARD O, SEGAREN N. HEALY C. Experience of receu in skin cancer reconstruction[J]. Arch Plast Surg, 2013, 40(5):627-629.

[59] ESTEBAN-VIVES R, CHOI MS, YOUNG M, et al. Second-degree burn injuries with six etiologies treated with autologous noncultured cell-spray grafting[J]. Burns, 2016, 42(7): e99-e106.

[60] ESTEBAN-VIVES R, YOUNG MT, ZHU T, et al. Calculations for reproducible autologous skin cell spray grafting[J]. Burns, 2016, 42(8):1756-1765.

[61] HU Z C, CHEN D, GUO D, et al. Randomized clinical trial of autologous skin cell suspension combined with skin grafting for chronic wounds[J]. Br J Surg, 2015, 102(2):e117-e123.

[62] HU Z C, GUO D, LIU P, et al. Randomized clinical trial of autologous skin cell suspension for accelerating re-epithelialization of

split-thickness donor sites[J]. Br J Surg, 2017, 104(7):836-842.

[63]TANG B, ZHU B, LIANG Y Y, et al. Early escharectomy and concurrent composite skin grafting over human acellular dermal matrix scaffold for covering deep facial burns[J]. Plast Reconstr Surg, 2011, 127(4):1533-1538.

[64]HU Z C, ZHU J Y, CAO X L, et al. Composite skin grafting with human acellular dermal matrix scaffold for treatment of diabetic foot ulcers: a randomized controlled trial[J]. J Am Coll Surg, 2016, 222(6):1171-1179.

[65]HU Z C, QU S Q, ZHANG J, et al, Efficacy and safety of platelet-rich plasma for patients with diabetic ulcers: A systematic review and meta-analysis[J], Adv Wound Care, 2019, 8(7): 298-308.

[66]WANG P, HU Z C, CAO X L, et al, Fibronectin precoating wound bed enhances the therapeutic effects of autologous epidermal basal cell suspension for full-thickness wounds by improving epidermal stem cells[J]. Stem Cell Res Ther, 2019, 11/10(1):154.

[67]TANG B, ZHU B, LIANG Y, et al. Asiaticoside suppresses collagen expression and TGF-β/Smad signaling through inducing Smad7 and inhibiting TGF-βRI and TGF-βRII in keloid fibroblasts[J]. Arch Dermatol Res, 2011, 303(8):563-572.

[68]SHI F, CAO X L, HU Z C, et al. Pleiotropic FTY720 is a specific and potent therapy for hypertrophic scars[J]. J Invest Dermatol, 2017, 137(7):1552-1561.

[69]HU Z C, SHI F, LIU P, et al. TIEG1 represses smad7-mediated activation of tgf-beta 1/smad signaling in keloid pathogenesis[J]. J Invest Dermatol, 2017, 137(5):1051-1059.

[70]HU Z C, TANG B, GUO D, et al. Expression of insulin-like growth factor-1 receptor in keloid and hypertrophic scar[J]. Clin Exp Dermatol, 2014, 39(7):822-828.

[71] MATSUMURA H, MATSUSHIMA A, UEYAMA M, et al. Application of the cultured epidermal autograft JACE® for treatment of severe burns: Results of a 6-year multicenter surveillance in Japan [J]. Burns, 2016, 42(4): 769-776.

[72] MATSUMURA H, HARUNARI N, IKEDA H, et al. First experience using cultured epidermal autografts in taiwan for burn victims of the formosa fun coast water park explosion, as part of Japanese medical assistance[J]. Burns, 2016, 42(3): 697-703.

[73] MORIMOTO N, KAKUDO N, KAKO A, et al. A case report of the first application of culture epithelial autograft (JACE®) for giant congenital melanocytic nevus after its approval in Japan[J]. J Artif Organs, 2018, 21(2): 261-264.

[74] Yeh D D. Histopathological assessment of OASIS Ultra on critical-sized wound healing: a pilot study[J]. J Cutan Pathol, 2017, 44(6): 523-529.

[75] BAXTER R M, TIANHONG D, JESS K, et al. Chitosan dressing promotes healing in third degree burns in mice: gene expression analysis shows biphasic effects for rapid tissue regeneration and decreased fibrotic signaling[J]. J Biomed Mater Res A, 2013, 101(2): 340-348.

[76] ZHOU H L, YOU C A, WANG X A, et al. The progress and challenges for dermal regeneration in tissue engineering: progress and challenges for dermal regeneration in tissue engineering[J]. J Biomed Mater Res A, 2017, 105(4): 1208-1218.

[77] DRIVER V R, LAVERY L A, REYZELMAN A M, et al. A clinical trial of Integra Template for diabetic foot ulcer treatment: a clinical trial of IDRT[J]. Wound Repair Regen, 2015, 23(6): 891-900.

[78] ALARIBE FRANCA N, MANOTO SELLO L, MOTAUNG SHIRLEY C K M, et al. Scaffolds from biomaterials: advantages and limitations in bone and tissue engineering[J]. Biologia (Bratisl),

2016,71(4):353.

[79] IKEGAMI T, MAEHARA Y. Transplantation: 3D printing of the liver in living donor liver transplantation[J]. Nat Rev Gastroenterol Hepatol, 2013, 10(12):697-698.

[80] VIJAYAVENKATARAMAN S, LU W F, FUH J Y. H. 3D bioprinting of skin: a state-of-the-art review on modelling, materials, and processes[J]. Biofabrication, 2016, 8(3):032001.

[81] SPRUIT M A. European respiratory review: an official journal of the european respiratory society[J]. Pulmonary rehabilitation, 2014, 23(131):55-63.

[82] GARZA M A, WASON E A, ZHANG J Q. Cardiac remodeling and physical training post myocardial infarction[J]. World Journal of Cardiology, 2015, 7(2):52-64.

[83] PORTER C, HARDEE J P, HERNDON D N, et al. The role of exercise in the rehabilitation of patients with severe burns[J]. Exercise and Sport Sciences Reviews Jan, 2015, 43(1):34-40.

[84] GAME F L, APELQVIST J, ATTINGER C, et al. Effectiveness of interventions to enhance healing of chronic ulcers of the foot in diabetes: a systematic review[J]. Diabetes-Metabolism Research and Reviews, 2016, 32(Suppl):154-168.

[85] GARVEY C, BAYLES M P, HAMM L F, et al. Pulmonary rehabilitation exercise prescription in chronic obstructive pulmonary disease: review of selected guidelines an official statement from the american association of cardiovascular and pulmonary rehabilitation[J]. Journal of Cardiopulmonary Rehabilitation and Prevention, 2016, 36(2):75-83.

[86] WURZER P, VOIGT C D, CLAYTON R P, et al. Long-term effects of physical exercise during rehabilitation in patients with severe burns[J]. Surgery, 2016, 160(3):781-788.

[87] THANANOPAVARN P, HILL J J. Rehabilitation of the complex

burn patient with multiple lnjuries or comorbities[J]. Clinics in Plastic Surgery,2017,44(4):695-701.

[88]LYU G Z,XU L W. Lay emphasis on early rehabilitation after extensive burn to prevent severe complications in late stage[J]. Zhonghua Shao Shang Za Zhi,2017,33(5):257-259.

[89]COX N S,OLIVEIRA C C,LAHHAM A,et al. Pulmonary rehabilitation referral and participation are commonly influenced by environment,knowledge,and beliefs about consequences:a systematic review using the theoretical domains framework[J]. Journal of Physiotherapy,2017,63(2):84-93.

[90]GUPTA S,ANDERSEN C,BLACK J,et al. Management of chronic wounds:diagnosis, preparation, treatment, and follow-up[J]. Wounds:a compendium of clinical research and practice,2017,29,S19-S36.

[91]COMMITEE OF CARDIAC R,PREVENTION OF CHINESE ASSOCIATION OF REHABILITATION M. Guidelines for cardiovascular rehabilitation and secondary prevention in China 2018 simplified edition[J]. Zhonghua Nei Ke Za Zhi,2018,57(11):802-810.

[92] GENDRON L M, NYBERG A, SAEY D, et al. Active mind-body movement therapies as an adjunct to or in comparison with pulmonary rehabilitation for people with chronic obstructive pulmonary disease[J]. Cochrane Database Syst Rev, 2018(10): CD012290.

[93]GITTINGS P M,GRISBROOK T L,EDGAR D W,et al. O'Connell NE. Resistance training for rehabilitation after burn injury:a systematic literature review & meta-analysis[J]. Burns:journal of the International Society for Burn Injuries,2018,44(4):731-751.

[94]JAGNOOR J, LUKASZYK C, FRASER S, et al. Rehabilitation practices for burn survivors in low and middle income countries:a

literature review[J]. Burns:journal of the International Society for Burn Injuries,2018,44(5):1052-1064.

[95]BJORNHAGEN V, SCHULDT EKHOLM K, LARSEN F, et al. Burn survivors' pulmonary and muscular impairment, exercise tolerance and return-to-work following medical-vocational rehabilitation:A long-term follow-up[J]. Journal of rehabilitation medicine, 2018,50(5):465-471.

[96]CAMBIASO-DANIEL J, RIVAS E, CARSON J S, et al. Cardiorespiratory capacity and strength remain attenuated in children with severe burn injuries at over 3 years postburn[J]. The Journal of pediatrics,2018(192):152-158.

[97]Young A W, Dewey W S, King B T. Rehabilitation of burn injuries:an update[J]. Physical Medicine and Rehabilitation Clinics of North America,2019,30(1):111-132.

[98]AMAAN M, STEVE S, ALONDA C, et al. Noncontact imaging of burn depth and extent in a porcine model using spatial frequency domain imaging[J]. Journal of Biomedical Optics, 2014, 19(8):086019.

[99]MCGOVERIN C M, LEWIS K, YANG X, et al. The contribution of bone and cartilage to the near-infrared spectrum of osteochondral tissue[J]. Appl Spectrosc,2014,68(10):1168-1175.

[100]YANG D, LIU X, LIU H G, et al. Effect of the near infrared spectrum resolution on the nitrogen content model in green tea[J]. Guang Pu Xue Yu Guang Pu Fen Xi,2013,33(7):1786-1790.

[101]JIANG X D, CAO J J, LI Y A, et al. Application of near-infrared spectrum technology to research of weathering of red sandstone relics[J]. Guang Pu Xue Yu Guang Pu Fen Xi,2011,31(8):2102-2105.

[102]YAN W J, ZHANG J, HU G Q, et al. Study on near infrared spectrum in the application of the BP neural network in the tongue di-

agnosis for hepatitis patients[J]. Guang Pu Xue Yu Guang Pu Fen Xi,2010,30(10):2628-2631.

[103] OOSTERWIJK A M, MOUTON L J, SCHOUTEN H, et al. Prevalence of scar contractures after burn: a systematic review[J]. Burns,2017,43(1):41-49.

[104] STEKELENBURG C M, MARCK R E, TUINEBREIJER W E, et al. A systematic review on burn scar contracture treatment: searching for evidence[J]. J Burn Care Res,2015,36(3):e153-e161.

[105] WILLOWS B M, ILYAS M, SHARMA A. Laser in the management of burn scars[J]. Burns,2017,43(7):1379-1389.

[106] SCHOUTEN H J, NIEUWENHUIS M K, VAN ZUIJLEN P P. A review on static splinting therapy to prevent burn scar contracture: do clinical and experimental data warrant its clinical application? [J]. Burns,2012,38(1):19-25.

[107] HERNIGOU P, DUBORY A, ROUBINEAU D. History of traction for treatment of lower limb fractures[J]. Int Orthop, 2016, 40(12):2635-2641.

[108] MONSTREY S, MIDDELKOOP E, VRANCKX J J, et al. Updated scar management practical guidelines: non-invasive and invasive measures[J]. J Plast Reconstr Aesthet Surg,2014,67(8):1017-1025.

[109] ZHANG Y T, LI-TSANG C W P, AU R K C, et al. A systematic review on the effect of mechanical stretch on hypertrophic scars after burn injuries[J]. Hong Kong J Occup Ther,2017,29(1):1-9.

[110] FINNERTY C C, JESCHKE M G, BRANSKI L K, et al. Hypertrophic scarring: the greatest unmet challenge after burn injury[J]. Lancet, 2016,388(10052):1427-1436.

[111] DEWEY W S, RICHARD R L, PARRY I S. Positioning, splin-

ting, and contracture management[J]. Phys Med Rehabil Clin N Am, 2011, 22(2): 229-247.

[112] GRENIER M L, CHINCHALKAR S J, PIPICELLI J G. Static progressive orthosis for patients with limited radial and/or ulnar deviation: an innovative orthotic design[J]. J Hand Ther, 2012, 25(4): 425-428, quiz 429.

[113] FURIA J P, BUCK W F, SHANMUGAM R, et al. Systematic review of contracture reduction in the lower extremity with dynamic splinting[J]. Adv Ther, 2013, 30(8): 763-770.

[114] GOVERMAN J, MATHEWS K, GOLDSTEIN R, et al. Pediatric contractures in burn injury: a burn model system national database study[J]. J Burn Care Res, 2017, 38(1): e192-e199.

[115] BAILEY J K, BURKES S A, VISSCHER M O, et al. Multimodal quantitive analysis of early pulsed dye laser treatment of scars at a pediatric burn hospita[J]. Dermatol Surg, 2012, 38(9): 1490-1496.

[116] HUANG C, MURPHY G F, AKAISHI S, et al. Keliods and hypertrophic scars: update and future directions[J]. Plast R econstr Surg Glob Open, 2013, 1(4): 25.

[117] MAIONE L, MEMEO A, PEDRETTI L, et al. Autologous fat graft as treatment of post short stature surgical correction scars[J]. Injury, 2014, 45(Suppl 6): S126-S132.

[118] FALANGA V. Classifications for wound bed preparation and stimulation of chronic wounds[J]. Wound Repair Regen, 2000, 8(5): 347-352.

[119] BI L K, GOJESTANI S, WU W H, et al. CARD9 Mediates Dectin-2-induced I kappa B alpha kinase ubiquitination leading to activation of NF-kappa B in response to stimulation by the hyphal form of candida albicans[J]. Journal of Biological Chemistry, 2010, 285(34): 25969-25977.

[120] BI L K, TANG B, ZHU B, et al. Systemic delivery of IL-10 by bone marrow derived stromal cells has therapeutic benefits in sepsis therapy[J]. Progress in Biochemistry And biophysics, 2010, 37(6): 678-685.

[121] MORYKWAS M J, ARGENTA L C, SHELTON-BROWN E I, et al. Vacuum-assisted closure: a new method for wound control and treatment: animal studies and basic foundation[J]. Ann Plast Surg, 1997, 38(6): 553-562.

[122] SCHMID P, COX D, BILBE G, et al. TGF-beta s and TGF-beta type Ⅱ receptor in human epidermis: differential expression in acute and chronic skin wounds[J]. J Pathol, 1993, 171(3): 191-197.

[123] TRENGOVE N J, BIELEFELDT-OHMANN H, STACEY M C. Mitogenic activity and cytokine levels in non-healing and healing chronic leg ulcers[J]. Wound Repair Regen, 2000, 8(1): 13-25.

[124] MURPHY M A, JOYCE W P, CONDRON C, et al. A reduction in serum cytokine levels parallels healing of venous ulcers in patients undergoing compression therapy[J]. Eur J Vasc Endovasc Surg, 2002, 23(4): 349-352.

[125] MOUES C M, VOS M C, VAN DEN BEMD G J, et al. Bacterial load in relation to vacuum-assisted closure wound therapy: a prospective randomized trial[J]. Wound Repair Regen, 2004, 12(1): 11-17.

[126] CHEN S Z, LI J, LI X Y, et al. Effects of vacuum-assisted closure on wound microcirculation: an experimental study[J]. Asian J Surg, 2005, 28(3): 211-217.

[127] COTSARELIS G, SUN T T, LAVKER R M. Label-retaining cells reside in the bulge area of pilosebaceous unit: implications for follicular stem cells, hair cycle, and skin carcinogenesis[J]. Cell,

1990,61(7):1329-1337.

[128] WOOD F, MARTIN L, LEWIS D, et al. A prospective randomised clinical pilot study to compare the effectiveness of Biobrane (R) synthetic wound dressing, with or without autologous cell suspension, to the local standard treatment regimen in paediatric scald injuries[J]. Burns, 2012, 38(6):830-839.

[129] WOOD F M, GILES N, STEVENSON A, et al. Characterisation of the cell suspension harvested from the dermal epidermal junction using a ReCell(R) kit[J]. Burns, 2012, 38(1):44-51.

[130] O'NEILL T B, RAWLINS J, REA S, et al. Treatment of a large congenital melanocytic nevus with dermabrasion and autologous cell suspension[ReCELL(R)]: a case report[J]. J Plast Reconstr Aesthet Surg, 2011, 64(12):1672-1676.

[131] BAUER E A, STRICKLIN G P, JEFFREY J J, et al. Collagenase production by human skin fibroblasts[J]. Biochem Biophys Res Commun, 1975, 64(1):232-240.

[132] GOETZL E J, BANDA M J, LEPPERT D. Matrix metalloproteinases in immunity[J]. J Immunol, 1996, 156(1):1-4.

中英文名词对照

5-氟尿嘧啶(5-fluorouracil,5-FU)
5-羟色胺再摄取抑制剂(selective serotonin reuptake inhibitors,SSRIs)
A 型肉毒毒素(type A botulinum toxin,BTXA)
P 物质(substance P,SP)
Toll 样受体(Toll-like receptor,TLR)
X 射线计算机断层扫描(X-ray computed tomography,X-CT/CT)
α 巨球蛋白(α-macroglobulin,α-MG)
白细胞介素(interleukin,IL)
白细胞介素-1(interleukin-1,IL-1)
白细胞介素-12(interleukin-12,IL-12)
瘢痕(scar)
暴露疗法(exposure therapy,EX)
贝克焦虑量表(Beck anxiety inventory,BAI)
贝克抑郁量表(Beck depression inventor,BDI)
标准治疗(standard of care,SOC)
表皮生长因子(epidermal growth factor,EGF)
病理性瘢痕(pathological scar)
剥脱性点阵激光(ablative fractional laser,AFL)
菠萝蛋白酶(bromelain)
补体成分 3a(complement component 3a,C3a)
补体成分 5a(complement component 5a,C5a)
残疾人辅助器具(assistive technology device,ATD;technical aid,TA)
掺钕钇铝石榴石(neodymium-doped yttrium aluminium garnet,Nd:YAG)

超级皮瓣(super flaps)
超声波(supersonic wave)
超氧化物歧化酶(superoxide dismutase,SOD)
成纤维细胞(fibroblast,Fb)
成纤维细胞生长因子(fibroblast growth factor,FGF)
重塑期(remodeling phase)
出血凝血期(phase of bleeding and coagulation)
创面床准备(wound bed preparation,WBP)
创面康复(wound rehabilitation)
创面愈合(wound healing)
创伤后应激障碍(post-traumatic stress disorders,PTSD)
磁共振成像(magnetic resonance imaging,MRI)
单核吞噬细胞(mononuclear phagocyte)
低剂量率(low dose rate,LDR)
点阵微等离子体射频技术(fractional micro-plasma radio frequency technology,FMRT)
短波紫外线(ultraviolet C,UVC)
多能干细胞(pleuripotent stem cell,PSC)
放松反应诱导(the relaxation response elicitation,RRE)
非剥脱性点阵激光(non-ablative fractional laser,NAFL)
肺康复(pulmonary rehabilitation,PR)
负压创面治疗(negative pressure wound therapy,NPWT)
负压封闭引流(vacuum sealing drainage,VSD)
负压辅助闭合(vacuum assisted closure,VAC)
复合皮(composite skin)
改编版肌肉渐进式放松(adapted progressive muscle relaxation,APMR)
感觉模拟强化(patterned sensory enhancement,PSE)
干扰素(interferon,IFN)
干扰素-α(interferon-α,IFN-α)

高剂量率(high dose rate,HDR)
高压氧(hyperbaric oxygenation,HBO)
高压氧治疗 (hyperbaric oxygen therapy,HBOT)
歌曲段落暗示反应(song phrase cued response,SPCR)
歌曲写作(song writing,SW)
骨瓣(bone flap)
关节活动度(range of motion,ROM)
光动力治疗(photodynamic therapy,PDT)
国际标准化组织(International Organization for Standardization,ISO)
过氧化氢酶(catalase,CAT)
红外线(infrared ray,IR)
呼吸肌训练(respiratory muscle training,RT)
互补脱氧核糖核酸(complementary DNA,cDNA)
环境(environment)
环境行为理论(environmental behavioral theories)
患者为中心的作业治疗指导原则(occupation therapy guidelines for client-centered approach)
机械清创(mechanical debridement)
肌瓣(muscle flap)
肌腱瓣(tendon flap)
基于音乐的想象(music-based imagery,MBI)
基质金属蛋白酶(matrix metalloproteinase,MMP)
基质金属蛋白酶-2(matrix metalloproteinase 2,MMP-2)
激光(light amplification by stimulated emission of radiation,LASER)
急性应激障碍(acute stress disorde,ASD)
急性应激障碍访谈问卷(acute stress disorder interview questionnaire, ASDI)
急性应激障碍量表(acute stress disorder scale,ASDS)
疾病影响程度量表(sickness impact profile,SIP)
集落刺激因子(colony stimulating factor,CSF)

家人之声(sound of family together,SOFT)
简明烧伤量表—烧伤特定健康量表(abbreviated burn specific health scale, BSHS-A)
降钙素基因相关肽(calcitonin gene-related peptide,CGRP)
胶原酶(collagenase)
焦虑自评量表(self-rating anxiety scale,SAS)
角质细胞生长因子(keratinocyte growth factor,KGF)
角质形成细胞(keratinocyte)
矫形器(orthosis)
节奏听觉刺激(rhythmic auditory stimulation,RAS)
结缔组织生长因子(connective tissue growth factor,CTGF)
筋膜瓣(fascial flap)
筋膜蒂皮瓣(fascia-pedicled flap)
筋膜皮下瓣(adipofascial flap)
精简烧伤健康量表(burn specific health scale-brief, BSHS-B)
巨噬细胞集落刺激因子(macrophage colony-stimulating factor,M-CSF)
聚氨酯(polyurethane,PU)
聚乳酸(polylactic acid,PLA)
聚乙醇酸(polyglycolic acid,PGA)
聚乙烯醇(polyvinyl alcohol,PVA)
康复工程(rehabilitation engineering,RE)
康复运动锻炼(rehabilitative exercise training,RET)
枯草杆菌蛋白酶(sutilains)
朗格汉斯细胞(Langerhans cell)
理性情绪疗法(rational-emotive therapy,RET)
粒细胞集落刺激因子(granulocyte colony stimulating factor,G-CSF)
粒细胞巨噬细胞集落刺激因子(granulocyte-macrophage colony stimulating factor,GM-CSF)
连续被动运动(continuous passive motion,CPM)
连续长度诱导(successive length induction,SLI)

联合清创(combined debridement)
淋巴因子(lymphokine,LK)
流行病学调查用抑郁自评量表(center for epidemiological survey depression scale,CES-D)
脉冲染料激光(pulsed dye laser,PDL)
慢性阻塞性肺疾病(chronic obstructive pulmonary disease,COPD)
梅克尔细胞(Merkel cell)
酶解清创(enzymatic autolysis debridement)
木瓜蛋白酶(papain)
耐甲氧西林金黄色葡萄球菌(methicillin resistant Staphylococcus aureus,MRSA)
皮瓣(skin flap)
皮神经营养血管皮瓣(neurocutaneous flaps)
皮下脂肪瓣(adiposal flap)
齐墩果酸(oleanolic acid,OA)
强脉冲光(intense pulsed light,IPL)
切丝蛋白(cofilin,CFL)
趋化因子(chemokine,CK)
去脂体重(lean body mass,LBM)
染料强脉冲光(dye pulsed light,DPL)
人(person)
人分层蛋白(human stratifin)
人-环境-作业模式(person-environment-occupation model,PEO)
人类作业模式(model of human occupation,MOHO)
认知处理疗法(cognitive processing therapy,CPT)
认知疗法(cognitive therapy,CT)
日常生活活动(activities of daily living,ADL)
日常生活活动指数(index of activities of daily living,IADL)
肉芽组织形成(granulation tissue formation)
三维(three dimension,3D)

上皮再生(epithelialization)
烧伤特定健康量表(burn specific health scale,BSHS)
神经瓣(nerve flap)
神经激肽-1(neurokinin-1,NK-1)
神经生长因子(nerve growth factor,NGF)
肾素-血管紧张素-醛固酮系统(renin-angiotensin-aldosterone system,RAAS)
生物清创(bio debridement;或称幼虫清创,larval debridement)
食品药品监督管理局(Food and Drug Administration,FDA)
水动力清创(hydrosurgery)
斯坦福急性应激反应问卷(Stanford acute stress response questionnaire,SASRQ)
苏木精-伊红染色(hematoxylin-eosin staining,HE 染色)
特质焦虑量表(trait anxiety inventory,TAI)
脱细胞异体真皮基质(acellular allogeneic dermal matrix,AADM)
脱细胞真皮基质(acellular dermal matrix,ADM)
脱氧核糖核酸(deoxyribonucleic acid,DNA)
外科手术清创(surgical debridement)
外科组织瓣(surgical flap)
物理治疗(physical therapy)
系统脱敏(system desensitization,SD)
细胞毒性 T 淋巴细胞(cytotoxic T lymphocyte,Tc 或 CTL)
细胞外基质(extracellular matrix,ECM)
腺苷二磷酸(adenosine diphosphate,ADP)
腺苷三磷酸(adenosine triphosphate,ATP)
小组音乐锻炼项目(group music and exercise program,GMEP)
修订版烧伤健康量表(revised burn specific health scale, BSHS-R)
虚拟现实(virtual reality,VR)
血管内皮生长因子(vascular endothelial growth factor,VEGF)
血小板衍生生长因子(platelet derived growth factor,PDGF)

压力治疗(pressure therapy)
炎症期(inflammation phase)
眼动脱敏与再处理(eye movement desensitization and reprocessing, EMDR)
医院焦虑及抑郁量表(hospital anxiety and depression scale, HADS)
胰岛素样活性物质(non suppressible insulin-like activity, NSILAS)
胰岛素样生长因子(insulin-like growth factors, IGF)
抑郁自评量表(self-rating depression scale, SDS)
音乐交替治疗(music alternate engagement, MAE)
音乐协助放松(music assisted relaxation, MAR)
用力肺活量(forced vital capacity, FVC)
运动锻炼(physical exercise, PE)
运动疗法(exercise therapy)
增强现实(augmented reality, AR)
增生期(proliferation phase)
增生性瘢痕(hypertrophic scar, HS)
长波紫外线(ultraviolet A, UVA)
症状自评量表(symptom check list 90, SCL-90)
治疗性乐器音乐演奏/唱(therapeutic instrument music playing, TIMP)
中波紫外线(ultraviolet B, UVB)
中性肽链内切酶(neutral endopeptidase, NEP)
肿瘤坏死因子(tumor necrosis factor, TNF)
肿瘤坏死因子-α(tumor necrosis factor-α, TNF-α)
重症监护病房(intensive care unit, ICU)
转化生长因子(transforming growth factor, TGF)
转化生长因子-α(transforming growth factor-α, TGF-α)
转化生长因子-β(transforming growth factor-β, TGF-β)
转录激活因子3(signal transducers and activators of transcription 3, STAT3)

状态焦虑量表(state anxiety inventory,SAI)
状态-特质焦虑问卷(state trait anxiety inventory,STAI)
紫外线(ultraviolet ray,Uv)
自陈量表(self-report questionnaires)
自溶性清创(autolytic debridement)
自体表皮细胞移植膜片(cultured epidermal autograft,CEA)
自体刃厚皮移植(split-thickness skin graft,STSG)
自助器(self- help devices)
总体表面积(total body surface area,TBSA)
总体幸福量表(general well-being schedule,GWS)
组胺(histamine)
最大呼气压(maximal expiratory pressure,MEP)
最大摄氧量(maximal oxygen uptake,VO_2max)
最大吸气压(maximal inspiratory pressure,MIP)
最大自主通气量(maximum voluntary ventilation,MVV)
作业(occupation)
作业表现(occupational performance)
作业表现模式(occupational performance model,OP)
作业疗法(occupational therapy,OT)